W0465590

Aaron Alexander

Begründer der *Align Method*™

BODY
Alignment

Bibliografische Information der Deutschen Nationalbibliothek
Die Deutsche Nationalbibliothek verzeichnet diese Publikation in der Deutschen Nationalbibliografie.
Detaillierte bibliografische Daten sind im Internet über http://d-nb.de abrufbar.

Für Fragen und Anregungen
info@rivaverlag.de

Wichtige Hinweise
Dieses Buch ist für Lernzwecke gedacht. Es stellt keinen Ersatz für eine individuelle medizinische Beratung dar und sollte auch nicht als solcher benutzt werden. Wenn Sie medizinischen Rat einholen wollen, konsultieren Sie bitte einen qualifizierten Arzt. Der Verlag und der Autor haften für keine nachteiligen Auswirkungen, die in einem direkten oder indirekten Zusammenhang mit den Informationen stehen, die in diesem Buch enthalten sind.

Ausschließlich zum Zweck der besseren Lesbarkeit wurde auf eine genderspezifische Schreibweise sowie eine Mehrfachbezeichnung verzichtet. Alle personenbezogenen Bezeichnungen sind somit geschlechtsneutral zu verstehen.

1. Auflage 2021

Türkenstraße 89
80799 München
Tel.: 089 651285-0
Fax: 089 652096

Die amerikanische Originalausgabe erschien 2019 bei Grand Central Publishing, New York, unter dem Titel *The Align Method. 5 Movement Principles for a Stronger Body, Sharper Mind, and Stress-Proof Life.*
Dieses Werk wurde vermittelt durch die Literarische Agentur Thomas Schlück GmbH, 30161 Hannover.

Übersetzung: Max Limper
Redaktion: Michaela Mallwitz
Umschlaggestaltung: Manuela Amode, München
Umschlagabbildung vorn: Nick Onken, New York, photographsbynickonken.com
Layout: Katja Muggli, www. katjamuggli.de
Satz: Ortrud Müller, Die Buchmacher – Atelier für Buchgestaltung, Köln

Druck: Firmengruppe APPL, aprinta Druck, Wemding
Printed in Germany

ISBN Print 978-3-7423-1437-6
ISBN E-Book (PDF) 978-3-7453-1094-8
ISBN E-Book (EPUB, Mobi) 978-3-7453-1095-5

Aaron Alexander
Begründer der *Align Method*™

BODY Alignment

5 BEWEGUNGSPRINZIPIEN

für einen starken Körper, einen wachen Geist
und mehr Energie im Alltag

riva

Vorschusslorbeeren

»Dieses Buch bietet eine eindrückliche Anleitung, wie man Bewegung effektiv zur Gesundheitsförderung nutzt. Der Suche nach der optimalen menschlichen Ernährung wird viel Beachtung geschenkt, *The Align Method* dagegen lenkt unsere Aufmerksamkeit in erfrischender Weise auf die entscheidende Rolle, die unsere Körperhaltung bei der Gesunderhaltung spielt. Aaron Alexander macht uns Lesern gekonnt bewusst, dass die Art und Weise, wie wir gehen, sitzen, stehen und sogar schlafen, entweder die Wahrscheinlichkeit von Erkrankungen erhöhen oder den Weg in Richtung Gesundheit ebnen kann.«

Dr. David Perlmutter, Autor der Bestseller
Dumm wie Brot *und* Scheißschlau

»Manchmal muss man zurückschauen, um voranzukommen. Dieses Buch weist einen Weg durch den Wirrwarr aus Gesundheits- und Wellnesshypes und richtet den Blick auf die Grundprinzipien des Mensch- und Lebendigseins.«

Mark Sisson, Autor der Bestseller
Gesundheitsgeheimnisse aus der Steinzeit *und* Ultimative Ausdauer

»Wie man jeden Tag mithilfe seiner Methode mit mehr Kraft, Selbstvertrauen und Geschick angeht, erklärt Aaron so, dass Herzblut und Sensibilität durchscheinen.«

Kino MacGregor, Ashtanga-Yogalehrer und Gründer von Omstars

»Aaron ist ein erstklassiger Coach mit einem erstaunlichen Talent dafür, komplexe Ideen für jedermann verständlich zu machen. Alles, was man braucht, um den Körper schmerzfrei und leistungsfähig zu machen, steckt in diesem Buch!«

Chuck Liddell, MMA-Kämpfer und ehemaliger UFC-Champion im Halbschwergewicht

»Mit diesem bahnbrechenden Buch rückt einem Aaron – buchstäblich – den Kopf gerade!«

Dr. Steven Gundry, Autor des Bestsellers Böses Gemüse

»Aarons Bewegungssystem ist der Hammer – wirklich einzigartig und sehr effektiv. Wer ein erstklassiges Verständnis für Motorik gewinnen will, hat das richtige Buch ausgesucht.«

Steven Kotler, Autor des Bestsellers The Rise of Superman

»›Zivilisation tut nicht gut‹, sagte Terence McKenna einmal. Der Alltag, den wir als ›normal‹ ansehen, bringt eine Form von unsichtbarer körperlicher Spezialisierung mit sich, die unser Bewegungsverhalten im Wesentlichen auf das Sitzen und ein paar Schritte gehen beschränkt. Diese Malaise bezeichne ich als ›Bewegungsarmut‹. Mit seinem brillanten Buch vermittelt uns Aaron eine anregende neue Sichtweise und eine einfache, aber effektive Methode, um uns wieder Bewegung, Gesundheit, Vitalität und körperliche Freiheit zu verschaffen.«

Erwan Le Corre, Gründer von MovNat und Autor von Natural Movement: Zurück zur natürlichen Bewegung

»Als ich Aaron im Onnit Gym in Austin, Texas, zum ersten Mal begegnete, machte er einen einarmigen Handstand, oben ohne und barfuß, und dazu einige Capoeira-Bewegungen. Seitdem hat er mich noch oft zum Staunen gebracht, nicht nur mit seiner Bewegungsmethode, sondern auch mit der Hingabe, mit der er anderen dabei hilft, ihr volles Potenzial auszuschöpfen. Mit diesem Buch wird er zu Ihrem Personal Coach, und einen besseren können Sie sich nicht wünschen.«

Jamie Wheal, Leiter des Flow Genome Project

»Dies ist ein fabelhaftes Buch. Ich kenne keins, das ähnlich wäre. Alle Körpersysteme brauchen Bewegung, um wirklich gesund zu bleiben. Kompetente Bewegung, weder zu viel noch zu wenig, in der richtigen Art und Weise, das ist das Geheimnis. Aaron Alexander hat die perfekte Formel für ein erfolgreiches, schmerzfreies Leben gefunden.«

Professor Stuart McGill, Autor von Rücken-Reparatur

»Um sich gut zu bewegen, muss man sich durch den eigenen Körper arbeiten und seine Einzelheiten, Eigenheiten und Empfindungen kennenlernen. Aaron gibt einem die Schlüssel zum eigenen Körper in die Hand, sodass man die Körperstruktur umstellen kann und die sinnliche Erfahrung macht, in sich selbst ›zu Hause‹ zu sein. Sein Buch vermittelt Wissen und Weisheit zum derzeit grassierenden Bewegungsmangel und empfiehlt Maßnahmen, mit denen jeder Mensch ein besserer Bürger in unserer bewegungsfeindlichen Kultur werden kann.«

Jill Miller, Autorin von Roll dich fit

»Mit der Verbesserung von Gesundheit und Wohlbefinden ist man schnell überfordert, aber in Wirklichkeit geht es dabei um viele kleine Entscheidungen im Alltag, nicht um drastische Veränderungen. Wenn Sie sich von Aaron anleiten lassen, wie ich es getan habe, können Sie nicht nur Ihre Gehirngesundheit, sondern auch Ihre ganze Lebensqualität dramatisch verbessern.«

Jim Kwik, CEO von Kwik Learning

»Bewegung ist ein wichtiger, oft übersehener Baustein des optimalen Wohlbefindens. Die *Align Method* ist eine wunderbare Sammlung von Anleitungen, die dazu führt, dass der Körper für einen und nicht gegen einen arbeitet. Eine wertvolle Ressource, die Ihnen dabei hilft, den Körper, von dem Sie immer geträumt haben, zu verwirklichen.«

Dr. Joseph Mercola, Gründer von mercola.com, der meistbesuchten Website für Naturheilkunde

»Ohne Normabweichung ist kein Fortschritt möglich.«

Frank Zappa

Inhalt

Vorwort ... 10

Einführung ... 13

Teil 1 Willkommen im Körper ... 17

Kapitel 1 Steh auf – Haltung und Persönlichkeit ... 18

Kapitel 2 Starrheit bricht – Spiel ist die Rettung ... 37

Kapitel 3 Das Handwerkszeug zur Ausrichtung des Körpers ... 48

Teil 2 Fünf Alltagsbewegungen für mehr Ausrichtung ... 63

Kapitel 4 Bodensitzen – Das Fundament der Selbstfürsorge ... 64

Kapitel 5 Nasenatmen – Turbo für den Körper ... 82

Kapitel 6 Hüftbeugung – Die richtige Hebelwirkung ... 95

Kapitel 7 Hängen – Die Kraft der Dekompression ... 112

Kapitel 8 Gehen – Körper und Geist in Gang bringen ... 122

Teil 3 Wie die Umwelt Geist und Körper formt ... 139

Kapitel 9 Kleidung – Wo drückt der Schuh? ... 140

Kapitel 10 Die optimale Einrichtung für gesunde Ausrichtung ... 149

Kapitel 11 Das bewegungsgerechte Büro 157
Kapitel 12 Heilsame Bewegungen für unterwegs 167
Kapitel 13 Ausgerichtet in den Tag 181
Kapitel 14 Ausgerichtet in den Abend – die Superkräfte des Schlafes wecken 191

Teil 4 Bewegung für die Sinne 207

Kapitel 15 Sichtweite – auch die Augen brauchen Bewegung 208
Kapitel 16 Die eigene Stimme finden – wie Klang uns bewegt 224
Kapitel 17 Bitte nicht berühren! 239
Kapitel 18 Achtsamkeit – die innere Haltung 247

Schlussbemerkung 261
Dank 264
Über den Autor 265
Quellenverzeichnis 267
Register 283

Vorwort

von Dr. Kelly Starrett

Müsste ich in die Ecke gedrängt und unter Androhung von Demütigung und Tod die Frage beantworten, worin ich gut bin, worin ich wirklich kompetent bin, dann würde ich sagen: »Ich habe die Fähigkeit, Muster und Beziehungen zu erkennen.« Aber in diesem wundersamen Zeitalter der Reizüberflutung überfordert das Aussieben von Werbung, Trickserei, Notlösungen und schnelllebigen Trends sogar meine bescheidene Superkraft. Und dabei bin ich ausgebildet und erfahren – sehr erfahren. Nachdenken darüber, wie unser Menschsein wiederzufinden und zu optimieren ist – das ist für mich und die Trainer und Lehrer meiner »Nerd-Clique«, wie meine brillante Geschäftspartnerin und Ehefrau Juliet sie nennt, geradezu eine Obsession. Wenn also selbst ich manchmal Schwierigkeiten habe, mich im Getöse der oft widersprüchlichen und stets abwechslungsreichen Gesundheits- und Wellnesstipps zurechtzufinden, dann müssen ganz normale Mitmenschen vor einem gordischen Knoten stehen, wenn sie verantwortlich mit ihrem Leben und ihrer langfristigen Gesundheit umgehen wollen.

Auf den ersten Blick ist die Komplexität des Menschen geradezu überwältigend. Denn das menschliche Gehirn ist die raffinierteste und komplexeste Struktur im bekannten Universum. Fügt man dieser »Maschine« noch den selbstheilenden, toleranten, außergewöhnlichen und stabilen menschlichen Körper hinzu, wird es noch beeindruckender. Und obendrein sind wir komplexe psychoemotionale Wesen! Ich kann Ihnen mit hundertprozentiger Sicherheit sagen, dass die folgenden Aussagen auf Sie zutreffen:

1. Sie ahnen nicht, welches Ausmaß an Können und Widerstandskraft in Ihrem Körper schlummert.
2. Der Ruhezustand des Menschen ist schmerzfrei.
3. Ihr Körper ist so gebaut, dass er über eine Lebensspanne von gut und gern 100 Jahren bestens funktioniert.

Ich habe Jahrzehnte mit dem Kampf um körperliche Leistungssteigerung verbracht und glaube unverdrossen an diese drei Aussagen. Außerdem bin ich zu der Überzeugung gekommen, dass Sie keinen tollen Trainer, keinen tollen Schlaftracker oder Proteinshake, kein

Nahrungsergänzungsmittel und keine Professur in Biohacking brauchen, um von Ihrem menschlichen Geburtsrecht und Erbe Gebrauch zu machen. Im Gegenteil, Sie brauchen nur ein neues Denkmodell, um das Grundrauschen und die Interferenzen herauszufiltern. Zum Glück halten Sie dieses Denkmodell in den Händen.

Bei uns zu Hause gilt das Motto: »Zeig erst einmal konstante Leistung, bevor du Heldentaten lieferst.« Konstante Leistung ist nicht sexy. Informierte Einfachheit zieht nicht auf Instagram. Eines unserer Probleme als moderne Menschen ist, dass wir nur schwer einschätzen können, wie lange 100 Jahre wirklich sind. Die Fortschritte in der Medizin machen es viel wahrscheinlicher, dass die meisten von uns, falls keine Katastrophe eintritt, ein sehr hohes Alter erreichen. Dies wirft natürlich die Frage auf: »Wie funktionsfähig möchte ich sein, wenn ich so weit bin?« Die Kehrseite dieser verlängerten Lebensspanne ist, dass unser heutiges Sein und Tun darüber entscheidet, wie wir die zweite Lebenshälfte erfahren.

Ja, die menschliche Physiologie ist bemerkenswert tolerant – und nein, sie macht unseren Blödsinn nicht ewig mit. Verwirrend, ich weiß. Ich habe Freunde – olympische Goldmedaillengewinner –, die eine ganze Tüte Schokodonuts essen, eine Zigarette schnorren und eine Nacht durchmachen können und mich an meinem besten Tag immer noch locker überrunden. Aber ich benutze dies nicht als Ausrede und bilde mir nicht ein, dass mein Lebensstil keine Rolle spielt. Im Gegenteil, für mich bedeutet die außergewöhnliche Widerstandskraft des Menschen, dass ich nicht sofort alles richtig machen muss, dass ich es mir leisten kann, nicht perfekt zu sein. Für eine positive Veränderung ist es nie zu spät. Ab welchem Alter hört der Körper auf, wieder heil und gesund zu werden? Ach ja, nie. Der Zauber dieses Buches liegt darin, dass Aaron uns ein Modell gibt, nach dem wir unser Leben gestalten können und das auch in Zukunft noch lange funktionieren wird.

Wer wie ich davon besessen ist, Muster zu erkennen und Beziehungen zu verstehen, fragt sich irgendwann: »Was ist hier das Wesentliche?« Würde man die führenden Denker unserer Zeit danach fragen, womit man die Leistung des Menschen und seine gesamte Lebensqualität verbessern könnte, wären sich die meisten darüber einig, dass die zwischen diesen Buchdeckeln enthaltenen Lektionen ein guter Ausgangspunkt sind. Die meisten meiner zutiefst nerdigen Freunde müssten zugeben, dass wir die sportliche Leistung deshalb studieren, damit wir das dabei Gelernte auf den Rest unseres »stinknormalen« Daseins und Lebens übertragen können. Es liegt nicht wenig Ironie in der unweigerlichen

Feststellung, dass die Urprinzipien des Menschseins gar nicht so kompliziert oder sexy sind: schlafen, spielen, an die frische Luft gehen, vollwertig essen, Gemeinschaft pflegen, in der Natur aktiv sein und – vielleicht am wichtigsten – sich bewegen. Immer wieder, für den ganzen Rest des Lebens.

Wir neigen dazu, unsere Gesundheit und unser Wohlbefinden wie ein endliches Spiel zu behandeln. Solche Spiele haben einen klaren Anfang und ein klares Ende, und die Regeln sind für alle klar. Im Gegensatz dazu können unendliche Spiele niemals »gewonnen« werden. Die Regeln sind unklar (Stress, Krankheit, Verletzung, Leben, Kinder, Arbeit) und wir sind uns nicht wirklich sicher, wann das Spiel endet. Der einzige Weg zum Sieg besteht darin, weiterzuspielen und so gut zu spielen, wie es heute geht. Morgen gibt es dann die Chance, besser zu spielen. Gäbe es doch nur eine Art Grundkurs, eine Art Leitfaden, der es einem ermöglichte, das eigene unendliche Spiel des Lebens ein wenig besser zu spielen, mit mehr Freude und weniger Verwirrung. Aaron weiß, dass Ihr Körper etwas Besonderes ist, und er möchte, dass Sie wunderschön spielen. Das Spiel geht los.

Dr. Kelly Starrett

Einführung

»Wenn dein Körper nicht im Lot ist [形不正],
kommt die innere Kraft nicht,
wenn du im Innern nicht ruhig bist [中不靜],
hat dein Geist keine gute Ordnung.
Bringe den Körper ins Lot, fördere die innere Kraft [正形攝德],
dann kommt sie nach und nach von selbst.«
Aus der altchinesischen Schrift Guanzi *(26 v. Chr.)*

Es ist schon ironisch, an einer sich ganz um Wellness drehenden Veranstaltung teilzunehmen und Tausende von Menschen zu sehen, die in einem klimatisierten Kasten unter grellem Kunstlicht auf Stühlen hocken und abwechselnd auf ihre Handys und auf die Bühne starren, wo jemand das Trugbild optimaler Gesundheit heraufbeschwört. Auf unsere steinzeitlichen Vorfahren, die von der natürlichen Lebensweise durchdrungen waren, der wir Westler so oft nacheifern, würde diese Szene bestenfalls verwirrend wirken. »Wir stehen auf einem Wal und fischen nach Sprotten«, wie Joseph Campbell sagte, und dieser Wal ist die Art, wie wir uns bewegen. Unsere Vitalität hängt von mehr ab als von überteuerten Nahrungsergänzungsmitteln, kniffligen Ernährungsdogmen oder den neuesten Fitnesstrends. Die Art und Weise, wie wir uns bewegen, wirkt sich auf jeden Aspekt unseres Lebens aus und kann genutzt werden, um sich stärker, selbstsicherer und mehr im Körper zu Hause zu fühlen.

Um das Leben zu optimieren und sich schmerzfrei zu bewegen, muss man nur Grundprinzipien folgen, die einfach und erlernbar sind; dieses Buch vermittelt alles dazu Nötige. In den hier zusammengestellten Ideen stecken über Jahrtausende hinweg gesammelte Erkenntnisse der weltweit führenden Experten auf den Gebieten Bewegung und Gesundheit, sie ergeben den ultimativen Leitfaden für das körperliche Innewohnen. Was ich mit Innewohnen meine? Ich meine die Art und Weise, wie Sie sitzen, stehen, gehen, atmen, schauen, berühren, zuhören, kommunizieren und allgemein zu jeder beliebigen Tageszeit dem Körper innewohnen. Sie haben die Wahl, das Leben entweder passiv an sich vorbeiziehen zu lassen oder sich aktiv auf das kontinuierliche Hineinwachsen ins eigene Selbst einzulassen. In den folgenden Kapiteln lernen Sie im Einzelnen, wie Sie jeden Moment des Tages nutzen können, um zur stärksten, geistesschärfsten und stressresistentesten Version Ihrer selbst zu werden.

Warum ich diese Geschichte erzähle

Meine Reise begann ähnlich wie die vieler junger Menschen: Ich war unsicher und nicht wirklich in meiner Haut zu Hause. Es war schon schwierig, wie im Körper eines verwirrten Giraffenbabys, mit schiefem Gebiss und einem Topfschnitt aufzuwachsen, aber richtig interessant wurde es, als mein Zuhause langsam in die Brüche ging. Da fing die Kompensation durch Fitness an. Ich trainierte unermüdlich in dem vergeblichen Versuch, mir durch einen kräftigen Körper ein Bollwerk gegen das Chaos zu schaffen. Ich war nicht überrascht, als ich ungefähr im Alter von 16 Jahren am Telefon erfuhr, dass mein Vater wegen einer Reihe von Straftaten inhaftiert worden war, die vom Besitz von Crack über illegalen Waffenbesitz bis zu Prostitution reichten. Vor diesem Anruf hatte sein Drogenkonsum so viel Chaos angerichtet, dass ich mich unermüdlich auf eine viel traurigere Nachricht vorbereitet hatte. Dass er in Haft war, hatte daher seltsamerweise etwas Tröstendes.

Rückblickend begann ich mich damals dafür zu interessieren, wie Gedanken und Emotionen unsere Körperstrukturen formen und wie stark die Art der Bewegung unsere geistige, emotionale und physiologische Verfassung beeinflusst. Nachdem ich mich mehrere Jahre lang mit Muskeln vor der Außenwelt geschützt hatte und in vielfach ungesunder Weise vom Bodybuilding besessen war, brach schließlich alles entzwei. Ich litt unter Ausrenkungen, chronischen Rückenschmerzen und einem unbeschreiblichen Gefühl der Entfremdung. Mein Körper gab das Inbild eines fitten Mannes ab, doch innerlich schämte ich mich und fühlte mich fehl am Platz. Offenbar musste sich etwas ändern: Ich hatte derart engstirnig ein möglichst beeindruckendes Erscheinungsbild angestrebt, dass ich gar nicht merkte, wie ich mich selbst zermürbte und gleichzeitig andere von mir fernhielt. Ich musste den Umgang mit meinem Körper dringend ändern und Stärke für mich neu definieren. Es war an der Zeit, mit dem Schuften aufzuhören und mit dem Balancieren anzufangen. Dies wurde schließlich zur Grundlage meiner Klientenarbeit, durch die ich Menschen ermöglichte, sich in ihrem eigenen Körper wohlzufühlen, eine Beziehung zu sich selbst aufzubauen und die Kraft ihrer eigenen Bewegung zu entdecken.

Das Prinzip des Body Alignments umfasst Hilfsmittel und Methoden, auf die ich in den letzten 16 Jahren gestoßen bin auf der Suche nach körperlicher, geistiger und emotionaler Ausgeglichenheit für mich und für die fantastischen Klienten, mit denen ich zusammenarbeiten durfte. Body Alignment bleibt nicht bei den herkömmlichen Definitionen von Körpertraining, sondern versucht vielmehr, bewusste Bewegung in das tägliche Leben zu integrieren, damit jeder Augenblick zu einer Gelegenheit für mehr Ausrichtung und Vitalität wird. Body Alignment ist keine statische Methode, sondern eine Herangehensweise an das Leben. Bruce Lee sagte: »Festgelegte Muster, die nicht anpassungsfähig und geschmeidig sind, bieten nur einen besseren Käfig. Die Wahrheit liegt jenseits aller Muster.« Dies ist ein Handbuch, das bestimmten Prinzipien folgt und das Ihnen beibringt, Ihrem Körper so innezuwohnen, dass er Fett verbrennt, Muskeln aufbaut, mehr Energie hat und sich auch im Alter besser bewegt.

Wie ist der Glaube entstanden, dass unser Körper aufgrund seiner Konstruktionsweise mit zunehmendem Alter zwangsläufig abbaut? Denn das stimmt einfach nicht. Ja, der Körper ist geliehen, und früher oder später geben wir ihn zurück, aber die Art seines Alterns hängt davon ab, wie wir heute leben. Die moderne Welt formt uns nicht mehr auf natürliche Weise zu starken, beweglichen, gut ausgerichteten Körpern – wir müssen auf unsere Lebens- und Bewegungsweise achten, um unsere falsch ausgerichtete Umgebung zu überlisten.

Ich warne Sie rechtzeitig: Manche Aspekte dieses Buches werden Ihnen nicht »normal« oder »geheuer« vorkommen. Das ist der springende Punkt. Was wir heute für »normal« halten, ist größtenteils ein Zustand des Ungleichgewichts. Langfristiger Erfolg entsteht, wenn man von Augenblick zu Augenblick ausbalancierte Entscheidungen trifft. Bewegungs- und Lebensweise können mit einem Golfspieler verglichen werden, der einen Ball abschlägt: Allerwinzigste Verschiebungen im Moment des Aufpralls machen sich womöglich nicht auf den ersten Metern bemerkbar, aber je mehr Zeit und Strecke der Ball zurücklegt, desto eher bedeuten diese Millimeter den Unterschied zwischen Grün und Rough. In unserer Kultur ist der Standardwinkel des Golfschlägers ein wenig verfälscht. Ich biete Ihnen die Gelegenheit, ihn mithilfe der in den folgenden Kapiteln vorgestellten Übungen zurechtzubiegen. Die Fortentwicklung unserer Spezies hängt von den Menschen ab, die sich anders zu sein trauen, daher dürfen Sie stolz darauf sein, dass Sie sich aus dem vermeintlichen Schutz der Normalität hervorwagen. Legen wir los!

TEIL 1

Willkommen im Körper

KAPITEL 1

Steh auf – Haltung und Persönlichkeit

»Wie man durch einen Raum geht, so geht man auch durchs Leben.«
Ida Rolf, Erfinderin des Rolfings

Bewegung ist ein Ausdruck der Art und Weise, wie man denkt und fühlt. Haben Sie jemals bemerkt, wie sich ein dahergelaufener Kerl in einem Café einem schönen Mädchen nähert (oder umgekehrt)? Haben Sie die Dynamik beobachtet? Sie konnten gewiss aus größerer Entfernung erkennen, ob er sich dabei sicher fühlt und ob sie ihn allein wegen seiner Dynamik für einen potenziellen Partner hält, dem sie ihre begehrte Hand anvertrauen kann. Lag das daran, dass Sie mit telepathischen Superkräften ausgestattet sind, oder daran, dass Sie seine und ihre Körpersprache gelesen haben? Eine faszinierende, von Forschern der Ohio State University durchgeführte Studie hat ergeben, dass die Körperhaltung während der Kommunikation nicht nur den Eindruck bestimmt, den man auf andere macht, sondern möglicherweise sogar das eigene Selbstbewusstsein prägt.[1] Sie forderten die Studienteilnehmer auf, drei positive und drei negative Merkmale aufzulisten, die sich auf ihre berufliche Leistung in einem zukünftigen Job auswirken würden. Die Hälfte der Teilnehmer wurde gebeten, diese Eigenschaften in gebeugter Position zu notieren, während die andere Hälfte gebeten wurde, während des Schreibens eine aufrechte Haltung einzunehmen. Die Ergebnisse waren frappierend. Die Körperhaltung bestimmte nicht nur darüber, ob sich die Teilnehmer mit den positiven Dingen identifizierten, die sie selber beschreiben sollten, sondern auch das Ausmaß, in dem Teilnehmer den positiven wie negativen Aussagen Glauben schenkten. Richtig gelesen: Ob man den eigenen Worten glaubt, hängt davon ab, welche Körperhaltung man beim Denken einnimmt. Wer sich vornübergebeugt hält, misstraut sich selbst in dem gleichen Maße, wie andere die Gewissheit der Aussagen anzweifeln.

Haltungsmuster beeinflussen nicht nur die Art und Weise, wie man über sich selbst denkt, sondern auch den Filter, durch den man auf Erinnerungen zugreift. Eine Studie von Erik Peper, Professor für Gesundheitspädagogik an der San Francisco State University, hat ergeben, dass es Studenten in über 85 Prozent der Fälle leichterfiel, aufmunternde Erinnerungen in aufrechter (ausgerichteter) Haltung abzurufen. Umgekehrt fiel es ihnen in zusammengesackter Haltung leichter, auf depressive Erinnerungen zuzugreifen.[2] Peper schlägt vor: »Sie haben sich selbst in der Hand. Nehmen Sie eine kraftvolle, aufrechte Position ein. Denken Sie daran, dass sich Gedanken und Gefühle in unserem Körper zeigen. Und umgekehrt gilt: Der Körper kann die Gedanken ändern.«

Im gesamten Buch verwende ich »Geist« und »Körper« durchweg als zwei getrennte Begriffe – eine sprachliche Einschränkung, die nicht der Realität der menschlichen Erfahrung entspricht. In meiner Karriere habe ich noch keinen Menschen getroffen, bei dem die körperlichen Muster nichts mit seiner Geschichte und Persönlichkeit zu tun hatten oder dessen Muskeltonus nicht seinem Temperament entsprach. Wer sich angespannt oder ängstlich fühlt, hat auch angespannte, ängstliche Muskeln. Wer sich ruhig und entspannt fühlt, übt die dementsprechende Wirkung auf sein Gewebe aus. Wie sich ein Trauma im Körper ausdrücken kann, beschreibt der folgende Ausschnitt aus *Verkörperter Schrecken*, Dr. Bessel van der Kolks wegweisendem Buch über die Beziehung zwischen Geist und Körper:

> Traumaopfer können sich erst erholen, wenn sie sich mit den Empfindungen in ihrem Körper vertraut machen und sich mit ihnen anfreunden. Angst bedeutet, dass man in einem Körper lebt, der ständig auf der Hut ist. Wütende Menschen leben in wütenden Körpern. Wer in der Kindheit zum Opfer wurde, hat so lange einen angespannten, offensiven Körper, bis eine Möglichkeit gefunden wird, sich zu entspannen und sicher zu fühlen. Um sich zu verändern, müssen sich die Menschen ihrer Empfindungen bewusst werden und die Art und Weise erkennen, wie ihr Körper mit der Umgebung interagiert. Körperbewusstsein ist der erste Schritt, um der Tyrannei der Vergangenheit zu entkommen.[3]

Halten wir fest: »Körperbewusstsein ist der erste Schritt, um der Tyrannei der Vergangenheit zu entkommen.« Indem man in eine Beziehung zur eigenen körperlichen Erfahrung tritt, trifft man die erste Maßnahme zur Wiedererlangung der Kontrolle über das geistige und emotionale Selbst.

Der Körper reagiert sofort physisch auf Gedanken und Erfahrungen. Das ist gut so; problematisch wird es erst, wenn eine traumatische Erfahrung den Körper kontrahieren lässt und wenn dem Betroffenen der Raum, die Ressourcen oder das Wissen fehlen, wie er sein Nervensystem auf natürliche Weise zurücksetzen und die Homöostase wiederherstellen kann.

In seinem Buch *Sprache ohne Worte* beschreibt der große somatische Therapeut Peter Levine die natürlichen Reaktionen, die unterschiedliche Tiere zeigen, nachdem sie durch Stress immobilisiert wurden: Sie schütteln ihn buchstäblich ab, bevor sie wieder zum Alltagsgeschäft übergehen. Stellen Sie sich vor, ein Zebra entwischt gerade noch den Fängen eines hungrigen Löwen: Irgendwohin muss der Stress nach der Flucht entweichen. Das Zittern, das dem Beinahetod des Zebras folgt, gehört zu einem Prozess, bei dem Stress abgebaut wird, zu einem Neustart des Nervensystems, der das verängstigte Tier wieder auf eine gesunde Nulllinie bringt. Wird der Prozess jedoch unterbrochen, so Levine weiter, dann befreit sich der Körper nicht vom Stress, es kommt zu gesundheitlichen Problemen und die Symptome verschwinden erst wieder nach dem vollständigen Ableiten der Stressreaktion.[4]

Menschen hingegen erleben jeden Tag stressige »Mikrotraumata« in Form von Ablehnung, Lärmbelästigung und Zwischenfällen, aber auch durch die mechanische Belastung bei Bewegungen mit unausgeglichenen Körperhaltungen – letztlich durch alles, was im Organismus Angst- oder Furchtgefühle auslöst. Für viele Menschen besteht die kurzfristige Lösung darin, weiterzumachen, anstatt sich einen Moment Zeit zu nehmen, um den neuen Stress, der sich im Körper gebildet hat, vollständig abzuschütteln. Während sie nun ihre Tagesordnung abarbeiten, gehen sie physiologisch gesehen weiterhin davon aus, dass ihnen ein Löwe im Nacken sitzt.

Die meisten Menschen bewältigen ihr Leben mit ein paar kleinen Löwen im Nacken (unausgeglichene Körperhaltung, finanzielle, partnerschaftliche oder umweltbedingte Stressoren und so weiter), die ihnen langsam, aber stetig Energie rauben, aber zum Glück

(Sarkasmus) hilft uns Starbucks beim Durchqueren der Savanne (kein Wunder, dass die Amerikaner 2015 74,2 Milliarden Dollar allein für Kaffee ausgegeben haben).[5] Wenn wir uns nicht darum kümmern, diese hungrigen Raubtiere abzuschütteln, werden sie immer mehr, und schon bald erfährt unser kostbarer Körper den Verfall der Haltung, Schlafstörungen, Gelenkschmerzen, Gier nach ungesundem Essen, Unwohlsein und einen Hang zu negativen Gedanken.

Es gibt eine Lösung: Schütteln Sie im Tagesverlauf die metaphorischen Löwen ab, sobald sie angreifen und bevor sie mehr werden und Ihnen die Kontrolle über den eigenen Körper rauben. Mithilfe der in den folgenden Kapiteln beschriebenen Prinzipien können Sie die Stressfaktoren des Tages durch einfache Anpassungen Ihrer Umgebung und subtile Änderungen Ihres physischen Innewohnens auflösen, festgekrallte Löwen (Stressoren) abschütteln und zukünftigen Angriffen vorbeugen.

Ausrichtung ganz praktisch

Nachdem sich in Ihrem Tagesablauf etwas Stressiges ereignet hat (Löwenattacke von beliebiger Form und Größe), halten Sie kurz inne, bevor Sie mit dem nächsten Termin, Gespräch oder Tagesordnungspunkt weitermachen. Nehmen Sie sich ein Time-out und kommen Sie zu sich, indem Sie langsam diese abgewandelte 4×4-Atemübung anwenden: Vier Sekunden einatmen, vier Sekunden anhalten, sechs Sekunden ausatmen, vier Sekunden anhalten. Wiederholen Sie dieses Muster sechsmal. Ich habe festgestellt, dass die Verlängerung des Ausatmens das Nervensystem in einen ruhigeren Zustand versetzt als die herkömmliche 4×4-Atmung mit 4×4 Sekunden. Kombinieren Sie stressabbauende Faktoren, indem Sie einen Spaziergang an der frischen Luft machen, während Sie die Atemübung ausführen. Um sich noch zusätzlich abzuregen, dürfen Sie beim Spazierengehen durchaus auch hüpfen, sich schütteln, vibrieren und den Körper nach Lust und Laune verdrehen.

Bewegte Physiologie

»Man gerät durch Handeln leichter in eine neue Denkweise als durch Denken in eine neue Handlungsweise.«
Millard Fuller, Gründer von Habitat for Humanity

Interessant wird es, wenn wir merken, dass unsere Haltungsmuster tiefgreifende physiologische Auswirkungen haben. Offenbar kann das Hormonsystem unsere Haltung entziffern wie ein Blinder die Blindenschrift, denn es passt unsere Stimmung dem an, was unsere Bewegung signalisiert. Die Hormone agieren scheinbar wie Botenstoffe zwischen äußeren Haltungsmustern und dem inneren Erleben. Ein Trio aus Sozialpsychologen – Amy Cuddy aus Harvard, Andy Nap aus Yale und Dana Carney von der University of California in Berkeley – hat dies untersucht und im Jahr 2010 die Idee der *high power poses* popularisiert. Diese energetisierenden Körperhaltungen steigern nach nur zwei Minuten den Testosteronspiegel um etwa 20 Prozent und senken den Cortisolspiegel (ein Stresshormon) um 25 Prozent. Umgekehrt stellten die Forscher fest, dass energiearme *low power poses* (zum Beispiel übers Handy gebeugt sitzen) den Cortisolspiegel erhöhten und das Testosteron senkten.[6] Diese Studie war ein Beleg für die Schnelligkeit, mit der der Körper Haltungsinformationen kontinuierlich in chemische Reize umwandelt: Die Zellen hören immer zu.

In Amy Cuddys TED-Talk (zum Zeitpunkt der Niederschrift der am zweithäufigsten gesehene aller Zeiten) beschreibt sie das Wirkprinzip *fake it 'til you make it* – »täusche es vor, bis du es kannst« – und behauptet, dass man Gefühle und Handlungsweisen einfach dadurch verändern kann, indem man den Körper anders organisiert.[7] Die genannte Studie ist immer wieder kritisch überprüft worden, auch weil sie so populär geworden ist. 2017 erschien eine Abhandlung, in der Cuddys Ergebnisse widerlegt wurden,[8] aber 2018 bestätigte eine weitere Studie das Konzept des *postural feedback*.[9]

Inzwischen ist es unumstritten, dass die Art, wie man sich bewegt (oder nicht), darauf Einfluss hat, wie man sich fühlt, und dass die Art, wie man sich fühlt, untrennbar aus der körpereigenen Chemie herrührt. Denken Sie an die Gewichtheber, die sich absichtlich aufregen, bevor sie an die Hantel treten, oder an MMA-Kämpfer, die mit herrischem Aufmarsch ihre Dominanz im Oktagon behaupten. Eine Erforschung solcher magischen Momente kann schwierig sein, da das Leben nicht in einem kontrollierten, doppelblinden, statischen, sterilen Labor stattfindet. Deshalb werden solche Phänomene weiterhin für Diskussionsstoff sorgen.

Das *Vortäuschen* einer Power-Pose kann misslingen, wenn man nur auf den Oberkörper achtet. Der Trick besteht darin, sich von Kopf bis Fuß auszurichten. Zieht man die Schultern nach hinten, um eine Power-Pose einzunehmen, wird oft nur der untere Rücken in ein instabiles Hohlkreuz gezogen, was leider gar keine Power hat. Wer sich derart in die Brust wirft, täuscht zwar selbstsichere Bereitschaft vor, aber ohne einen festen, den ganzen Körper einbeziehenden Stand ist das weder stabil noch nachhaltig: Sobald man wieder in die gewohnheitsmäßige Neutralhaltung zurückkehrt, verfliegt auch die angestrebte Selbstsicherheit. Dieses Buch vermittelt grundlegende Bewegungsübungen und Verhaltensweisen, die langfristige strukturelle Veränderungen im Körper herbeiführen, sodass man nichts faken muss und sich von Grund auf stark und selbstbewusst fühlen kann.

Ausrichtung ganz praktisch

Ich weiß nicht, wie es Ihnen geht, aber ich finde es komisch, minutenlang wie Wonder Woman dazustehen und darüber nachzudenken, wie großartig ich bin. Stattdessen können Sie sich auch an eine Klimmzugstange, ein Klettergerüst oder einen starken Ast hängen, das bringt den Körper in die gleiche Position. Das Schöne ist, dass Sie so die optimale Schulterfunktion wiederherstellen (mehr dazu in Kapitel 7) und sich gleichzeitig einen emotionalen Aufschwung verschaffen. Denken Sie daran, das Hangeln kann spielerisch geschehen. Wenn Sie körperlich dazu in der Lage sind, sollten Sie unbedingt hin und wieder auf einen Baum oder ein Klettergerüst klettern. Gönnen Sie sich ein bisschen kindliche Bewegungsfreude und lächeln Sie dabei, denn auch das verbessert den physiologischen Zustand!

Sprechen Sie Bewegung?

»Unser Körper taugt als Autobiografie.«
Frank Gelett Burgess

Sehr wahrscheinlich kennen Sie den Begriff »Körpersprache«, aber haben Sie schon einmal über den tieferen Sinn nachgedacht? Tatsache ist, dass wir ununterbrochen nonverbal miteinander kommunizieren. Der UCLA-Professor Albert Mehrabian fand bereits in den Siebzigerjahren in unserer Kommunikation das berühmte Verhältnis 7/38/55 und zeigte, dass das meiste, was wir einander mitteilen, in Wirklichkeit über Körpersprache und Tonfall und nicht über die Worte selbst vermittelt wird.[10] Mehrabian fand heraus, dass etwa 55 Prozent unserer Kommunikation aus Körpersprache besteht, 38 Prozent aus Stimmfarbe und nur sieben Prozent aus dem Inhalt des Gesprochenen selbst.[11] So etwas ist offensichtlich schwer zu quantifizieren, und Mehrabian selbst betonte, dass seine Experimente auf Gefühle und Einstellungen beschränkt seien, besonders wenn Inkongruenzen vorlägen: Stimmten Körpersprache und Worte nicht überein, vertraue man eher dem Körper. Daher sollte man tunlichst darauf achten, was der Körper *sagt*, wenn man sich klar ausdrücken möchte.

Wenn man lernt, effektiver durch Bewegung zu sprechen, wird man nicht nur zu einem besseren Redner, es kann einem auch bei Gelegenheit das Leben (oder zumindest den Geldbeutel) retten. Betty Grayson und Morris I. Stein zeigten für eine Studie aus dem Jahr 1981 Kriminellen, die wegen Gewaltdelikten verurteilt worden waren, ein Video von Fußgängern, die auf einem belebten Bürgersteig in der Stadt unterwegs waren, und baten sie festzustellen, wer ein wahrscheinliches Ziel eines Angriffs sein könnte. Die Verbrecher brauchten nur Sekunden, um potenzielle Opfer zu identifizieren, und die Ergebnisse stimmten bei allen Gefangenen überein. Möchten Sie wissen, welche Muster die ahnungslosen Passanten verrieten? Es war nicht ihre ethnische Zugehörigkeit, ihr Geschlecht, ihr Alter oder auch ihre Größe – es war die Art, wie sie sich bewegten! Die Forscher stellten fest, dass nonverbale Zeichen ausschlaggebend waren: Gehtempo, Schrittlänge, Haltung, Körpersprache, Aufmerksamkeit für die Umgebung.

Die unerwünschte Aufmerksamkeit eines Übeltäters erregt man vor allem mit einer Gangart, der das fehlt, was Forscher unter dem Begriff »Ganzheit« verstehen – und was wir in diesem Buch als *Integration* bezeichnen.[12] Wenn der Körper in seiner Bewegungsweise unorganisiert erscheint, wird das als Schwäche wahrgenommen und erhöht die Wahrscheinlichkeit, dass man zum Opfer wird. Deshalb ist es so wichtig, die Bewegungen wieder ins Lot zu bringen: Durch Ihre Gliedmaßen im Gleichgewicht können Sie Kraft und Selbstvertrauen ausstrahlen, die richtigen Menschen anziehen und die falschen abstoßen, ohne es überhaupt zu merken.

Ausrichtung ganz praktisch

Bewegen Sie sich so, wie Sie sich fühlen möchten. Diese Übung hat drei Stufen, bei denen womöglich gewohnte Denkmuster verlassen werden müssen.

- **Schritt 1:** Überlegen Sie sich, wie Sie sich fühlen möchten. Das kann stark, selbstbewusst, demütig, anmutig, mächtig, flexibel, aggressiv, humorvoll, leicht oder etwas anderes sein.
- **Schritt 2:** Stellen Sie sich vor, wie sich der Körper bewegt, wenn Sie sich so fühlen, und zwar ganz konkret. Achten Sie darauf, wie die Arme und Beine beim Gehen schwingen, wie Sie sitzen, stehen, atmen, kommunizieren, achten Sie auch auf den Tonfall und das Sprechtempo.
- **Schritt 3:** Machen Sie einen Spaziergang und erkunden Sie dabei die Bewegungsweise, die Sie sich gerade vorgestellt haben. Wie fühlt sie sich an? Nehmen Sie sich vor, sich so oft wie möglich auf diese Weise zu bewegen. Wählen Sie Sportarten oder Aktivitäten aus, die diese Bewegungsweise begünstigen, und nehmen Sie wahr, wie sich diese Haltung auf Ihr Denken und Fühlen auswirkt.

Bewegliches Gesicht

Wenn schon die Körperhaltung die Gefühle beeinflusst, welche Wirkung haben dann die Gesichtsmuskeln? Haben Sie schon mal darüber nachgedacht, warum sich Ihr strukturell komplexes Gesicht ständig zu derart seltsamen Mienen verrenkt? Das hat etwas damit zu tun, dass 55 Prozent der gesamten Kommunikation aus Körpersprache besteht: Kaum jemand würde abstreiten, dass ein einziger Gesichtsausdruck mehr sagen kann als tausend Worte. Paul Ekman, emeritierter Professor für Psychologie an der University of California in San Francisco, hat dieses Thema über 40 Jahre lang auf der ganzen Welt erforscht. In einer Folge meines Podcasts hat er mir erzählt, dass nach seinen Forschungsergebnissen Menschen im Gespräch über 10 000 Gesichtsausdrücke einsetzen, die allesamt eine bestimmte und fein abgestufte Bedeutung haben.[13] Die 43 Muskeln unseres Gesichts sind in der Lage, sehr deutliche Botschaften auszusenden – die oft ehrlicher sind als das gesprochene Wort.

Nehmen wir zum Beispiel den enormen Bedeutungsunterschied zwischen einem teuflischen, ausdruckslosen Lächeln, an dem nur die Muskeln um den Mund (Jochbeinmuskeln) beteiligt sind, und einem Lächeln, bei dem auch die Augen strahlen (Augenringmuskel). Dieses ehrlichere Lächeln heißt nach dem französischen Anatom Guillaume Duchenne auch *Duchenne-Lächeln* und wird im Englischen manchmal *smizing* genannt, ein Kofferwort aus *smile* und *eyes*. Ein solches Lächeln signalisiert, dass sich jemand sicher fühlt und aufrichtig ist; ein Lächeln ohne strahlende Augen verrät, dass man etwas vortäuscht und Übles im Schilde führt. »Was bedeutet das für die plastische Chirurgie?«, fragen Sie sich vielleicht. In einer Studie mit funktionellen Magnetresonanztomografen (fMRT) stellten Forscher bei Menschen, die mit Botox behandelt worden waren, eine geringere Aktivität in den Hirnregionen fest, in denen die Interpretation und Modulation emotionaler Zustände geschieht. Das bedeutet, dass Gesichtsausdrücke so etwas wie emotionale Dirigenten sind und dass das Spiel des inneren Gefühlsorchesters stark von der Beweglichkeit des Gesichts (und des ganzen Körpers) abhängt.[14] Dieses Phänomen wird als *facial feedback* – »Gesichtsfeedback« – bezeichnet und impliziert, dass sich die Steuerung des Gesichtsausdrucks parallel auf subjektive Gefühle auswirkt. Daraus folgt, dass es hilfreich sein kann, sich buchstäblich in die Körperform eines anderen Menschen hineinzuversetzen, wenn man wirklich Mitgefühl entwickeln will.

Vokabeltraining für die Körpersprache

»Prediget immer das Wort Gottes. Wenn nötig, mit Worten.«
Franziskus von Assisi

So wie es den Wortschatz erweitert, wenn man liest oder mit Menschen zu tun hat, die anders sprechen, als man es gewohnt ist, kann man auch durch Tanzen, Yoga, Pilates, Krafttraining, Theater, Kampfkunst oder andere Formen des körperlichen Ausdrucks das »Bewegungsvokabular« erweitern. Indem Sie Ihre Bewegungsbildung fördern, lernen Sie die Grundmuster, die Grammatik, den Zusammenhang der körperlichen »Wörter« und beherrschen eine immer größere Bandbreite an physischer Kommunikation. Nehmen Sie meine fünf Alltagsbewegungen aus Teil 2 als Grundbegriffe, die Sie in Ihr tägliches »Sprechen« integrieren können, und sehen Sie die übergreifenden Prinzipien, die sich durch alle Kapitel ziehen, als Grammatik, die alle Wörter zusammenhält.

Richtig gelesen, sogar Empathie kann man als eine Form von Fitness betrachten – wer eine größere Bewegungskompetenz mit einem breiteren Spektrum an Haltungs- und Gesichtsausdrücken hat, kann tiefer mit den unterschiedlichsten Menschen in Kontakt kommen, denn jeder Mensch bewegt sich ein bisschen anders. Passt man sich im eigenen Bewegungsausdruck einer anderen Person so an, wie ein Schlüssel ins richtige Schloss passt, dann fühlt sich der andere wahrgenommen. Dies verleiht Louis Armstrongs kultigem Liedtext eine ganz neue Bedeutung: *When you're smiling, the whole world smiles with you* – »Wenn du lächelst, lächelt die ganze Welt mit dir.« Allerdings müsste es treffender heißen: *When you're smizing, the whole world smizes with you.*

Sind Gesichtsausdrücke universell einheitlich? Hieße das, dass die Muskelaktivitäten, die Emotionen ausdrücken, nicht erlernt, sondern tief in der menschlichen Psychobiologie verwurzelt sind? Charles Darwin war davon überzeugt, dass Gesichtsausdrücke für jede Kultur unterschiedlich seien, Paul Ekman dagegen nicht. In den späten Sechzigern reiste er nach Papua-Neuguinea zum Volk der Fore, einem Stamm ohne jeden Einfluss von der Außenwelt. Genau wie Ekman es erwartet hatte, interpretierten sie Gesichtsausdrücke genau so, wie es jeder Westler getan hätte. Dies ist ein weiteres Beispiel dafür, dass unser

Haltungsausdruck unterhalb der Oberfläche des gesprochenen Wortes wirkt. Bewegung ist das Grundgerüst jeder effektiven Kommunikation und bestimmt weitgehend den inneren Monolog.

Haltungstypen

»Eine rein körperlose menschliche Empfindung ist undenkbar.«
William James

In der Regel kann man die Stimmung eines Menschen anhand seiner Körperhaltung einschätzen, und man kann sogar den eigenen Gefühlszustand ändern, indem man einfach die Haltung ändert.

William James, der oft als Vater der amerikanischen Psychologie bezeichnet wird, postulierte bekanntlich, dass emotionale Erlebnisse Wahrnehmungen von körperlichen Prozessen sind. Was das heißen soll? Er beschrieb es so: »Der gesunde Menschenverstand sagt, dass wir ein Vermögen verlieren und aus Schmerz weinen; dass wir einen Bären treffen und vor lauter Angst davonlaufen; dass wir von einem Rivalen beleidigt werden und vor Wut zuschlagen. Die infrage stehende Hypothese lautet dagegen, dass diese Reihenfolge unzutreffend ist, dass der eine Geisteszustand nicht unmittelbar durch den anderen induziert wird, dass die körperlichen Wahrnehmungen dazwischengeschaltet gehören und dass daher die rationalere Aussage lautet, dass wir Schmerz empfinden, weil wir weinen, Wut, weil wir zuschlagen, und Angst, weil wir zittern – und nicht, dass wir weinen, schlagen oder zittern, weil wir jeweils betrübt, wütend oder verängstigt sind. Ohne die Körperzustände, die auf die Wahrnehmung folgen, wäre diese rein kognitiv, blass, farblos und ohne emotionale Wärme. Wir sähen dann womöglich den Bären und hielten Weglaufen für ratsam, empfingen die Beleidigung und fänden einen Faustschlag angebracht, aber wir könnten nicht wirklich Furcht oder Zorn empfinden.«

James stellte diese Hypothese auf, ohne die heutigen Forschungsergebnisse zu kennen, denen zufolge es schon ausreicht, einen Bleistift zwischen die Zähne zu klemmen und so ein rein mechanisches Lächeln zu simulieren, um ein Glücksgefühl hervorzurufen.[15] Ebenso erzeugt man Traurigkeit, indem man mit einem Stift die Augenbrauen in Sorgenfalten legt.[16] Ganz zu schweigen von den Auswirkungen, die eine vorübergehende Gesichtslähmung (zum Beispiel, wie bereits erwähnt, durch Botox) auf die Fähigkeit eines Menschen haben kann, Emotionen richtig zu interpretieren und zu spüren. (Randbemerkung: Dieses Kapitel legt bewusst den Schwerpunkt darauf, wie körperliche Bewegung als Katalysator für das innere Erleben funktioniert. Dass hier eine Wechselwirkung vorliegt, ist logisch schlüssig und empirisch nachgewiesen – in Kapitel 18 geht es um Achtsamkeit und darum, wie innere Zustände die Körperstruktur bestimmen.)

Schauen wir uns nun die fünf häufigsten Haltungstypen an. Wir analysieren sie im Detail aus anatomischer Sicht und beschreiben den Persönlichkeitstyp, der am häufigsten mit jedem Haltungsmuster einhergeht. Die meisten Menschen identifizieren sich mit einer Kombination aus mehreren Typen, wobei einer oder zwei besonders hervorstechen. Jeder Mensch hat die Möglichkeit, für sich selbst eine bessere Ausrichtung zu finden, indem er die in den nächsten Kapiteln beschriebenen Schritte befolgt.

Typ 1: Trübselig

Ein trübseliger Mensch bewegt sich normalerweise mit wenig Energie und sieht strukturell so aus, als würde der Körper zu Boden gezogen. Diese Körperhaltung ist in der Regel mit Gefühlen wie Traurigkeit, Entfremdung, Müdigkeit oder sogar Depression verbunden. Depressionen haben sich inzwischen zu der weltweit häufigsten Ursache von Erwerbsunfähigkeit entwickelt. Dieser beängstigende Trend geht mit unserem allgemeinen Hang zum Zusammensacken einher, mit dem zunehmenden Zug nach unten hin zu unseren Bildschirmen sowie mit stundenlangem Sitzen in chronisch gekrümmter Haltung.

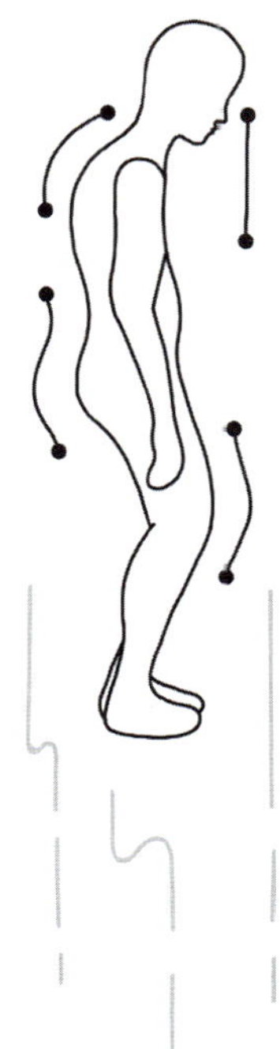

Gibt es einen Zusammenhang zwischen unserer Haltung und den grassierenden psychischen Erkrankungen? Ich persönlich lege mich bei dieser Frage weder auf eine Bottom-up- (Körper beeinflusst Geist) noch auf eine Top-down-Sicht (Geist beeinflusst den Körper) fest, da offenbar jede Seite wechselseitig mit der anderen interagiert. Bewegungs- und

Haltungsmuster sind Schlüssel zum mentalen und emotionalen Wohlbefinden (und umgekehrt) – für eine optimale Entwicklung ist es ratsam, alle Faktoren zu berücksichtigen.

Anatomisch gesehen besteht dieser Zustand aus einer medialen Rotation der Schultern, einer Hyperkyphose der Brustwirbelsäule (Rundrücken), einer nach vorn verschobenen Kopfhaltung als »Ausgleichsreflex« gegen die krumme Wirbelsäule, aus einem gekippten Becken, das an den eingezogenen Schwanz eines Hundes mit schlechtem Gewissen erinnert, einwärts geknickten Knien (Valgus) und nach innen gedrehten Füßen (Pronation). Die Aktivität der Gesichtsmuskeln zieht die Mundwinkel nach unten und hebt die Augenbrauen innen an. Als Folge wirkt der Mensch irgendwie geplättet, so, als würde das Leben ihn buchstäblich niederdrücken.

Bewegungstipp: Dehnung im Türrahmen

Stellen Sie sich zunächst in stolzer und aufrechter Position neben eine Tür. Leiten Sie Ihren Atem in die Flanken von Brustkorb und Bauch und spüren Sie, wie das Zwerchfell den Atem bewegt, sodass sich das Nervensystem beruhigt. Stellen Sie sich vor, dass die Arme in Richtung Boden wachsen, sodass sich die Schultern von den Ohren entfernen. Heben Sie dann einen Arm zum Türpfosten und bewahren Sie dabei die Weite, die Sie gerade in Hals und Schultern geschaffen haben. Halten Sie sich mit der erhobenen Hand am Türpfosten fest und drehen Sie Körper und Kopf langsam von der ausgestreckten Hand weg, sodass eine Dehnung in Schulter und Nacken entsteht. (Auf thealignbook.com finden Sie eine detaillierte Videoanleitung zu dieser und anderen Übungen.)

Wenn Sie sich niedergeschlagen fühlen, sollten Sie nach Bewegungen Ausschau halten, bei denen das Öffnen, Aufrichten und Erwecken des Körpers im Mittelpunkt stehen. Probieren Sie schweißtreibende Tanzkurse mit peppiger Musik, Aerobic oder Hot Yoga, um angespannte Muskeln zu lockern, oder verpassen Sie sich einen Neustart, indem Sie in einen eiskalten See tauchen (oder kalt duschen), einen Berggipfel (oder den nächstgelegenen Hügel) erklimmen oder indem Sie Ihren Körper durch Krafttraining (Kettlebell-Swings, Kniebeugen, Deadlifts und so weiter) umstrukturieren und stärken. Versuchen Sie, mit Ihrem Körper mehr Raum zu beanspruchen, anstatt sich zusammenzuziehen, denn auch das führt nachweislich zu mehr Selbstvertrauen.

Typ 2: Nervös

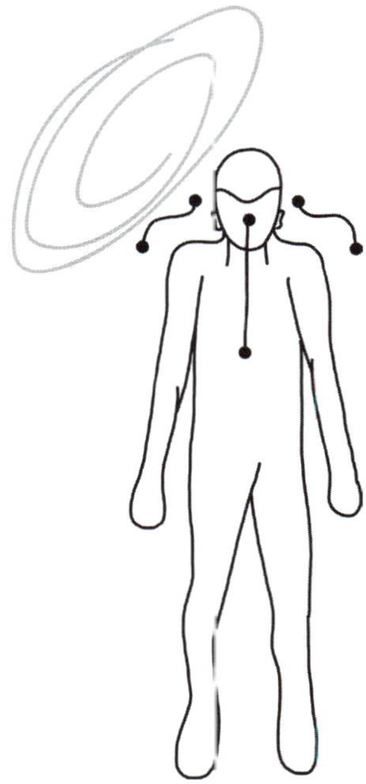

Nervenbündel sieht man mit hochgezogenen Schultern, als hätten die Schultern eine Affäre mit den Ohren. Ihre Augen sind weit aufgerissen, als drohe ein Aufprall, der Mund kann trocken sein und der Atem ist kurz und flach, nur im oberen Brustkorb, denn das Nervensystem ist ständig bereit zum Kampf, zur Flucht oder zum Erstarren vor einem potenziellen Raubtier (moderne »Raubtiere« können Rechnungen, Abgabefristen, stressige Beziehungen und so weiter sein). Zu den Problemen, mit denen sie sich üblicherweise herumschlagen, gehören Bluthochdruck aufgrund von Nervosität, chronisch erhöhtes Cortisol und Verdauungsprobleme.

Nervenbündel sind oft sehr angespannt, bleiben gern in Bewegung und haben deshalb entsprechend verhärtete Muskeln. Nacken und Schultern sind chronisch verspannt, der Atem ist kurz und wird meistens von der Brust- und Nackenmuskulatur besorgt. Das Geh- und Sprechtempo ist schnell und führt dazu, dass sich andere Menschen ein bisschen gedrängelt fühlen.

Bewegungstipp: Bauchmassage

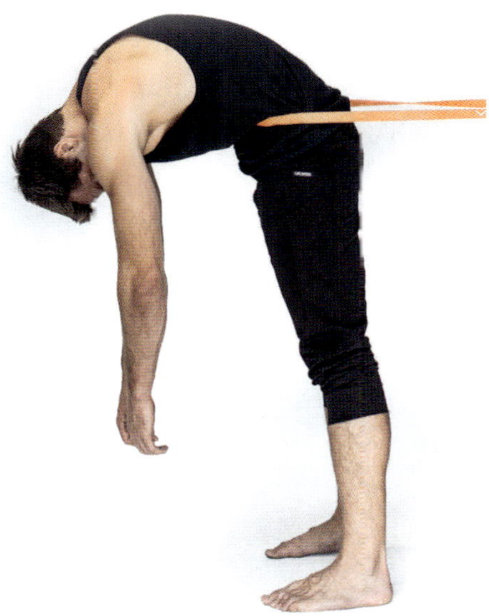

Der Darm gilt als das »zweite Gehirn«: Ist er angespannt, durchdringt diese Empfindung das gesamte Nervensystem und ruft eine entsprechende Verstimmung hervor. Mithilfe eines Fitnessbands (ich empfehle das Align Band, da es einen Türanker enthält, mit dem sich die Aufhängungshöhe einstellen lässt) können Sie Ihren Bauch sanft massieren und dabei bewusst in die verspannten Stellen atmen. Dazu befestigen Sie den Türanker auf Brusthöhe und legen sich das Band um den Bauch. Machen Sie einen Schritt nach vorn, um das Band zu spannen, und rollen Sie die Wirbelsäule nach vorn und unten, sodass das

Band die Darmregion ähnlich wie Zahnseide bearbeitet. Atmen Sie nach Möglichkeit ein paar Sekunden länger aus, als Sie einatmen, und machen Sie beim Ausatmen ein hörbares *Uhhh*, damit sich das angespannte Gewebe noch besser entspannt. (Mehr über die heilsame Wirkung von Klängen in Kapitel 16, Seite 224.)

Weitere Wege zur Entspannung sind unter anderem therapeutische Massagen, ätherische Öle (besonders der nachweislich beruhigend wirkende Lavendel), Zeit in der Natur und spaßige Bewegungskurse jeglicher Art. Meiden Sie stark koffeinhaltige Getränke und übermäßige Zuckermengen. Trinken Sie stattdessen warmen, beruhigenden Tee und nehmen Sie ein Magnesiumpräparat ein, um vor dem Schlafengehen zu entspannen.

Typ 3: Protzig

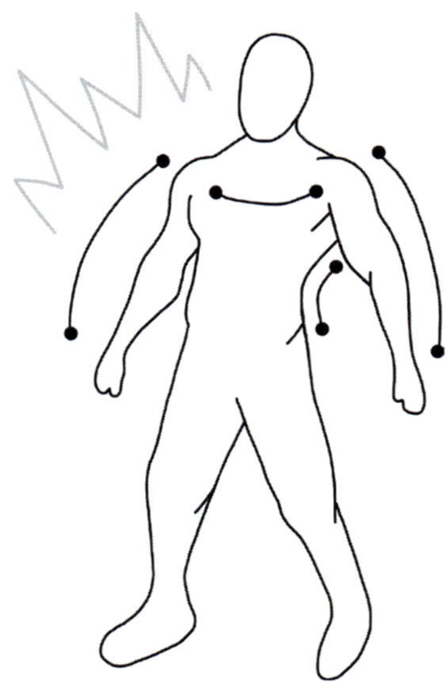

Dieses Muster betrifft mich persönlich sehr, denn es ist, wie Sie in der Einleitung lesen konnten, meine Geschichte. Protze (es handelt sich in der Regel um Männer) haben das Bedürfnis, sich als stark und dominant darzustellen, damit die anderen merken, dass sie das Sagen haben. Denken Sie an einen Gorilla, der sich auf die Brust trommelt, um die anderen Beta-Männchen wissen zu lassen, dass er sexuell die erste Wahl ist. Interessanterweise entspringt das Bestreben, anderen Menschen die eigene Stärke kundzutun, meistens der Unsicherheit. Wer sich tatsächlich stark und machtvoll und selbstbestimmt fühlt, muss dies nicht dauernd mit geschwellter Brust bestätigen. Anatomisch gesehen wirkt dieses Muster von Brust bis Kopf ziemlich ausgewogen. Die Schultern sind nach hinten gedreht, der Nacken ist lang, damit sich der Kopf heben kann, und die Handflächen sind etwas nach vorn gewendet (supiniert) – bereit, jede Herausforderung anzunehmen.

Die Imbalancen dieser Haltung verbergen sich im unteren Rücken (wo man die Instabilität, die dieser Typ erlebt, nicht sehen kann – oh, was für Metaphern). Dadurch spreizen sich die Rippen, was die Integrität des Bauchraums beeinträchtigt und Brustatmung begünstigt. Dies versetzt den Menschen in einen dauerhaften Kampf-oder-Flucht-Zustand.

Die Beine des Protzes tendieren ein wenig zur Auswärtsdrehung und die Gangart ist eine Mischung aus Watscheln und Stolzieren mit geschwellter Brust – so steif, als hätte man ihm vorsichtig einen Stock in den Hintern geschoben (natürlich mit Liebe).

➽ *Bewegungstipp:* Dynamische Drehung mit einem leichten Klopfen

Diese Übung eignet sich fabelhaft dazu, den Körper aufzuwärmen und Lymphflüssigkeit, die sich im Laufe des Tages anstauen kann, ins Fließen zu bringen. So gehen Sie vor: Stellen Sie sich gerade hin und drehen Sie die Wirbelsäule hin und her, sodass die Arme ins Schwingen kommen und die Hände an die gegenüberliegende Schulter klopfen. Lassen Sie die Hände den Körper hinabwandern, sodass jede Körperseite eine wohltuende Portion Klopftherapie abbekommt. Die Übung ist ein sehr effektives Hilfsmittel, um sich vor einem Sportwettkampf zu entspannen oder auch nur den Tag gut zu beginnen.

Ich kann darüber hinaus nur empfehlen, mehr Zeit im Wasser zu verbringen, schwimmend oder treibend, um Körper und Geist zu entspannen. Wenn Sie zusätzlich zur Badezeit noch Paartanz üben – dabei müssen Sie weich genug werden, um mit der Partnerin im gleichen Rhythmus zu sein –, werden Sie sich als Protz immer wohler in der eigenen Haut fühlen.

Typ 4: Biegsam

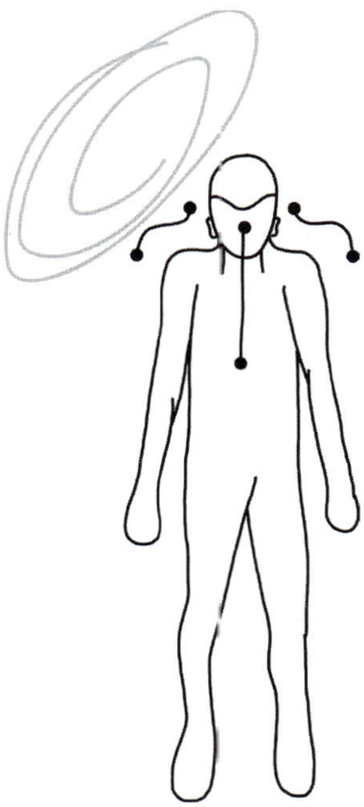

Der biegsame Mensch liebt alles, was mit Gelenkigkeit zu tun hat, meidet jedoch das Krafttraining, weil es nicht so viel Spaß macht. Dieser Typ ist in der Regel sehr nett, aber bisweilen auch leicht herumzukriegen. Biegsame lassen sich generell eher treiben und ecken ungern an. Manche Biegsamen verspäten sich oft, weil sie sich im gegenwärtigen Moment verlieren. Womöglich sind sie etwas schräg oder abgehoben, aber dafür sehr kreativ; sie bräuchten standfestere, besser geerdete Freundinnen und Freunde, um Struktur zu schaffen und Ideen zu verwirklichen.

Anatomisch gesehen sind biegsame Typen – na, eben biegsam. Das klingt erst einmal gut und ist es möglicherweise auch; problematisch wird es, wenn jemand nicht stabil genug ist. Biegsame neigen zu Aktivitäten wie Yoga, die die Gelenkigkeit noch mehr fördern, und tanzen gern ekstatisch. Ihr

Bindegewebe fühlt sich sehr lose an, wobei manche Stellen chronisch verspannt sind, um die übermäßige Mobilität an anderer Stelle auszugleichen. Biegsame Menschen profitieren sehr von Krafttraining, körperlicher Arbeit, Kräftigung der Rumpfmuskulatur (Core) und aktiver statt passiver Dehnung (Kapitel 3 ab Seite 48).

Bewegungstipp: Behutsames Krafttraining

Fügen Sie Ihrem Fitnessprogramm zunächst Deadlifts oder Back Squats hinzu, ein- oder zweimal pro Woche. (Befolgen Sie die in Kapitel 6 erläuterten Prinzipien und/oder lassen Sie sich die beiden Übungen von einem erfahrenen Trainer zeigen; es lohnt sich.) Fangen Sie mit fünf Sätzen zu je fünf Wiederholungen an: Die ersten Sätze dürfen leicht sein, nur zum Einüben des Bewegungsablaufs. Danach steigern Sie sich schrittweise bis zum fünften Satz mit 90 Prozent der Maximalkraft (oder bis zu dem Gewicht, das Sie gerade noch mit perfekter Technik bewegen können). Machen Sie zwischen den Sätzen drei bis fünf Minuten Pause, in denen Sie etwas anderes trainieren oder einfach spazieren gehen.

Wenn Krafttraining nicht Ihr Ding ist, empfehle ich Schreinern, Gärtnern oder andere körperliche Arbeiten, bei denen man sich die Hände schmutzig macht und Lasten bewegt. Das verschafft auch die Befriedigung, etwas mit eigenen Händen Geschaffenes vor sich zu sehen.

Typ 5: Ausgerichtet

Angeblich beschäftigt man sich bei einer Depression zu sehr mit der Vergangenheit und bei einer Angststörung zu sehr mit der Zukunft. Zwischen diesen beiden Polen gibt es einen Mittelweg, und auf diesem bewegt sich ein ausgerichteter Mensch die meiste Zeit. Ausgerichtete sieht man nicht den Kopf vorschieben, um zu sehen, was kommen mag, man sieht sie auch nicht in sich versinken und den guten alten Zeiten nachtrauern. Stattdessen leben sie in der Gegenwart und nehmen das Leben so, wie es kommt, sei es schwer oder leicht. Sie verkörpern Shakespeares Idee, dass es weder Gut noch Böse gibt, dass nur unser Denken dies bestimmt. So fühlen sie sich ausgeglichen, egal unter welchen Umständen.

Ein ausgerichteter Mensch wirkt groß und stark, unabhängig von seiner Körpergröße. Ohren, Schultern, Hüften, Knie und Fußgelenke befinden sich allesamt auf einer Lotlinie. Ausgerichtete sind leichtfüßig und scheinen aus Bewegung Energie zu gewinnen, statt sich mit jedem Schritt auf ihrem langen Weg abzunutzen und zu ermüden. Der Muskeltonus eines Ausgerichteten ist im Ruhezustand geschmeidig und kann bei Bedarf blitzschnell in Spannung versetzt werden. Solche Menschen werden auf natürliche Weise abends müde und erwachen voller Energie mit der aufgehenden Sonne. Sie kommen in Gruppensituationen gut zurecht und ziehen andere Menschen an, weil sie einen gesunden Glanz ausstrahlen. Der deutsch-amerikanische Dichter Charles Bukowski sagte einmal: »Freie Seelen sind selten, aber man erkennt sie auf den ersten Blick – man fühlt sich einfach gut, sehr gut, wenn man in ihrer Nähe oder Gegenwart ist.« Ich glaube, mit »freien Seelen« meinte er ausgerichtete Menschen.

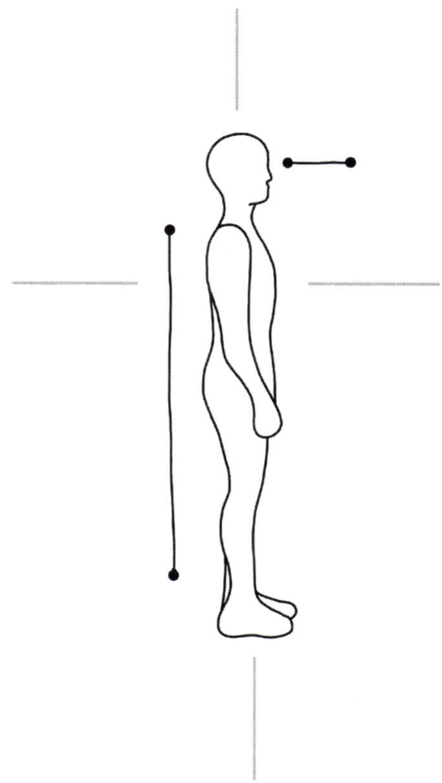

Sobald Geist und Körper in einen ausgerichteten Zustand versetzt sind und sich die Umwelt darauf eingestellt hat, wird der Mensch auf natürliche Weise gesünder, einfach, indem er sein Leben lebt. Das meinte Ida Rolf, die Erfinderin des Rolfings, als sie schrieb: »Dies ist die frohe Botschaft des Rolfings: Wenn der Körper richtig funktioniert, kann die Schwerkraft ihn durchfließen. Dann heilt sich der Körper spontan selbst.«

Ausgerichtete bleiben demütig und verleiten andere durch ihr eigenes positives Beispiel zu einer besseren Ausrichtung. Es kommt ihnen nicht in den Sinn, ihre Mitmenschen dafür zu beschämen oder zu kritisieren, dass sie anders leben. Sie kontrollieren und kultivieren ihr Denken, weil sie wissen, dass die Art der Wahrnehmung mehr zählt als das Wahrgenommene. Deswegen fühlen sich solche Menschen in der Regel ausgeglichen und gleichmütig.

➠ *Bewegungstipp:* Sinne aktivieren

Da ausgerichtete Menschen wahrscheinlich ohnehin die fünf Alltagsbewegungen (auf dem Boden sitzen, durch die Nase atmen, aus den Hüften beugen, hängen und gehen) regelmäßig praktizieren, empfehle ich eine Übung aus Teil 4: Bewegung für die Sinne. Achtsames Sehen, Hören und Tasten bringt noch mehr gesunde Bewegung in den Alltag.

Ausrichtung ganz praktisch

Nehmen Sie einen Zettel zur Hand (oder schreiben Sie einfach in dieses Buch; mir macht das nichts) und beschreiben Sie die Empfindungen und Eigenschaften, die Sie mit Ihren wichtigsten Gelenken und Gliedmaßen verbinden. Schreiben Sie jeweils ein paar Adjektive auf, beginnend mit den Füßen, dann übergehend zu Knöcheln, Knien, Hüften, Wirbelsäule, Schultern, Kopf, Nacken, Ellenbogen und Händen. Auf Ihrer Liste sollten etwa 20 Wörter erscheinen, beispielsweise stark, stabil, rau, leise, klar, starr, fest bis locker, flexibel, offen, ausgedehnt, laut, instabil, hell oder was auch immer Ihnen in den Sinn kommt. Nachdem Sie Ihre Liste erstellt haben, sollten Sie sich fragen, inwieweit mit den notierten Begriffen Ihre Persönlichkeit und Ihre Stimmung umschrieben sind. Finden Sie heraus, ob Sie eine Tendenz zu einem der beschriebenen Bewegungstypen haben. Praktizieren Sie die fünf Alltagsbewegungen einen Monat lang und fertigen Sie danach die Liste erneut an, um Änderungen feststellen zu können.

Hausaufgabe für mehr Ausrichtung

Stellen Sie fest, zu welchem Haltungstyp Sie tendenziell gehören, und beginnen Sie ab dieser Woche, den entsprechenden Bewegungstipp in Ihren Alltag zu integrieren. Wenn sich die Bewegung gut anfühlt, dann bleiben Sie dabei! Außerdem sollten Sie ab jetzt zunehmend darauf achten, wie sich Menschen bewegen und was das mit ihrer Persönlichkeit zu tun hat. Wartezeiten am Flughafen oder Bahnhof lassen sich beispielsweise viel interessanter gestalten, indem man aktiv die Haltungsmuster der Reisenden beobachtet, spielerisch Spekulationen über ihren Beruf und ihre Hobbys anstellt und prüft, ob man sie einem Haltungstyp zuordnen kann. (Die Spekulationen dürfen natürlich wild ausufern. Viel Spaß dabei!)

KAPITEL 2

Starrheit bricht – Spiel ist die Rettung

»Wir hören nicht auf zu spielen, weil wir alt werden, wir werden alt, weil wir zu spielen aufhören.«
George Bernard Shaw

Merke, dass der starrste Baum am leichtesten bricht, während sich Bambus und Weide im Wind biegen und heil bleiben.« So drückt es Kampfkunstmeister Bruce Lee aus. Zwar ähneln Kinder, die das unstrukturierte Spiel lieben, geschmeidigen Bambus- oder Weidenzweigen, aber die meisten von uns Erwachsenen begannen in dem Moment, in dem wir aufhörten zu spielen und ernst wurden, brüchig zu werden wie der starre Baum. Die Folge ist, dass wir nicht nur stagnieren, sondern auch Gefahr laufen, an unserer eigenen Erstarrung zu zerbrechen.

In den Neurowissenschaften war eines der heißesten Themen der letzten Jahre die Neuroplastizität – also die Fähigkeit des Gehirns, formbar zu bleiben, zu wachsen und sich zu verändern. Der Körper ist eine Erweiterung des Gehirns, und ein geschmeidiger Körper zeugt von einem geschmeidigen Geist. Anpassungsfähigkeit ist die wertvollste Eigenschaft des Menschen, sie ist für die Evolution der Spezies unerlässlich, und der höchste Ausdruck körperlicher, kognitiver und emotionaler Anpassungsfähigkeit ist das Spiel in der Gruppe. Interaktives Spielen strafft sozusagen das autonome Nervensystem, trainiert den sozialen Umgang und mäßigt die Reaktionen auf zukünftige Stressoren. Was das Ganze heißen soll? Spielen hilft dem Nervensystem, stressresistenter zu werden und leichter zwischen unterschiedlichen Zuständen zu wechseln. Ist jemand »kein guter Mitspieler« oder gar ein »Spielverderber«, könnte das bedeuten, dass sein Nervensystem in einem defensiven oder abgeschotteten Zustand *feststeckt*. Allmähliches Annähern an spielerisches Miteinander kann hier hilfreich sein, um den Menschen wieder ins Gleichgewicht zu bringen. So gesehen ist das Spielen die Königsklasse jeder Bewegungspraxis.

Es mag muskelbepackte Schwerathleten geben, die diese Behauptung nur schwer glauben können. Aber man denke nur an die körperliche und kognitive Leistung eines rennenden, springenden, kletternden, sich drehenden, wirbelnden, hangelnden, rollenden, stürzenden, aufstehenden und hüpfenden Kindes, das dabei noch tief in seine Fantasie eintaucht (ich persönlich verwandelte mich als Kind am liebsten in einen Power Ranger, und zwar in den blauen). Welche Muskeln setzt dieses Kind ein, um voller Freude mit Freunden Fangen zu spielen oder in einen Haufen Blätter zu springen, während es vor Lachen kreischt? Antwort: alle! Wenn dieses Erlebnis ein »Bewegungsergänzungsmittel« wäre, wäre es die unbezahlbare Krönung aller vollwertigen Superfoods mit sämtlichen Makro- und Mikronährstoffen in einer einzigen Dosis. (Die Infografik verdeutlicht die Komplexität des nur scheinbar so einfachen Spielens.) Kinder bewegen sich nicht deshalb so gut, weil sie Kinder sind, sondern weil sie noch nicht von stundenlanger Sitzarbeit verdorben sind, auf die ein falsch ausgerichteter, die Muskeln isolierender Workout folgt. Übung macht nicht den Meister, sie sorgt nur dafür, dass sich das Wiederholte einprägt – ob nützlich oder nicht.

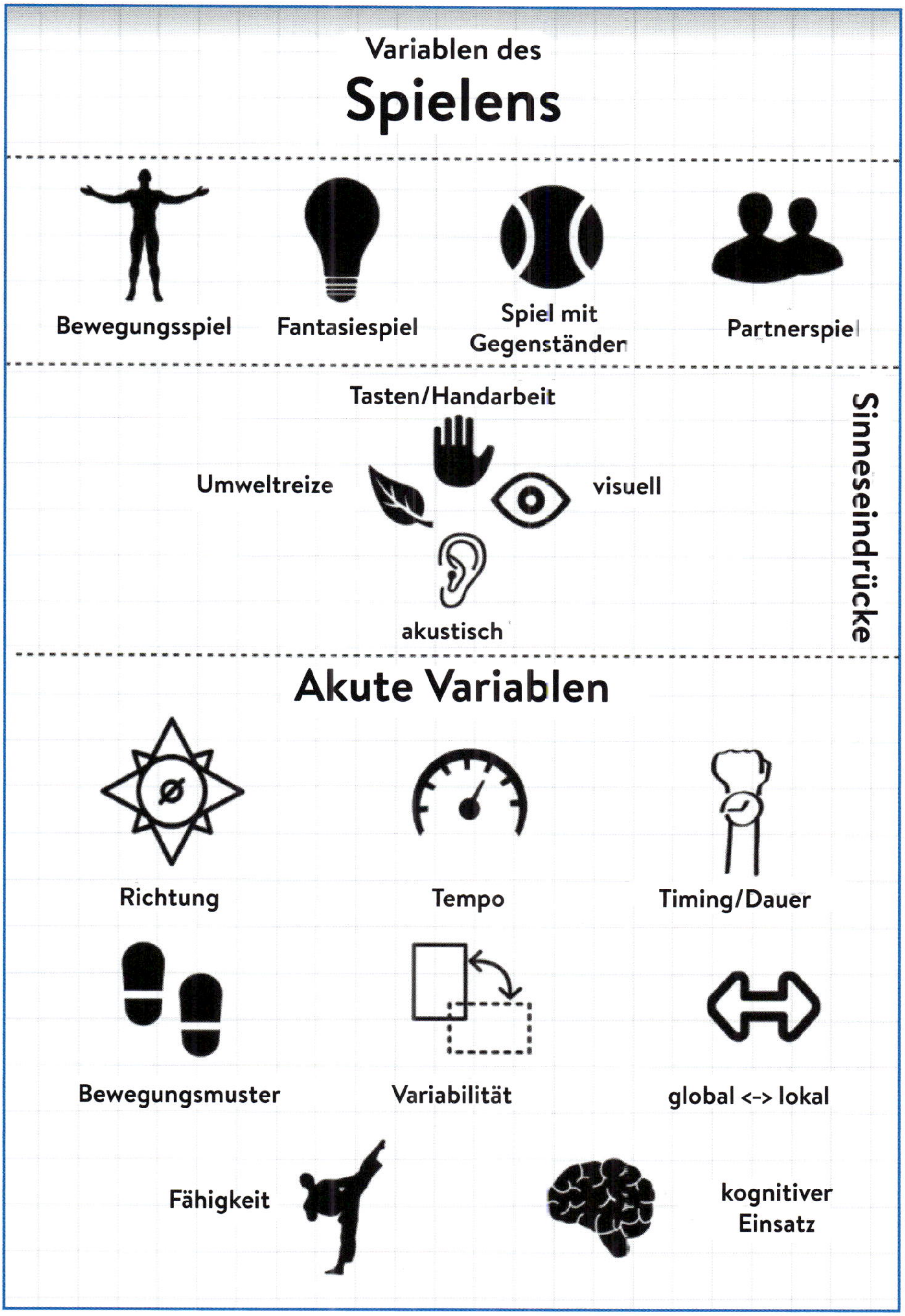
Variablen des
Spielens
Bewegungsspiel
Fantasiespiel
Spiel mit Gegenständen
Partnerspiel
Tasten/Handarbeit
Umweltreize
visuell
akustisch
Sinneseindrücke
Akute Variablen
Richtung
Tempo
Timing/Dauer
Bewegungsmuster
Variabilität
global <-> lokal
Fähigkeit
kognitiver Einsatz

Eine übermäßige Isolierung der Einzelteile führt zum Zerlegen des Ganzen. Das habe ich nur zu gut gelernt, indem ich mich durch jahrelanges falsches Bodybuilding verletzte. Danach begann für mich ein lohnender (und schwieriger) Prozess, durch den ich meine seelischen, emotionalen und körperlichen Einzelteile wieder zusammensetzte. Um meine persönliche Balance wiederzufinden, musste ich wieder lernen zu spielen, und dieser Weg führte mich über Sport, Tanz und Kampfkunst bis hin zu Wandern, Klettern, Yoga aller Art, Krafttraining und allgemeiner Bewegungsforschung. Während dieser Erkundungen ist mir klar geworden, dass man durch Bewegung vom physischen Körper aus auf den Geist und die Emotionen zugreifen kann.

Ganz natürlich

Wenn Sie wie ich die großartigen BBC-Naturdokus wie *Planet Erde*, *Das Leben der Vögel* oder *Blauer Planet* anschauen, sobald sie auf Netflix laufen, werden Sie wissen, dass Verspieltheit kein exklusives Merkmal des Menschen ist, sondern eine universelle Konstante im Tierreich. Schimpansen spielen Verstecken, Krähen rutschen vereiste Hänge hinab und Flusspferde machen Purzelbäume. Selbst Insekten wie Ameisen kämpfen spielerisch. Manche Lebewesen, Delfine beispielsweise, scheinen nicht viel mehr zu tun als zu spielen.

Was soll das denn? Warum spielen Tiere? Richard W. Byrne schreibt in einer Sonderausgabe der Fachzeitschrift *Current Biology*: »Spaß ist funktional: das Spielen hat den evolutionären Sinn, dass Tiere unter relativ gefahrlosen Bedingungen nützliche Fähigkeiten erwerben und perfektionieren können.« Im Hinblick auf unsere Spezies schreibt Byrne weiter: »Beim Menschen mag die Entwicklung von Kreativität eine weitere wichtige funktionale Erklärung für den Spaß am Spielen sein: Aufbau eines breiteren mentalen Repertoires durch Erkundung und Verknüpfung von Begriffen, die in realen Lebenssituationen vielleicht nie zusammen vorkommen würden.«[17]

Das bedeutet, dass wir hin und wieder Dinge tun sollten, die außerhalb der Norm liegen. Im Zeitalter der schnellen Lösungen sind wir manchmal so sehr darauf fixiert, jeden Tropfen Produktivität aus dem Tag herauszupressen, dass wir alles abtun, was uns nicht »optimiert« (hier kann ein beliebiges Modewort eingefügt werden). Doch wenn wir offen werden für Neuartiges und – wie die albernen Schimpansen, die sich hinter großen

Blättern verstecken – um des Albernseins willen albern sind, haben wir die Chance, neue Fähigkeiten zu entwickeln und unsere Interaktion mit anderen individuell zu verbessern und neue Möglichkeiten des Selbstausdrucks zu finden.

Ausrichtung ganz praktisch

Wärmen Sie sich vor Ihrem Training mit ein paar Tierbewegungen auf, indem Sie beispielsweise auf allen vieren laufen wie ein Bär oder eine Echse, oder erfinden Sie Ihre eigene lustige Art, sich auf dem Boden zu bewegen, denn das öffnet die Hüften, beansprucht die Hände und Schultern und sorgt nebenbei dafür, dass Sie sich weniger ernst nehmen. Auf thealignbook.com finden Sie ein Video-Tutorial mit solchen Bewegungen!

Das Hirn spielt gern

Maria Montessori, die Gründerin der Montessori-Bildungsbewegung, schrieb vor über 100 Jahren: »Einer der größten Fehler unserer Zeit ist, Bewegung nur für sich allein zu betrachten, getrennt von höheren Funktionen. Dabei muss die mentale Entwicklung mit Bewegung verbunden und davon abhängig sein. Beim Beobachten eines Kindes erkennt man, dass die Entwicklung seines Geistes durch seine Bewegungen geschieht. Geist und Bewegung sind Teil derselben Einheit.« In Montessori-Schulen erlernen die Kinder Grammatik und Vokabular, indem sie Sätze ausagieren. Das Alphabet lernen sie, indem sie Buchstaben nachzeichnen, sodass eine körperliche Lernerfahrung entsteht. Das Gehirn existiert nicht im luftleeren Raum; es ist kein Teil des Körpers, es *ist* der Körper. Indem man Aktivitäten, bei denen es um kognitive Entwicklung geht, mit spielerischer Bewegung anreichert, schafft man sinnreichere Assoziationen mit dem Lerninhalt. Ich stelle mir Gehirn und Körper gern wie einen Schwamm vor, der Flüssigkeit aufnimmt – ist er trocken und steif, perlt das Wasser von ihm ab. Ist er dagegen weich und geschmeidig, saugt er das Wasser auf.

Eine in *Frontiers in Psychology* veröffentlichte Studie hat gezeigt, dass das unstrukturierte Spiel ohne Regeln oder Anleitungen – also beispielsweise freies Malen, Rollenspiel oder

Toben – Eigenschaften wie Konzentration, Organisation, Eigeninitiative und Selbstreflexion fördert. Unbeaufsichtigtes Spiel verbesserte auch die Fähigkeit der Teilnehmer, ihre Emotionen zu regulieren.[18] Darüber hinaus hat die Arbeit des estnischen Neurowissenschaftlers Jaak Panksepp gezeigt, dass bereits nach einer halben Stunde spielerischer Bewegung mindestens ein Drittel der 1200 vom Falk Center for Molecular Therapeutics der Northwestern University untersuchten Hirngene verändert wurden .[19]

In seinem Buch *Play* zeigt Stuart Brown, dass das Spielen uns nicht nur auf genetischer Ebene stimuliert und nicht nur vorhandene Neuronen im Gehirn erregt, sondern tatsächlich neue Hirnzellen erzeugt – ein Prozess, der als Neurogenese bezeichnet wird. Neurogenese verbindet bestimmte Hirnareale miteinander wie ein Förster, der neue Wanderwege in einem Nationalpark anlegt. »Durch das Spiel entstehen zwischen einzelnen Neuronen und unterschiedlichen Gehirnzentren auch neue Verbindungen, die vorher nicht bestanden haben«, schreibt er. »Dies wird aktiviert und organisiert von Neuronen, die ich ›göttlich überflüssige Neuronen‹ nenne. Es handelt sich um neurale Verbindungen, die scheinbar keine unmittelbare Funktion haben, aber beim Spielen aktiviert werden und dann tatsächlich für die Organisation des Gehirns unerlässlich sind.«[20] Offenbar öffnen der Kreativitätsschub und die Ideenfindung, die durch das Spielen hervorgerufen werden, in der Seele einen mysteriösen Bereich, der nur denjenigen offensteht, die genügend Verletzbarkeit wagen, um gelegentlich unverfälschtes Staunen zu erleben. Der moderne Computer zum Beispiel begann ursprünglich als Spielgerät, und das Schießpulver, das die Militärgeschichte umwälzte, entstand in China aus Feuerwerkskörpern. Man kann sagen, dass die Welt, wie wir sie kennen, auf den Schultern spielerischer Erforschung aufgebaut wurde.

Spielen ist nicht nur Dünger für neue Ideen, sondern eine unabdingbare Voraussetzung für das Bewahren der geistigen Gesundheit während des gesamten Lebens. Ein Team aus polnischen, britischen und deutschen Forschern, deren Arbeit sich um die physischen und kognitiven Auswirkungen des Alterns dreht, hat herausgefunden, dass es Senioren geistig und körperlich guttut, sich zum Spiel zusammenzufinden. »Die Teilnahme an spielerischen Freizeitaktivitäten wie Boccia, Krocket, Kegeln oder dem polnischen Sztekiel in einem sozial wertvollen Umfeld kann eine starke Wirkung auf die emotionale und kognitive Lebendigkeit älterer Menschen haben«, schreiben die Autoren der Studie.[21] Wie Albert Einstein mahnte: »Werdet nie alt. Egal wie lange ihr lebt. Hört nie auf, wie neugierige Kinder vor dem großen Geheimnis zu stehen, in das wir hineingeboren wurden.«

Ausrichtung ganz praktisch

Ihre Kinder haben deshalb noch größtenteils gesunde Hüftgelenke, weil sie so häufig vom Boden aufstehen und sich in Grundpositionen wie Ausfallschritt oder Hocke begeben, bei denen die Hüften angewinkelt werden. Nehmen Sie sich das als Vorbild und lassen Sie sich herab! Wenn Sie Kinder, Enkelkinder, jüngere Geschwister oder kleine Cousins haben, dann gesellen Sie sich dazu, kippen Sie die große Legokiste aus und legen Sie los. Dieses Spielen auf dem Boden zählt als Massage für Körper und Hirn!

Dem Stress den Strom abstellen

Wie viele Schlagzeilen über Stress haben Sie diese Woche gelesen? Nicht wenige, wette ich. Ich bin es auch ziemlich satt, schon wieder die zehn besten Entspannungstipps serviert zu bekommen, aber dass wir sie immer wieder bekommen, hat seinen Grund – das rasante Tempo unserer Gesellschaft macht tendenziell ängstlich und unruhig, ganz zu schweigen von den Auswirkungen unserer Technologiesucht (bei *South Park* beschwert sich Eric Cartman einmal lauthals über seine Angststörung, hängt aber permanent am Handy). Tatsächlich wurde kürzlich in der *Psychology Today* eine Untersuchung zitiert, der zufolge 90 Prozent der befragten Angehörigen der Generation Z Symptome von chronischem Stress zu Protokoll gaben.[22]

Das einfachste Gegenmittel – abgesehen von der Verschlankung des Terminplans, der Reduzierung von Verpflichtungen und häufigerer Medienabstinenz – könnte auch das elementarste sein: Spielen. Eine Metastudie zum Zusammenhang zwischen Gefühlsleben und Spiel ergab, dass »verspielte Menschen ein geringeres Maß an subjektivem Stress angeben als ihre weniger spielerischen Mitmenschen. Außerdem wandten sie häufiger adaptive, auf den Stressor gerichtete Bewältigungsstrategien an und weniger häufig negative, ausweichende und eskapistische Strategien.«[23] Die Forscher der University of Illinois fügten hinzu, dass das Spielen besonders heilsam für die eben erwähnten gestressten Angehörigen der Generation Z sein könnte: »Die Ergebnisse deuten darauf hin, dass Verspieltheit bei Studierenden eine starke Anpassungsfunktion erfüllt und sie mit speziellen kognitiven Ressourcen ausstattet, die sich in Stresssituationen als effektives Bewältigungsverhalten manifestieren können.«[24]

Ausrichtung ganz praktisch

Wenn Sie noch studieren, sollten Sie regen Gebrauch von den Pingpong- und Billardtischen im Wohnheim machen und jede Gelegenheit nutzen, um mit Freunden auf dem Unigelände Frisbee oder Fußball zu spielen. Nutzen Sie das Kursangebot der Universität, um neue Aktivitäten kennenzulernen. Probieren Sie einen Kampfsport wie Jiu-Jitsu oder Aikido aus. Wahrscheinlich hilft es nicht nur Ihrem Sozialleben auf die Sprünge, sondern verbessert auch Ihre Noten und hält Ihren Stress im Rahmen.

Das Nervensystem austricksen

Wenn mich der Wissensdurst zum Thema Nervensystem überkommt, suche ich als Allererstes nach neuen Artikeln von Dr. Stephen Porges. Dieser Professor für Psychiatrie an der Universität von North Carolina entwickelte die sogenannte Polyvagaltheorie, als Erklärung für die drei Ebenen des autonomen Nervensystems. Porges glaubt, dass es möglich ist, in einen Mischzustand irgendwo zwischen *Social Engagement System* (SES) und Kampf-oder-Flucht-Reaktion zu geraten, und zwar durch Sinnlichkeit oder – richtig geraten! – Spiel. »Spielen funktioniert wie ein neuronales Training und verbessert die Effizienz des neuronalen Schaltkreises, der die Kampf-Flucht-Reaktion schnell herunterregeln kann«, schreibt Porges in einem Artikel mit dem Titel *Play as a Neural Exercise: Insights into Polyvagal Theory*. (»Spielen als neuronale Übung: Einblicke in die Polyvagaltheorie«)[25].

Er führt weiter aus, dass das Spielen mit Spielzeug oder am Computer zwar gewisse Vorteile haben kann, aber nicht so effektiv ist wie das Spiel mit einem anderen Menschen, das es uns ermöglicht, unser »SES zu aktivieren, das von der Evolution für die Signalverarbeitung in der zwischenmenschlichen Interaktion vorgesehen ist und das unseren Körperzustand beruhigt und vom Kampf-Flucht-Verhalten auf die Bildung von Vertrauensverhältnissen umschaltet.« Porges fügt hinzu, dass sich bewegungsbasierte Wettkampfspiele am besten dazu eignen, denn dabei geht es nicht nur um zwischenmenschliche Interaktion und Verspieltheit, sondern auch um Impulsbeherrschung, Vermeidung von Kontrollverlust und unkontrollierter, gewalttätiger Wut.

Das SES bewegt den Körper dazu, wieder in einen parasympathischen Erholungszustand überzugehen. Wer sich mit anderen zum Bewegungsspiel trifft, schlägt die sprichwörtlichen zwei Fliegen mit einer Klappe (ich wäre dafür, das Sprichwort zu ändern in »zwei Vögel mit einer Hand zu füttern«, ich sag's ja nur), denn sowohl die sozialen als auch die spielerischen Elemente von bewegungsbasierter Gruppenaktivität verbessern die Gesundheit des Gehirns und steigern das emotionale und körperliche Wohlbefinden.

Ausrichtung ganz praktisch

Um das autonome Nervensystem »auszutricksen« und sich entspannter und geselliger zu fühlen, ist die Mobilisierung der Gesichtsmuskeln nötig. Probieren Sie diese Übung, wenn Sie sich gestresst fühlen oder bevor Sie in eine soziale Situation geraten, auf die Sie sich (noch) nicht ganz vorbereitet fühlen.

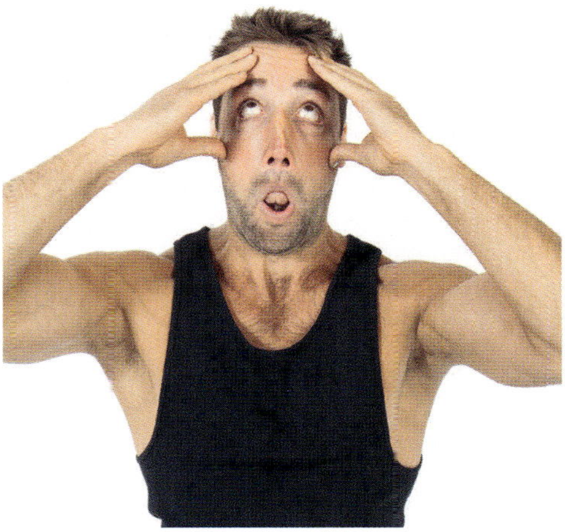

Legen Sie die Finger über die Augenbrauen und heben Sie mit den Fingern die Haut leicht nach oben, während Sie das ganze Gesicht öffnen und schließen. Reißen Sie Augen und Mund weit auf und kneifen Sie dann alles zu. Halten Sie jede Position fünf Sekunden und wechseln Sie zwei- bis dreimal hin und her.

Um zusätzlich Stress abzubauen, achten Sie darauf, länger und voller aus- als einzuatmen. Besonders wirkungsvoll (und ein bisschen seltsam) wird es, wenn Sie mit einem Seufzer ausatmen.

Lernen, verlernen, neu lernen

»Die Analphabeten des 21. Jahrhunderts werden nicht die sein, die nicht lesen und schreiben können, sondern die, die nicht lernen, verlernen und wieder neu lernen können.«
Alvin Toffler

Denken Sie mal darüber nach: Wir verbringen die für unsere Entwicklung entscheidendsten Jahre in künstlichem Licht über ein Pult gebeugt, in engen, schlecht belüfteten Schulgebäuden, in einer viel zu künstlichen, chemisch sterilen Umgebung. Und das gleiche bedrückende Muster wiederholt sich im Studium und auf den meisten Arbeitsplätzen. Mir ist klar, dass ich damit ein sehr düsteres Bild male, aber es gibt ja Hoffnung! Oft heißt es, Kinder bräuchten mehr Sportunterricht, und ich stimme dem zu, aber es geht um mehr als um die Anzahl der Wochenstunden – wir müssen Kindern auch die Kunst und die Wissenschaft des physischen Innewohnens im täglichen Leben beibringen. Zur *Leibesertüchtigung*, wie es früher hieß, gehören nicht nur die Basketball- und Fußballregeln; im Unterricht sollten Kinder auch lernen, mit ihrem Körper umzugehen, für ihn zu sorgen und ihn ihr Leben lang gesund zu erhalten.

Man lernt mit seinem ganzen Körper, nicht nur mit Augen und Ohren. Hat sich eine Schülerin erst eine geduckte, müde Haltung angewöhnt, ist sie nicht in der Lage, neue Informationen aufzunehmen und/oder so kreativ zu denken, dass sie mit den Informationen etwas Sinnvolles anfangen kann. Überlegen Sie kurz, wie Sie sich halten, wenn Sie lernbegierig sind oder ein Geschenk erhalten. Ziehen Sie sich zusammen und krümmen Sie sich nach vorn vor (wie ich während des größten Teils meiner Highschool-Zeit) oder öffnen Sie den Brustkorb, ziehen Kopf und Schultern zurück und nehmen eine offene und aufnahmebereite Haltung an? Sie können sich die Körperhaltung wie ein Ventil vorstellen, das sich auf Ihren Befehl hin öffnen und schließen kann, um die Außenwelt »einfließen« zu lassen oder sie auszusperren. Wenn Sie Interesse haben und lernen wollen, dann öffnen Sie sich und lassen Sie sie herein. Wenn Ihnen missfällt, was Sie vor sich haben? Dann verschließen Sie sich lieber und lassen Sie sie draußen (was Sie unbewusst ohnehin tun).

In den nächsten Kapiteln vermittle ich Ihnen einige der besten Bewegungsheilmittel, die ich im Laufe der Jahre kennengelernt habe. Viele davon betonen die Bedeutung des

Spiels. Bei manchen der Techniken oder Übungen kommen Sie sich womöglich albern vor, und das ist in Ordnung – manche sind auch albern! Aber gestatten Sie sich bitte, Spaß zu haben, Freude zu empfinden und Geist und Körper für neue Erfahrungen zu öffnen. Bewegung ist nicht etwas, was auf eine Stunde pro Tag oder ein paar Stunden pro Woche im Gerätepark des Fitnessstudios beschränkt werden sollte – sie ist die Grundlage dafür, wie man das Leben erlebt. Wenn Sie also Stress abbauen, Schmerzen lindern oder Ihr Selbstvertrauen steigern möchten, finden Sie in den nächsten Kapiteln Unterstützung!

Hausaufgabe für mehr Ausrichtung

Nehmen Sie sich an Kindern ein Beispiel und versuchen Sie, die Welt auf spielerische Weise zu betrachten. Springen Sie hoch und hangeln Sie an einem Ast wie Ihre Urahnen oder kicken Sie eine herumliegende Dose wie ein Fußballer (und werfen Sie sie im Idealfall anschließend in den Mülleimer) – solche einfachen Aktionen summieren sich kurz- und langfristig zu immer mehr körperlichem und geistigem Schwung. Es gibt im Alltag mehr Gelegenheiten zum Spielen, als Sie denken, und je häufiger Sie sie wahrnehmen, desto mehr stärken Sie Geist und Körper und tun vielleicht sogar Ihrer Seele gut!

KAPITEL 3

Das Handwerkszeug zur Ausrichtung des Körpers

»Alle Körperteile, die einen Zweck haben, werden dadurch gesund, gut entwickelt und altern langsamer, wenn sie maßvoll benutzt und in ihrer gewohnten Arbeit ertüchtigt werden; sie neigen bei fehlender Nutzung aber zu Krankheit und geringem Wachstum und altern schnell.«

Hippokrates (gilt als Vater der Medizin)

Den Körper kennenlernen

Muskeln, Sehnen, Bänder und Knochen kennen wir alle noch aus der Schule, aber nur die wenigsten haben etwas über die Strukturen gelernt, die alles zusammenhalten: das faserige Bindegewebe, das sich im ganzen Körper befindet, genauer gesagt, die Faszien. Gil Hedley, ein weltberühmter Anatom und Stammgast meines Podcasts, beschreibt Faszien als ein »dreidimensionales Netzwerk, das uns unsere Form gibt und es uns ermöglicht, die Welt um uns herum zu spüren.«

Lange Zeit galten unsere Augen als das reichhaltigste Sinnesorgan, aber neuere Forschungen haben ergeben, dass die Faszien mit ihren mehr als 100 Millionen Nervenenden die Weltmeister der Sinneswahrnehmung sind. Der Körper kann tatsächlich auf einen Reiz reagieren und sich bewegen, bevor er das Signal ans Gehirn und zurückgesendet hat, was als Reaktion zu langsam wäre, wenn man plötzlich auf Eis ausrutscht oder versehentlich neben den Bordstein tritt. Der Faszienpionier Robert Schleip hat sogar gezeigt, dass die Faszie Myofibroblasten enthält, die eine glatte, muskelgleiche Kontraktion ermöglichen.[26] Dieses hochintelligente Gewebe wurde von Anatomen bei der Präparation weggeworfen und als »Füllmasse« des Körpers bezeichnet.

Unser Gehirn erhält durch das Bindegewebe ständig eine Riesenmenge an Informationen und formt daraus ständig einen Plan für die Verteilung der Gliedmaßen im Raum. Diese Sinnesorgane können die Umgebungstemperatur bestimmen, Geräusche erkennen und Schmerzsignale senden, um auf eine Gefahr oder einen möglichen Gewebeschaden hinzuweisen. Sie sind jederzeit bereit, zu entspannen, zu kontrahieren und alles Nötige zu tun, um Ihren kostbaren Körper zu schützen.[27] Jeder Reiz ist wie eine Lektion für das Nervensystem. »Etwas Schlimmes ist nicht das Schlimmste, das uns passieren kann. *Nichts* ist das Schlimmste, was uns passieren kann«, hat der amerikanische Schriftsteller Richard Bach gesagt. Das Nervensystem wächst und lebt von Anpassung in Form von variierter Bewegung (einschließlich der Bewegung Ihrer Sinne). Aus diesem Grund ist *nichts* – also Bewegungsarmut – das Schlimmste, was dem menschlichen Organismus passieren kann.

Wieder Anschluss finden

Stellen Sie sich Ihren Körper einmal als Elektrizitätsnetz vor. Wenn Sie jemals nachts im Flugzeug über eine Stadt geflogen sind, haben Sie einige Häuser oder Teile der Stadt beleuchtet gesehen, andere dagegen in Dunkelheit gehüllt. Die dunklen Stellen sind weniger aktive oder vielleicht sogar aufgegebene Stadtgebiete. Ähnliche »dunkle Flecken« haben wir in unserem Körper. Das Bewegungsbewusstsein beleuchtet diese dunklen Flecken durch Aktivität und Selbstbeobachtung; wer in bestimmten Bereichen des Körpers Gleichgewichtsstörungen, Schmerzen oder Schwächen hat, muss diese Bereiche des Körpers möglicherweise wieder ans Stromnetz anschließen.

Um wieder Licht in die dunklen Ecken der Stadt zu bringen, müssen wir Kommunikation zwischen allen Beteiligten ermöglichen. Vielleicht liegt eine chronische Dehydrierung des Gewebes vor, vielleicht auch Kompression aufgrund von unausgeglichenen Haltungsmustern, vielleicht ein Mangel an regelmäßigem Bewegungsausgleich, vielleicht steckt das Nervensystem aufgrund von mentalen, emotionalen oder von außen kommenden Reizen im Kampf-oder-Flucht-Zustand fest, und all das bombardiert den Körper mit Notsignalen. Zu Beginn der Neuverkabelung muss das Gehirn gewiss eine Menge Störsignale aushalten. Es wird einiges an Arbeit nötig sein, um wieder Licht ins Stadtviertel zu bringen, aber dabei hilft das Befolgen einiger einfacher Prinzipien und ein bisschen Aufmerksamkeit.

Die eigene Form ändern

Ich habe einmal gehört, unsere Muskeln seien Sklaven unserer Haltung. Ebenso könnte man sagen, dass beide Sklaven des Nervensystems sind. In Wirklichkeit zerteilt man mit solchen Ansichten nur ein unteilbares System in unterschiedliche Stücke; dabei kann man auf keinen Teil des Organismus einwirken, ohne im selben Moment das Ganze zu beeinflussen. Das bedeutet aber auch, dass man alle Systeme beeinflussen kann, indem man die eigene Form so ändert, als würde man an einer lebendigen Skulptur meißeln. Darauf bezog sich Ida Rolf mit der Bemerkung: »Wir arbeiten mit dem Körper, weil wir nur ihn zu fassen bekommen.« Vielleicht ist *die* Superkraft des Menschen seine immense Anpassungsfähigkeit. Und seine Umwelt ist wie ein Bildhauer, der kontinuierlich die formbaren Muskeln, Knochen und Faszien gestaltet.

Buchstäblich jeder physische (und emotionale) Teil Ihres Alltags – Autositz, Stühle, Gehwege, Schuhe, Kleidung, Fahrrad, Bildschirme, Arbeit und alles andere, mit dem Sie in Kontakt kommen – hinterlässt einen subtilen Eindruck wie die Spur, die die Hände eines Töpfers in den Ton drücken. Genau das macht die moderne Gussform aus Stühlen und Bildschirmen so gefährlich: Unsere Körper werden buchstäblich dadurch *geformt*.

Auf Fachchinesisch wird dies als Davis'sches Gesetz bezeichnet, wonach sich das Weichgewebe, basierend auf den Anforderungen des Lebens, neu formt. Mit der Zeit werden diese sanften Prägungen zu tiefen Dellen und möglicherweise zu Furchen, die sich nur mit viel Arbeit, Sorgfalt und Wissen wiederherstellen und ausgleichen lassen. Die gute Nachricht: Man *kann* etwas tun gegen den vorgestreckten Kopf, gegen die nach vorn gerollten Schultern, gegen das gekippte Becken, die eingeknickten Knie und platten Füße, die unsere moderne Umgebung bei so vielen von uns geschaffen haben. Alle diese Fehlhaltungen hängen direkt mit emotionalen Zuständen zusammen, in denen man sich »deprimiert« oder »niedergeschlagen« fühlt, aber man kann sie überwinden und sich in eine aufrechte, flexible, starke und ausgerichtete Version seiner selbst verwandeln. Und gleichzeitig ändert sich auch die Stimmung zum Besseren.

Gartenpflege

Das Bindegewebe ist mit schnell wachsenden Büschen vergleichbar; mit unseren Bewegungen stutzen, fördern und strukturieren wir sein Wachstum, so wie man die Äste eines Baumes wunschgemäß zurückschneidet. Erwiesenermaßen winden sich Kollagenfasern, sobald eine Akupunkturnadel in die Haut eindringt, um die Nadel wie eine Rebe, die sich um ein Spalier rankt. In Ihrem Innern verbirgt sich eine bewegte Welt, und dort geben Sie mit der Art, wie Sie Ihren Körper bewohnen, den Ton an (eine große Verantwortung, ich weiß). Wenn Sie Ihre inneren Büsche (Bindegewebe) nicht regelmäßig pflegen, schießen diese ins Kraut und verkleben zu widerwilligem, dichtem, vertrocknetem Gewebe.

Das geschieht tatsächlich in diesem Augenblick, während Sie dies lesen. Gehen Sie im Geist schnell Ihren Körper durch – gibt es irgendeinen Teil, den Sie gern bewegen würden? Solch ein Bedürfnis, sich zu drehen, zu räkeln, zu strecken, aufzustehen, in die Hocke zu gehen und so weiter, solche Signale sind allesamt (bei gesunden Menschen) eingebaute Mechanismen, die anzeigen, wo die Hecke als Nächstes gestutzt werden muss.

In einem ausgerichteten Körper sind alle Teile in der Ordnung, sodass Flüssigkeiten zirkulieren, Gewebe heilen und Beschwerden nachlassen können, so wie die Be- und Entwässerungsleitungen einer Stadt so organisiert sind, dass Stagnation aufhört und Wachstum möglich wird. Andrew Taylor Still, der Begründer der Osteopathie, hat vielen dieser Ideen den Weg geebnet. In seinem Buch *Die Philosophie der Osteopathie* schreibt er: »Der Osteopath stellt zunächst die physiologische Vollendung der Form her, indem er normalerweise das Knochengerüst so anpasst, dass alle Arterien die Körperteile mit Blut nähren und aufbauen können. Auch können die Adern so sämtliche Verunreinigungen abtragen, wovon jede Erholung abhängt. Auch können die Nerven aller Klassen frei und ungehindert bleiben und die Kräfte des Lebens und der Bewegung auf alle Unterteilungen und das gesamte System des Labors der Natur einwirken.«[28]

Diese Idee ist ein Grundprinzip, das wir zu Beginn unserer gemeinsamen Reise erfassen müssen. Wenn Sie durch bewusste Haltung im Alltag nach und nach verschiedene Körperteile wieder ans Stromnetz anschließen, kann Ihr Körper mit der Zeit gesünder werden, was durchaus dem allgemein akzeptierten Glauben an einen allmählichen Abbau widerspricht. Jeder Tag bietet die Chance, eine aktive Rolle bei der Ausrichtung und Wiederherstellung Ihrer Körperstruktur zu übernehmen; die Alternative ist das Chaos.

Innere Intelligenz

Die im Folgenden beschriebenen Grundprinzipien sind Bildhauerwerkzeuge, mit denen Sie die Kontrolle über Ihre Körperform wiedererlangen können. Jedes davon ist wirkungsvoll und wird, wie jedes Werkzeug, noch wirkmächtiger, wenn man es richtig anzuwenden lernt. Das wirksamste Werkzeug, das Ihnen zur Verfügung steht, ist Ihre eigene innere Intelligenz – das Bewusstsein des eigenen Körpers und die Bedeutung seiner vielen Signale. Der erste Schritt, um Kontrolle über die Ereignisse im Körper zu gewinnen, besteht darin, einfach darauf zu achten.

Eine Form dieser Achtsamkeit wird als »Interozeption« bezeichnet. Frei übersetzt bedeutet das die Wahrnehmung des inneren Zustands des Körpers, beispielsweise der Organfunktionen. In seinem Buch *Verkörperter Schrecken* definiert Bessel van der Kolk Interozeption als Bewusstheit für unsere inneren Körpergefühle. Er meint, dass wir durch größere Bewusstheit eher das Potenzial haben, die Kontrolle über unser Leben zu erlangen. Zu wissen, *was* wir fühlen, ist laut van der Kolk der erste Schritt dahin, zu wissen, *warum* wir uns so fühlen.[29] Bewusstheit für die eigene innere Landschaft zu kultivieren ist, wie wenn man Zeit im bereits erwähnten metaphorischen Garten verbringt und lernt, was wo gepflanzt wird und wie man sich um die ortsansässige Flora und Fauna kümmert. Im Wortsinne umfasst dies Achtsamkeit, Atemarbeit, Ausrichtung ganz praktisch: Techniken, manuelle Therapie und Bewegungsübungen zur Entwicklung der Sinne im Körperinnern.

Des Weiteren gibt es die »Neurozeption«; der Begriff wurde von dem angesehenen Universitätsprofessor Dr. Stephen Porges geprägt. In seinem Buch *Die Polyvagal-Theorie* definiert er Neurozeption als »die Art, wie neuronale Schaltkreise unterscheiden, ob Situationen oder Menschen ungefährlich, gefährlich oder lebensbedrohlich sind.« Auf unterbewusster Ebene beurteilen wir ununterbrochen unsere Umgebung, um zu bestimmen, ob wir kämpfen, fliehen, erstarren oder mit der Welt um uns herum sozial interagieren sollen. Randbemerkung: Vermutlich hat Rumi dies gemeint, als er sagte: »In dem Moment, als du auf die Welt kamst, wurde eine Leiter vor dich hingestellt, die du vielleicht besteigen kannst.« In den kommenden Kapiteln finden Sie Werkzeuge, mit denen Sie diese neurophysiologische Leiter erfolgreich erklimmen können.

Schließlich ist da noch die »Propriozeption«, der Sinn für die relative Stellung der eigenen Körperteile im Raum und für die zur Bewegung nötige Kraftanstrengung. Diese bewusste Innenschau ist eine Art sechster Sinn und eine Mangelerscheinung in der Gesunderhaltung moderner Menschen, die das Verletzungsrisiko erhöht, die kognitive Leistungsfähigkeit mindert und das Vertrauen in den eigenen Körper und Geist erschüttert. In diesem Buch geht es darum, den sechsten Sinn wieder einzuschalten!

Hilfsmittel für die Ausrichtung

Im weiteren Verlauf des Buches erläutere ich Ihnen die Übungen, Praktiken und Werkzeuge, mit denen Sie Ihre innere Intelligenz schulen und Ihren Körper nach seinen individuellen Bedürfnissen ausrichten können. Ich mache Sie mit grundlegenden Bewegungspraktiken und Umgewöhnungen vertraut, um Ihre Produktivität, Kreativität und Lebendigkeit zu erhöhen. Bevor wir anfangen, empfehle ich ein paar einfache Hilfsmittel, die mir im Laufe der Jahre ungemein weitergeholfen haben. Keines davon muss zwingend angeschafft werden, um die Anleitungen dieses Buchs umzusetzen. Allerdings sind sie allesamt erschwinglich und äußerst hilfreich für die Qualität Ihrer Bewegungen.

Yogablock

Wie der Name verspricht: ein rechteckiger Klotz aus Kork, Holz oder Hartschaum, der in der Regel als Stütze eingesetzt wird, indem er an bestimmten Stellen den Körper beim Yoga (oder bei anderen Übungen, auch beim Bodensitzen) anhebt und ihn in eine bessere Ausrichtung bringt. Blöcke werden oft verwendet, um für die richtige Ausrichtung die Höhe der Hüften anzupassen, aber ihr Einsatzbereich geht weit darüber hinaus.

Besorgen Sie sich ein paar unterschiedlich große Bolster und Blöcke – sie werden sich als nützlich erweisen. Falls kein Block zur Hand ist, tut es auch ein Stapel Bücher.

Kettlebell

Eine Kettlebell, auch Kugelhantel genannt, sieht aus wie eine Kanonenkugel mit Griff und ähnelt einem schweren Teekessel (= *kettle*, daher der Name). Ihren Ursprung haben Kettlebells in Russland, wo sie vor Jahrhunderten auf dem Markt als Gegengewichte zum Wiegen von Waren verwendet wurden, bis, wie bei so vielen erstaunlichen Erfindungen, jemand damit zu spielen begann. Die Dinger taugen hervorragend zum Krafttraining, eignen sich aber auch als Hilfsmittel für die Gewebepflege, indem man mit ihrem Gewicht verspannte Stellen behandelt oder andere in diesem Kapitel beschriebene Übungen durchführt. Wer nur wenig Platz hat, kann mit ein paar Kettlebells unterschiedlicher Größe zu Hause eine ganze Menge funktionelles Training schaffen. Ist keine Kettlebell zur Hand, tun es zur Not auch ein paar Kurzhanteln.

Klimmzugstange

Dies ist ein fantastisches Fitnessgerät für den Innenbereich und für alle, die es nicht regelmäßig ins Fitnessstudio oder auf den Spielplatz schaffen. Besorgen Sie sich noch heute eine Stange für Ihre Tür und lesen Sie die Montageanleitung bitte sorgfältig. Ist keine Klimmzugstange in Reichweite, dann gehen Sie nach draußen und suchen Sie sich einen Ast zum Hangeln. Die Nachbarn werden Sie für ein bisschen verrückt halten, aber vielleicht ermutigt es sie auch dazu, etwas für ihre Schultergelenke und Bandscheiben zu tun.

Massageball

Für die Selbstfürsorge auf Reisen packe ich nicht viel ein: einen Ball und ein Band. Beides ist superleicht, passt problemlos in eine Bordtasche und erfüllt die unterschiedlichsten Zwecke. Schaffen Sie sich lieber nicht zu viele spezielle Geräte an, bleiben Sie lieber bei simplen Hilfsmitteln, denn einfache Werkzeuge sind am zuverlässigsten und vielseitigsten. Schön hart, klein und billig sind Lacrosse-Bälle, eine etwas weichere Alternative sind die

Tune-up-Fitnessbälle von meiner Freundin Jill Miller, der Faszienkönigin. Ist kein Ball zur Hand, können Sie sich auch mit einem großen, glatten Stein oder der Kante einer Couch viel Gutes tun.

Faszienrolle

Wenn Sie sich zu Hause ausrollen möchten, können Sie Schaumstoffrollen verschiedenen Härtegrades verwenden, um das für Ihr Gewebe beste Ergebnis zu erzielen. Als eher weiche Variante empfehle ich Rollen der Marke Melt Method, die eine andere Freundin, Faszien-Superheldin Sue Hitzmann, herstellt. Mein Tipp für unterwegs ist, einfach eine dicke Wasserflasche zum Massieren zu verwenden (Mobot ist eine gute Wahl).

Fitnessband und Align Band

Was ich im Laufe der Jahre bei meinen Klienten am häufigsten eingesetzt habe, zu Hause wie auf Reisen, ist ein Fitnessband zur Mobilisierung von Gewebe und zur Ausrichtung von Gelenken. Die Klienten haben bei Mobilisierungsübungen mithilfe von Fitnessbändern oft das Problem, dass in der Regel ein guter Platz zum Befestigen des Bands fehlt. Aus diesem Grund liegt dem Align Band im Reiseetui ein Türanker bei, mit dem man es an jeder Zimmer-, Auto- oder Schranktür befestigen kann. Ein Fitnessband ist quasi der Bildhauermeißel und die Übungen sind Techniken zur Neugestaltung des Körpers. Unter alignband.com erhalten Sie eine kostenlose, umfangreiche Videoanleitung zur wirkungsvollen Verwendung von Fitnessbändern für die Selbstfürsorge und zum funktionellen Training.

In diesem Buch zeige ich Ihnen vor allem, wie Sie mit dem Align Band Ihren Körper neu ausrichten, Ihre Gelenke mobilisieren und Ihr Bindegewebe rehydrieren.

Grundlagen der Mobilisierung

Die im Folgenden genannten Übungen können Sie mit den aufgeführten Hilfsmitteln allein ausführen, aber auch mit Unterstützung eines Partners. Die Techniken eignen sich universell für jeden Körper. Als Manualtherapeut setze ich sie seit einem Jahrzehnt häufiger als alles andere ein, um Klienten aller Erfahrungsstufen ihren strukturellen Zielen näherzubringen.

Anspannen – loslassen (Contract – Relax)

Es ist ganz einfach: Wenn Sie die gewünschte Muskelgruppe dehnen, dann bewegen Sie das Gelenk bis an die Grenze des angenehmen Bewegungsspielraums und kontrahieren den gedehnten Muskel ungefähr fünf Sekunden mit 20 bis 90 Prozent der maximalen Spannung. Dann atmen Sie aus, lösen die Kontraktion und merken, dass Sie wie von Zauberhand ein Stückchen weiter in die Dehnung gehen können. Diese Technik nutzt Rückenmarkreflexe aus, die den Muskeltonus hemmen, und hat den schönen Nebeneffekt, dass Flüssigkeit in die Zellen des Zielgebiets gepumpt wird, sodass sich die Gewebehydratation verbessert.

Die Kontraktion aktiviert den Dehnungsreflex (der bei Gefahr die Muskeln verkürzt) und beurlaubt ihn dann kurzzeitig, sodass man den Bewegungsspielraum ausreizen kann. Dieser Zaubertrick funktioniert auch dank der Renshaw-Zellen im Rückenmark, die das Signal direkt zum Muskel zurücksenden und ihm weismachen, dass er bereits kontrahiert ist und dass der Selbstschutz durch Dehnungsreflex daher überflüssig wäre. Diesen Trick können Sie überall dort anwenden, wo Sie mit verkürzten Muskeln zu kämpfen haben. Sie werden sehen, dass sich Ihr Körper vor Ihren Augen neu zu formen beginnt.

Fixiertes Dehnen

Diese Technik ist eine der effektivsten Methoden, um verklebtes Bindegewebe zu lockern und ausgetrocknetes Gewebe zu befeuchten. Der Körper verfügt über rund 640 Muskeln (von Mensch zu Mensch unterschiedlich), die am besten funktionieren, wenn sie voneinander getrennt sind und nicht durch chronisches Sitzen verknäult und zusammengepappt

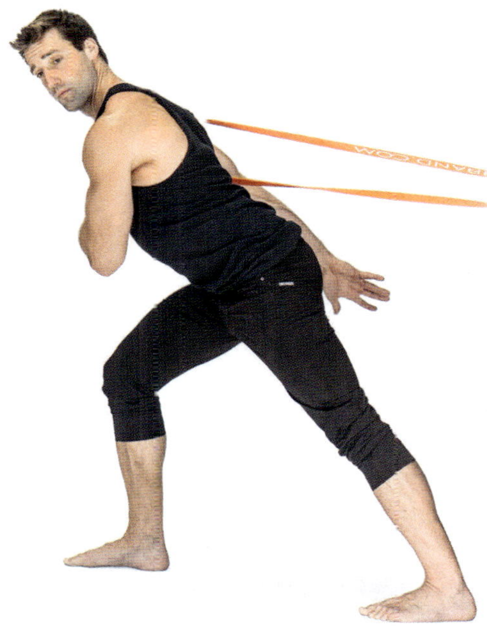

werden. Wenn Sie sich bewegen, ist das wie beim Klavierspielen. Drücken Sie viele Tasten gleichzeitig mit der ganzen Hand, erhalten Sie eine ohrenbetäubende Kakophonie. So ergeht es auch dem Körper, wenn sein Gewebe Schicht für Schicht zusammenklebt, anstatt frei gleiten zu können. Nichts anderes wollen wir mit diesen Techniken erreichen: dass einstmals gleitende Strukturen wieder gleiten. Es lebe die Gleitrevolution!

Die Technik des fixierten Dehnens ist genau das, was der Name sagt: Die zu bearbeitende Zielstelle wird fixiert, indem man sie mit dem Körpergewicht gegen das Band oder ein anderes Massagewerkzeug drückt. Sobald das Gewebe »fixiert« ist, beginnt man mit dem Dehnen, indem man das Gelenk so bewegt, dass sich der Zielbereich verlängert. Bei dem abgebildeten Beispiel fixiert das Band die Trapezmuskeln und der Kopf ist in die andere Richtung gedreht, sodass zwischen Hals und Schulter Zug und Dehnung im Bindegewebe entsteht. Achten Sie dabei auf Ihre Atmung und gestalten Sie die Ausatmung möglichst einige Sekunden länger als die Einatmung, um das Nervensystem zu beruhigen und mehr Längung und Gewebeentspannung zu erzielen. Nasenatmung verstärkt die positive Wirkung.

Passive Dehnung

Meiner Erfahrung nach helfen passive Dehnübungen – bei denen keinerlei aktive Bewegung oder Kontraktion die Dehnung begleitet –besonders denjenigen, deren Nervensystem anfangs noch angespannt oder gestresst ist. Passives Dehnen lässt sich mit oder ohne Hilfsmittel bewerkstelligen. Ein Beispiel hierfür wäre die Vorwärtsbeuge im Yoga, bei der man sich einfach entspannt und den Körper zusammenklappen lässt, während man in die zu dehnenden Körperteile atmet. Mit dem Align Band können Sie passive Dehn-

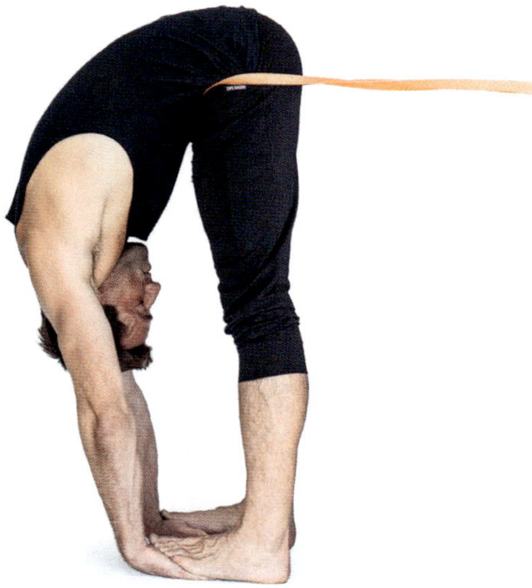

übungen auch unterstützen, indem Sie das Band um das Gelenk schlingen, das mobilisiert werden soll. Im Beispiel der Vorwärtsbeuge habe ich mir das Band um den Unterleib gelegt und mich darüber gebeugt. Auch hier atmet man in das Band und nutzt die Druckempfindung als Feedback, um den Bauch zu entspannen und die Wirbelsäule zu längen. Bei dieser speziellen Übung können Sie auch die Hände unter die Füße klemmen, um noch tiefer zu dehnen und nebenbei die Hände zu entspannen. Viel Spaß!

Aktive Dehnung

Bedeutet *passive* Dehnung, dass man beim Dehnen die Muskeln nicht aktiviert, dann heißt aktive Dehnung, dass man es tut (verblüffend, oder?). Dadurch entsteht mehr Kontrolle und Intelligenz in einem Gelenk, man schafft Bewegungskompetenz statt nur Bewegungsspielraum, der für sich allein die Verletzungsgefahr erhöhen könnte. Dr. Andreo Spina von Functional Anatomy Seminars bezeichnet dies als »Beherrschung des Bewegungsspielraums«. Gehen Sie folgendermaßen vor: Üben Sie eine der in diesem Buch genannten Mobilisierungstechniken und kontrahieren Sie aktiv die gedehnten Muskeln gegen den Widerstand der Dehnung. Wenn Sie in der Dehnung zu dem Punkt kommen, an dem Sie die gedehnten Muskeln nicht mehr aktiv kontrahieren können, haben Sie die Grenze der aktiven Dehnung erreicht. Zu Anfang führen Sie die Kontraktion gegen die Dehnung mit etwa 50 Prozent Krafteinsatz aus und steigern diesen langsam auf 90 Prozent, soweit Sie sich dabei sicher fühlen. Atmen Sie drei- bis fünfmal langsam und tief durch die Nase, während Sie sich an der Grenze des Bewegungsspielraums aufhalten, und führen Sie das Gelenk langsam und kontrolliert in die Ausgangsposition zurück. Wiederholen Sie dies zwei- bis dreimal oder so oft wie nützlich. Den Spruch *no pain, no gain* sollten Sie bei jeder Form von Dehnungsarbeit tunlichst vergessen – Dehnung sollte nicht weh-, sondern wohltun.

Visualisierung, mentales Training

»Ein Volk ohne Vision geht zugrunde.«
Sprüche Salomos 29:18

Visualisierungsübungen lassen sich leicht als esoterisch abtun, dabei berichten viele Elitesportler, dass sie vor Wettkämpfen ihre Bewegungsabläufe äußerst detailliert im Geiste durchgehen. Passiert dabei etwas mehr, als dass sie sich in Wettkampfstimmung bringen? Programmieren sie womöglich ihre Muskeln für die Situation, die sie sich ausmalen? Die Wissenschaft behauptet, dass wir allein dadurch kräftiger werden, dass wir uns ohne sichtbare Aktivität auf eine bestimmte Bewegung konzentrieren. Yogis erforschen dies jahrelang und richten ihre Aufmerksamkeit während des Asana-Übens oder der Meditation auf bestimmte Körperteile. Geist und Körper haben sich evolutionär gemeinsam entwickelt und zwischen ihnen scheint es weniger Trennung zu geben (wenn überhaupt), als man erwarten würde. Offensichtlich kann man eine Gewebeveränderung herbeiführen, indem man die Aufmerksamkeit einfach auf ein Zielgebiet lenkt und sich die beabsichtigte Wirkung vorstellt.

Eine Studie der Ohio University hat diese Wirkung nachgewiesen, indem 29 Freiwilligen für insgesamt vier Wochen die Handgelenke in Gips gelegt wurden. Die Hälfte der Gruppe sollte die bewegungsunfähigen Gelenke an fünf Tagen pro Woche elf Minuten lang in Gedanken trainieren. Diese Teilnehmer saßen regungslos da und konzentrierten sich darauf, ihre Handgelenke rein mental zu beugen. Als die Gipsverbände abgenommen wurden, besaßen die Teilnehmer, die Kraftübungen visualisiert hatten, doppelt so viel Kraft im Handgelenk wie diejenigen, die auch im Kopf nicht trainiert hatten![30]

Ein Team an der University of Washington hat nachgewiesen, dass mentales Training dieselben Gehirnregionen aktiviert wie tatsächlich durchgeführtes. Und aus einer Studie der Cleveland Clinic geht hervor, dass imaginäre Fingerübungen die Fingermuskulatur um 35 Prozent kräftiger machen.[31] Es wird immer deutlicher, dass der Geist vielleicht das wirksamste Mittel überhaupt ist, um nicht nur Gewebeveränderungen, sondern auch Veränderungen in der Struktur des Lebens herbeizuführen. William James sagte: »Die größte Entdeckung meiner Generation besteht darin, dass Menschen ihr Leben ändern können, indem sie ihren Geisteszustand ändern.« Ich wage zu behaupten, dass die größte Entdeckung meiner Karriere darin besteht, dass Menschen den Tonus ihres Bindegewebes und die Funktion ihres Nervensystems ändern können, indem sie ihren Geisteszustand ändern, und dass sie ihren Geisteszustand wiederum über den Körper beeinflussen können. Körper und Geist sind wie die zwei Seiten einer Medaille untrennbar miteinander verbunden. Ich gebe zu, das sind große Worte, aber Sie wissen, was ich meine.

Egal, ob Sie ein steifes Gelenk mobilisieren, verklebtes Gewebe rehydrieren oder blockierte Muskeln aktivieren wollen, visualisieren Sie dabei immer das, was Sie im Körper erreichen wollen. Stellen Sie sich zum Beispiel vor, wie kühles Meerwasser in das zu lockernde Gewebe fließt, wie jeder Atemzug Flut und Ebbe ein- und ausströmen lässt, die alte stehende Flüssigkeit fortschwemmt und mit kristallklarem Wasser auffrischt. Wenn Sie eine Stelle im Körper aktivieren möchten, können Sie sich vorstellen, dass Strom in die jeweilige Muskelgruppe fließt, während Sie diese aktivieren. Dann ist es immer, wenn Sie eine Kontraktion einleiten, als schieße ein Blitz ins Gewebe. Finden Sie heraus, was bei Ihnen funktioniert, und visualisieren Sie spielerisch allerlei Dinge in Ihrem Leben, denn das bewirkt mehr, als Sie vielleicht denken.

Die Übungen und Bewegungen in diesem Kapitel vermitteln Grundlagen, die Ihnen dabei helfen können, mit dem eigenen Körper in Kontakt zu treten. Erproben Sie sie und finden Sie heraus, was sich gut anfühlt, was sich unangenehm anfühlt und worauf Ihr Körper anspricht. Im weiteren Verlauf des Buches vermittle ich Ihnen spezifische Übungen und Techniken zur Schmerzlinderung und zum Aufbau von Stabilität. Das Bodensitzen, das Hüftbeugen und die anderen Praktiken in diesem Buch können Sie auch als Investition in Ihre Altersvorsorge sehen. Bei jedem Aushängen können Sie sich beispielsweise vorstellen, dass Sie einen Euro in Ihre Gesundheitskasse einzahlen. Ein Vorteil dieser gedachten Kasse ist, dass Sie sofort davon profitieren! In einem bestimmten Lebensstadium wird Gesundheit für Sie das Wichtigste sein, auch wenn das im Moment noch nicht der Fall ist. Am besten fangen Sie jetzt, noch bevor Sie ein solches Krisenstadium erreichen, damit an, besser auf sich selbst aufzupassen. Stellen Sie sich beim Anwenden der in diesem Buch beschriebenen Methoden bildlich vor, wie Sie Geld in Ihre Stärke-, Flexibilitäts- und Vitalitätskasse stecken, und spüren Sie, wie Ihr Guthaben anwächst. Am Ende wird Ihr metaphorisches Geld sogar im Schlaf für Sie arbeiten und Ihre Gesundheitsdividende mehrt sich einfach dadurch, wie Sie *leben*.

Hausaufgabe für mehr Ausrichtung

Steigern Sie mit dieser einfachen Übung Ihre interozeptiven Fähigkeiten. Begeben Sie sich in eine bequeme Sitzhaltung und stellen Sie einen Timer auf eine Minute. Starten Sie den Timer und zählen Sie alle Herzschläge, die Sie in dieser Minute spüren. Dann wiederholen Sie die Übung, indem Sie den Puls entweder am Hals oder am Handgelenk abnehmen, und schauen Sie, wie nahe die beiden Zahlen beieinander liegen. Mit zunehmender Übung werden Sie feststellen, dass sich die Zahlen einander angleichen. Diese Übung ist ein wirkungsvolles Mittel, um sich zu zentrieren und zu beruhigen, immer wenn man sich etwas gestresst fühlt!

TEIL 2

Fünf Alltagsbewegungen für mehr *Ausrichtung*

KAPITEL 4

Bodensitzen
Das Fundament der Selbstfürsorge

»Probleme kann man niemals mit derselben Denkweise lösen, durch die sie entstanden sind.«
Albert Einstein

Die erste der fünf Alltagsbewegungen, die wir uns vornehmen, mag überraschen: auf dem Boden sitzen. Das Sitzen an sich kann man leicht als eine Plage für die Gesundheit verdammen, aber in Wirklichkeit ist es auch nur eine Form von Bewegung. Die Art und Weise, wie man sitzt, und die Bandbreite an Haltungen, die man dabei einnimmt, fallen ebenso (wenn nicht noch mehr) ins Gewicht wie die Dauer des Sitzens. Lassen Sie mich das erklären.

Finden Sie es nicht auch merkwürdig, wie viele Trainingsgeräte im Fitnessstudio einen Sitz haben? Als ob wir diese Position im modernen Leben nicht ohnehin mehr als genug üben würden? Lassen Sie uns kurz skizzieren, wie die meisten von uns im Laufe des Tages ihre Beine und Hüften verwenden. Wir krümmen uns ein wenig, um uns aus dem erhöhten Bett zu wälzen, wachen auf und gehen in die Küche, wo sich alles auf bequemer Hüfthöhe oder darüber befindet, sodass es keinen Anlass gibt, in die Hocke oder Beuge zu gehen.

Wenn alles gut geht, verrichten wir irgendwann unser Geschäft auf einem stuhlhohen Toilettensitz, schlurfen dann nach draußen zum Auto, Bus oder Zug, wo wir die gleiche Haltung einnehmen. Darauf folgt das Büro, und auch hier falten wir uns wieder im rechten Winkel, ob in einem Chefsessel oder irgendeinem firmeneigenen Hinternhalter. (Oder sind Sie modern und nutzen ein Stehpult?)

Nach Feierabend kehren wir in den Autositz zurück, machen womöglich Zwischenstopp im Fitnessstudio, wo wir einen Teil der Zeit auf dem Fahrrad, der Rudermaschine oder beim Krafttraining im Sitzen verbringen. Verschwitzt plumpsen wir ins Auto, fahren nach Hause und lehnen uns beim Abendessen zurück. Den Tag beschließen wir, indem wir auf dem Sofa entspannen und eine wohlverdiente Serie streamen. Finden Sie auch, dass hier etwas fehlt? Irgendeine Aktivität, bei der man Bewegungsfreiheit unterhalb der Hüfte oder oberhalb der Schulter zeigen müsste? Es fehlen Bewegungen, die die Grundlage für die Gesundheit und Vitalität moderner Menschen bilden. Ihre Funktion wiederherzustellen ist leichter, als Sie vielleicht denken.

Unser Tagesablauf mit seinen sich wiederholenden Belastungen erinnert mich an Amar Bharati, einen indischen Sadhu (Asketen), der seinen rechten Arm seit mehr als 40 Jahren zu Ehren Shivas erhoben hält. Inzwischen ist das Gewebe dehydriert, der Arm ist verkümmert und zu einer statuenhaften Haltung versteift wie ein menschlicher Fahnenmast, der Gott salutiert. Es klingt völlig verrückt, dass jemand solchen Schmerz auf sich nimmt und zulässt, dass vollkommen gesundes Gewebe so steif und fest wird, dass es seine Funktion verliert. Aber ich wage die Behauptung, dass viele Menschen in der westlichen Kultur mit ihren Fuß-, Hüft- und Schultergelenken sowie mit ihrem Rückgrat Ähnliches durchmachen. Überlegen Sie mal: Die meisten von uns haben den größten Teil ihrer Tage zusammengesackt auf Stühlen verbracht, die Hüften im rechten Winkel gebeugt – aber statt unsere Beweglichkeit einem Gott zu opfern, opfern wir sie Google.

Selbsttest

Ich habe mich immer gefragt, an welchem Punkt im Leben eines Menschen das gefühlte körperliche Jungsein verloren geht. Ein Unterscheidungsmerkmal, das mir bei alt wirkenden Menschen auffällt, ist die Unfähigkeit, sich unangestrengt auf dem Boden niederzulassen und wieder aufzustehen, beispielsweise, um mit einem Hund oder einem Kind zu spielen oder einfach nur im Park auf dem Rasen zu sitzen. Tatsächlich erwähnt eine interessante, im *European Journal of Preventive Cardiology* veröffentlichte Studie einen praktischen Test, den ich mit Ihnen durchführen möchte.

Der Test wird passenderweise als *Sitting-Rising-Test* bezeichnet: Sie beginnen im Stehen und versuchen sich langsam auf den Boden zu setzen, wobei möglichst nur Po und Füße den Boden berühren. Dann überschlagen Sie die Beine zum Schneidersitz und stehen auf die gleiche Weise wieder auf. Wenn Sie diesen ganzen Bewegungsablauf ohne zusätzliches Abstützen schaffen, erreichen Sie die maximale Punktzahl: 10. Für jeden zusätzlichen Bodenkontakt auf dem Weg hinab oder hinauf, etwa mit Händen oder Knien, ziehen Sie einen Punkt ab. Für jedes Wackeln gibt es einen halben Minuspunkt. In einem 6,3 Jahre langen Untersuchungszeitraum hatten die Menschen mittleren und höheren Alters (50 bis 80 Jahre), die zum Hinsetzen und Aufstehen beide Hände und Knie brauchten und die geringste Punktzahl (0 bis 3) erzielten, ein fast sechsfach erhöhtes Sterberisiko verglichen mit denjenigen, die 8 bis 10 Punkte schafften.

Einer der Co-Autoren der Studie, Claudio Gil Soares de Araújo, Professor an der Gama-Filho-Universität in Rio de Janeiro, empfiehlt diesen Test ausdrücklich, um Beweglichkeit, Balance und motorische Koordination eines Menschen einzuschätzen. Er meint: »Für Durchschnittsmenschen, insbesondere für die älteren, sind Beweglichkeit und die Fähigkeit, vom Boden aufzustehen, sehr wichtig für die Autonomie.«[32] Dies ist ein ernstes Thema für ältere Menschen der westlichen Kultur, denn in der Altersgruppe über 65 Jahre erleidet jährlich jeder vierte einen Sturz, und diese Verletzungen verursachten im Jahr 2015 Gesamtkosten von 50 Milliarden US-Dollar.[33] Erwähnenswert sind auch die 1,8 Millionen Hüft- und Knieendoprothesen, die weltweit jedes Jahr eingesetzt werden. Solche Leiden könnten durch eine tägliche Dosis Bewegung – sprich: mehr Zeit auf dem Boden – erheblich gelindert werden.

Die gute Nachricht ist, dass diese Immobilisierung vermeidbar und reversibel ist. Dieser einfache Bewegungsablauf, also regelmäßiges Hinsetzen und Aufstehen, ist ein Beleg für Flexibilität, Kraft, Gleichgewicht und motorische Koordination einer Person. Dies sind allesamt Hauptfaktoren der Vitalität, und um sie zu kultivieren, begibt man sich am besten auf den Boden.

Fundamentale Muster

Wenn Sie Zeit auf dem Boden verbringen, kalibrieren Sie den gesamten Körper auf natürliche Weise neu (solange Sie die Anleitungen der später in diesem Kapitel vorgestellten Positionen befolgen). Die Idee von der Kalibrierung des Körpers durch Ruhepositionen entleihe ich Phillip Beachs Buch *Muscles and Meridians*. Er legt darin sehr überzeugend dar, dass Menschen aller Kulturkreise in allen Zeiten bis vor Kurzem ihre gesamte Ruhezeit oder den größten Teil davon auf dem Boden verbracht haben. Alltagsstress kann den Körper zermürben, und die Zeit, die man am Boden verbringt, stellt die Leistungsfähigkeit auf natürliche Weise wieder her, denn dabei werden Gewebe massiert, Gelenke mobilisiert und Nerven neu kalibriert. Die dazu nötigen fundamentalen Bewegungsmuster nennt Beach »archetypische Ruhepositionen«. Dazu gehören das Knien, das Hocken, der Zehensitz, der Schneidersitz und das einfache Liegen (auf flachem Boden, statt auf der Couch zu fläzen).

Die tiefe Hocke ist seit Jahrtausenden die Ruheposition des größten Teils der Weltbevölkerung. In Kulturen, in deren Alltagsleben immer noch regelmäßig solche archetypischen Ruhepositionen vorkommen, ist das Sturzrisiko und/oder die Häufigkeit von Osteoarthritis niedriger als anderswo. Diese bodennahen Bewegungsmuster haben auch viele neurologische Vorteile, darunter Gedächtniskonsolidierung, Harmonisierung der Gehirnhälften und eine insgesamt positive neuronale Entwicklung. Diese Bewegungen und Ruhepositionen wirken als natürliche physikalische Kalibrierungsmechanismen, die die Körperteile nach einem langen Arbeitstag neu organisieren. Beach schreibt:

> Die These lautet, dass diese »archetypischen Ruhepositionen« ein Selbstkalibrierungsmechanismus für ein komplexes Muskel-Skelett-System sind. Das Ausschalten der Selbstkorrektur-Modi ist problematisch. Wir brauchen das Bodensitzen, um unsere biomechanische Harmonie zu bewahren, die aus einem tiefen Zusammenspiel vieler Muskeln und Gelenke entsteht. In Summe verschaffen uns die Körperhaltungen am Boden Leichtigkeit und Ruhe.[34]

Man hat uns eingebläut, dass man einen gesunden Körper nur durch mehr Anstrengung erhält; wer mit sich nicht zufrieden ist, hat wahrscheinlich im Fitnessstudio nicht alles gegeben. Aber in Wirklichkeit ist das Ausruhen genauso wertvoll wie aktive Bewegung oder *Training* – es sind zwei Seiten derselben Medaille. Das Ausruhen ist ein blinder Fleck im heutigen Gesundheits- und Fitnessbetrieb. Eine Riesenmenge an potenzieller Erholungszeit bleibt ungenutzt (sprich: versackt in Sesseln und Sofas), und das tut weh.

Sie wollen etwas dagegen tun? Verbringen Sie einfach noch heute ein bisschen Zeit auf dem Boden, und schon haben Sie den Prozess der körperlichen Harmonisierung angestoßen. Innerhalb von Minuten werden Sie bei den unten aufgeführten Haltungen wohltuende Wirkungen verspüren, beispielsweise eine Mobilisierung von Hüft- und Sprunggelenken und eine Dekompression der Wirbelsäule. Aber seien Sie gewarnt: Sobald Sie anfangen, im Alltag mehr Zeit am Boden unterzubringen und die kurz und lang anhaltenden, wohltuenden Wirkungen verspüren, wird es sehr unangenehm sein, die Angewohnheit des häufigen Stuhlsitzens wieder aufzunehmen.

Wohne nah am Boden

Ich habe einen eher weniger geheimen Plan, das Leben auf dem Boden wieder sexy zu machen. Den antiken chinesischen Philosophen Laotse hätte ich schon mal auf meiner Seite, denn er sagte einst: »Wohne nah am Boden, denke möglichst einfach.« Wir haben uns ziemlich clevere Geräte zum Aufbau von Bauchmuskeln, Verbreitern der Schultern oder Straffen des Hinterns ausgedacht, aber dabei haben wir den Ort übersehen, an dem Körper und Geist sich seit Millionen von Jahren entwickelt haben: den Boden.

Generell lässt sich sagen: Je komplexer die »Fitness«-Apparatur ist, desto weniger intelligent muss der Körper sein, um sie zu benutzen. Unser Gehirn ist ein Genie im Energiesparen, und wenn man die Aufgabe des Stabilisierens und Ausbalancierens an eine Maschine outsourct, die zudem noch die Bewegungsspielräume einschränkt, verkümmern die Muskeln und Nervenverbindungen, die eigentlich für diese Bewegungen verdrahtet sind. Auch den Stuhl kann man sicherlich der Kategorie der körperverdummenden Apparate zuordnen: Weil er die Notwendigkeit aufhebt, jemals tiefer als Sitzflächenhöhe in die Hocke zu gehen, verliert man die Fähigkeit dazu. An einem bestimmten Punkt in Ihrem Leben erreichten Sie problemlos eine Po-auf-dem-Boden-Hocke und konnten auch drin verweilen, und dorthin können Sie auch wieder kommen. Der Boden ist ein großzügiger und geduldiger Lehrer, der die Kraft besitzt, Gelenke zu heilen und verloren geglaubte Beweglichkeit wiederherzustellen.

Unsere Gelenke sind selbstheilende Systeme, aber wir müssen sie auch mit den für die Reparatur nötigen Rohstoffen versorgen. Dazu gehört neben richtiger Ernährung, Hell-dunkel-Zyklen, Wasser und Erdung auch die regelmäßige Erkundung der gesamten Bewegungsspielräume, damit Flüssigkeiten zirkulieren können, und auf zellulärer Ebene das Signal gesendet wird, dass alle Ecken und Winkel jedes Gelenks und seiner Umgebung zu stärken sind.

Ausrichtung ganz praktisch

Richten Sie in Ihrem Zuhause einen ausgewiesenen Bodensitzbereich ein. Besorgen Sie sich einen gemütlichen Teppich oder einen anderen weichen Bodenbelag und einige bequeme Kissen. Wählen Sie idealerweise einen Ort, der viel Tageslicht abbekommt. Richten Sie diese Ecke bequem, anregend und farbenfroh ein; wenn Sie es richtig machen, werden Sie merken, dass sich Kinder, Haustiere und Sie selbst zu diesem Bereich hingezogen fühlen. Bei der Niederschrift dieses Satzes liege ich tatsächlich in einer sphinxähnlichen Yogahaltung auf dem Bauch – mit einem Kissen unter dem Becken als Stütze für den unteren Rücken und dem Laptop vor mir.

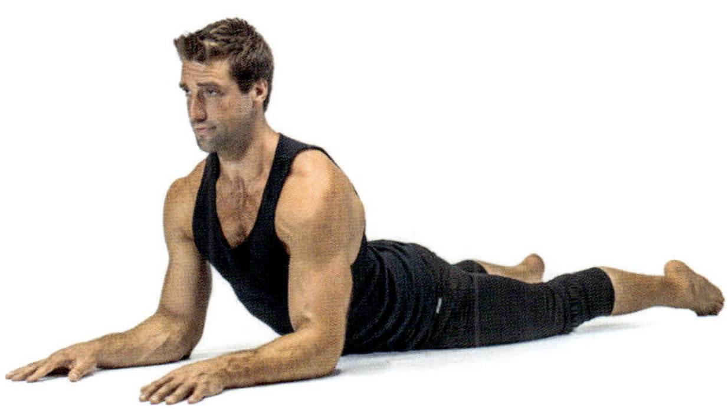

Zeit zum Kneten auf dem Boden

Es gibt ein schickes Wort für die Reaktion der Körperzellen auf Bewegung: *Mechanotransduktion*. Damit ist der Prozess gemeint, durch den Zellen mechanische Reize wahrnehmen und auf sie reagieren, indem sie sie in biochemische Signale umwandeln, die bestimmte Reaktionen hervorrufen (ein ganz schöner Brocken, ich weiß).[35] Diesen Vorgang kann man sich als eine Art Übersetzungsgerät vorstellen; Bewegung ist Sprache, und die Zellen übersetzen jedes einzelne Bewegungs-»Wort« in ein chemisches Signal, das dem Körper sagt, was als Nächstes zu tun ist.

Am besten reagieren die Zellen, wenn man sie in verschiedene Richtungen bewegt, ähnlich wie ein Pizzabäcker Pizzateig knetet. Er muss den Teig aus verschiedenen Winkeln massieren, damit er die weiche, elastische Textur bekommt, die einen guten Pizzaboden ausmacht. Wird der Teig nicht ausreichend bearbeitet, bekommt er eine spröde, zähe Konsistenz, die kaum genießbar ist. Die Analogie zum Pizzateig macht deutlich, was sich physisch beim Einnehmen der Hocke, des Ausfallschritts oder beim Sitzen in allen möglichen Positionen abspielt. Auf einem gemütlichen Teppich oder Sitzkissen werden die Hüftgelenke massiert (was bei normaler Schreibtischarbeit garantiert *nicht* geschieht). Der schlichte Entschluss, mehr Zeit am Boden zu verbringen, macht nicht nur gesund und stark, sondern bietet auch Gelegenheit, die unschätzbaren Bewegungsmuster des Vom-Boden-Aufstehens zu üben, sobald man zur Toilette oder ans Telefon muss. Anschließend setzt man sich wieder hin und fängt von vorn an (ähnliche Bewegungen befiehlt der Personal Trainer für 100 Dollar die Stunde – was für ein Zufall!).

Durch den ausgereizten Bewegungsumfang beim Ab und Auf werden die Hüftgelenke rehydriert, die Beine gekräftigt und im Unterkörper aufgestaute Flüssigkeiten wieder in Umlauf gebracht. Außerdem wirkt der beim Hocken auf den Bauch ausgeübte Druck wie eine Massage für den Darm. John F. Kennedy sagte: »Das Dach repariert man am besten dann, wenn die Sonne scheint.« Ich würde anfügen, dass man die Hüftgelenke am besten dann stärkt, wenn man noch dazu in der Lage ist. Wer den Spielraum zwischen Hüften und Füßen regelmäßig erkundet, rüstet sich körperlich gegen das Altern und kommt wahrscheinlich nie in die gefürchtete Lage, hinzufallen und nicht mehr hochzukommen. Und wer den eigenen Eltern, Großeltern und sich selbst etwas Gutes tun möchte, ermuntert einfach alle dazu, jeden Tag Zeit am Boden zu verbringen. Der Lohn dafür ist Flexibilität, Kraft, Balance, Koordination und Autonomie bis zum Lebensende.

Im Fluss bleiben

Die Lymphflüssigkeit ist ein wichtiges Element des gesunden Immunsystems und auf Bewegung angewiesen, wenn sie zirkulieren soll. Chronisches Stuhlsitzen verwandelt die untere Körperhälfte in einen Schmortopf voller Lymphe, die während der Arbeit vor sich hinköchelt. Wer sich schon mal den Fuß verknackst hat, kennt sicherlich die Empfehlung, den Fuß hoch zu lagern, damit das Blut zum Herzen zurückfließen kann. Das gleiche Prinzip gilt beim Sitzen auf dem Boden – das Blut zirkuliert leichter, wenn die vertikale Distanz zwischen Herz und Füßen nicht so groß ist wie beim Stuhlsitzen.

Optimale Haltungen am Schreibtisch

Damit kommen wir zum Thema Steharbeitsplatz *(standing desk)*. Das Arbeiten im Stehen geht sicherlich einen Schritt in die richtige Richtung, löst aber nur einen Teil der muskuloskelettalen Probleme, die das moderne Leben bereithält. Übermäßiges Stehen bringt nämlich auch eine Reihe von Problemen mit sich. Die gesündesten Positionen (richtig gelesen, der Superlativ ist beabsichtigt), um lange darin zu verweilen, sind allesamt bodennah. Diese fundamentalen Positionen sind uns seit Urzeiten eingeprägt. Sie sind ein wirksames Gegenmittel gegen die Verspannungen und Schmerzen, unter denen viele Menschen heute leiden. Falls Sie am Schreibtisch arbeiten müssen, kann ich Ihnen Tipps geben, wie Sie Ihren Arbeitsplatz am besten einrichten und Ihre Arbeitsabläufe anpassen (Kapitel 11 ab Seite 157).

Bodensitzen als spirituelle Übung

Im Jahr 2013 gaben die Amerikaner 16,5 Milliarden US-Dollar für die Behandlung von Arthrose aus, einer bewegungseinschränkenden und schmerzhaften Erkrankung, an der mehr als 30 Millionen Erwachsene in den USA leiden. Man könnte meinen, dass solche lästigen Gelenkbeschwerden bei all unserer erstaunlichen Technologie und unserem hohen Lebensstandard der Vergangenheit angehören. Tatsächlich weisen Entwicklungsländer in Nordafrika, am östlichen Mittelmeer und in Südostasien die geringsten Arthroseraten auf.[36] Verglichen mit Ländern mit hoher Arthrosehäufigkeit sind dort nur halb so viele Knie und fast keine Hüften von Arthrose befallen.

Ich habe längere Zeit in all diesen Gegenden verbracht und dabei sind mir immer wieder bestimmte Elemente der Lebensweise aufgefallen, die zweifellos die Hauptursache für die Gelenkgesundheit sind. Richtig geraten: Die Menschen dort verbringen mehr Zeit auf dem Boden – bei der Essenszubereitung, bei den Mahlzeiten und beim geselligen Zusammensein. Ich erinnere mich noch daran, wie die Lautsprecher durch die Straßen von Marrakesch dröhnten und die Menschen ans Beten erinnerten. Das Gebet ist im Islam nicht nur eine Gelegenheit zur spirituellen Verbindung; es ist auch ein physisches Ritual, bei dem die Gläubigen mehrmals am Tag mit dem Körper archetypische Positionen der Ruhe und der Erneuerung durchlaufen.

Abgesehen vom religiösen Aspekt ist regelmäßiges Dehnen ein immens wirksames Element der Gesundheitsvorsorge. Würde die westliche Kultur diese Praxis übernehmen, wäre dies ein enormer Gewinn für die Gesundheit unserer Sprung-, Knie- und Hüftgelenke, unserer Wirbelsäule und unserer Psyche. Überlegen Sie nur, was das bedeutet: Die täglichen Gebetsrufe ermutigen die Menschen zum Aufstehen mit der Sonne (Kapitel 13, Seite 181, »Ausgerichtet in den Tag«), zum Spaziergang zur nächsten Moschee oder Gebetsstätte (Gehen), zur regelmäßigen Meditation (Achtsamkeit), zum Hocken und Niederknien (Hüftbeuge und Bodensitzen) sowie zum Ausstrecken der Arme über dem Kopf (Hängen). Auf dem Boden kauernd wird dann rhythmisch gebetet (Stimme), während man mindestens fünfmal am Tag mit der Gemeinde zusammenfindet (Kontakt).

Diese Reihe von Bewegungen wurzelt tief in unserer Evolution als Hominiden. Sie sind im Organismus als natürlicher Mechanismus zur Kräftigung, Längung und Kalibrierung von Fußgelenken, Knien, Hüften und Wirbelsäule eingebaut, wie ein Schlüssel in einem evolutionären Schloss. Ganz zu schweigen davon, dass das Bodensitzen die Zirkulation der Lymphe anregt, allein durch den Druck auf das Gewebe an verschiedenen Kontaktpunkten mit dem Boden und durch das bei jedem Standortwechsel unumgängliche Aufstehen und Hinsetzen.

Womöglich liegt der ursprüngliche Zweck vieler religiöser Praktiken ja darin, die Menschen mit ihrem eigenen Geist und Körper in Verbindung zu bringen, wie es zumindest im

Islam geschieht. Wer alle fünf Alltagsbewegungen dieses Buches ausübt, kann dadurch mit der Quelle des Lebens in Verbindung bleiben (was auch immer das für Sie konkret bedeutet). Allein das schlichte, regelmäßige Sich-Niederlassen und Vom-Boden-Erheben ist eine geradezu biblische Handlung, die sich in der knienden oder auf dem Boden ausgestreckten Gebetshaltung wiederfindet. Neben dem Gehen ist dies eine der wohltuendsten Ganzkörperübungen, die man machen kann. Der verwestlichte Lebensstil hat uns vom Boden entfremdet und den Aufenthalt am Boden zum Symbol für Kindheit, Armut und schlechte Hygiene werden lassen.

Wir versuchen immer, den höchsten Platz einzunehmen, sei es das Kopfende des Sitzungstisches, der Fahrersitz eines schicken SUVs oder irgendein anderer Sitzplatz, von dem wir aus unerfindlichen Gründen glauben, dass ihm Macht und Einfluss innewohnt. Vielleicht meinte Jesus diesen physischen Akt der Erniedrigung mit dem, was er in Lukas 14:10-11 seinen Jüngern sagte: »Wenn du eingeladen bist, so geh hin und setz dich untenan, damit, wenn der kommt, der dich eingeladen hat, zu dir sagt: Freund, rücke hinauf! Dann wirst du Ehre haben vor allen, die mit dir zu Tisch sitzen. Denn wer sich selbst erhöht, der soll erniedrigt werden; und wer sich selbst erniedrigt, der soll erhöht werden.«[37]

Fett verbrennen und im blauen Bereich bleiben

»Der Mensch, wenn er ins Leben tritt, ist weich und schwach,
und wenn er stirbt, so ist er hart und stark.
Die Pflanzen, wenn sie ins Leben treten, sind weich und zart,
und wenn sie sterben, sind sie dürr und starr.
Darum sind die Harten und Starken Gesellen des Todes,
die Weichen und Schwachen Gesellen des Lebens.«
aus Yijing – Das Buch der Wandlungen

In den Blauen Zonen der Welt (wie der Autor Dan Buettner Orte mit einem hohen Prozentsatz an Hundertjährigen nennt) aufgewachsene Menschen bewegen sich zwar rege, interessieren sich aber im Allgemeinen nicht für herkömmliches Fitnesstraining. Vielmehr ist Bewegung in ihre Lebensweise, in ihren Alltag eingebaut: Bei der Gartenpflege geht man auf die Knie, in die Hocke oder in den Ausfallschritt, zum Einkaufen spaziert man ins Städtchen, spontan findet man sich auf der Straße oder auf dem Dorfplatz zum Fußballspiel mit den Kindern ein. Fitnesstraining ist für einen Großteil der Weltbevölkerung etwas Abstraktes, reine Energieverschwendung. Tatsächlich kann das Erfolgsgefühl, das sporttreibende Kulturen nach dem Training verspüren, sogar zu einer »illusorischen Unverwundbarkeit« führen – ein Begriff, der von einem chinesischen Forscherteam geprägt wurde.

Nachdem man ein Nahrungsergänzungsmittel eingenommen oder ein hartes Training absolviert hat, neigt man aus dem Gefühl heraus, es verdient zu haben, zu gesundheitsschädlichem Verhalten. Eine hammerharte Trainingseinheit reduziert zwar die Unruhe und den Zappeltrieb, aber gerade die als Zappelei bezeichneten regelmäßigen Mikrobewegungen ergeben ein über den ganzen Tag verteiltes Makrotraining, das sich als gesundheitlich optimal herausgestellt hat. Joan Vernikos, die ehemalige Leiterin der Biowissenschaften bei der NASA, hat mehr als 40 Jahre lang die Gesundheit von Astronauten im Weltraum untersucht und festgestellt, dass regelmäßige, über den Tag verteilte Bewegung die schädlichen Nebenwirkungen der Raumfahrt wirksamer verringern als eine große Dosis Fitness, gefolgt von einem bewegungsarmen Tagesablauf. Diese Erkenntnis bildet den Kern ihres Buches *Sitzen gefährdet Ihre Gesundheit!* aus dem Jahr 2011.

James Levine forscht an der Mayo Clinic in Rochester, Minnesota, über Inaktivität und hat die Auswirkungen der Thermogenese von nichtsportlicher Aktivität (*non-exercise activity thermogenesis*, NEAT) auf die Gesundheit und insbesondere die Gewichtszunahme des Menschen eingehend untersucht. Unter NEAT versteht man im Wesentlichen die Alltagsbewegungen, die man nicht unbedingt für Sport oder Fitness hält, die aber auch Kalorien verbrennen und, was im Rahmen dieses Buchs noch wichtiger ist, verschiedenste Körperteile trainieren, kalibrieren und ausrichten. Um mehr NEAT in den Alltag einzubauen, kann man (außer mehr Zeit am Boden zu verbringen) das Haus putzen, kochen, im Garten arbeiten, Freunden beim Umzug helfen und so weiter.[38]

Jetzt wird's noch merkwürdiger: Das schiere Bewusstsein für die mit solchen scheinbar banalen Bewegungen verbundenen gesundheitlichen Vorteile führt möglicherweise zu beobachtbaren physiologischen Veränderungen im Vergleich zur stumpfsinnigen Erledigung der Aufgaben. In einer früheren Folge meines Podcasts hat die Harvard-Psychologin Ellen Langer erläutert, wie sie diesen Effekt in einer Studie mit 80 Hotelangestellten nachgewiesen hat. Nur 40 der Teilnehmerinnen wurden über die gesundheitlichen Vorteile der Bewegung beim Zimmerputzen unterrichtet.[39] Die Ergebnisse waren frappierend: Nur bei den Reinigungskräften, die vorher über die Vorteile ihrer regelmäßigen Bewegung informiert wurden, sank der Blutdruck, ging das Gewicht herunter und der Körperfettanteil und das Taille-Hüfte-Verhältnis verbesserten sich. Offenbar wirkt das Bewusstsein für die eigene Bewegung stärker als jede Pille zum Abnehmen und ist auch noch völlig frei von Nebenwirkungen.

Dies berührt ein Hauptziel dieses Buches: Ich möchte die allgemeine Definition von Fitness erweitern, und zwar um die Art und Weise, wie man dem Körper in bestimmten Situationen innewohnt. Es wäre ein leichtes, all diese Haushalts- oder Arbeitsbewegungen effektiver und absichtsvoller auszuführen, sodass das Leben an sich die Entwicklung von Geist, Körper und Beweglichkeit fördert. Das Ergebnis wäre mehr Flexibilität, Kraft, Ausgeglichenheit und mentale Klarheit.

Levine hat in seinen Untersuchungen festgestellt, dass NEAT von Mensch zu Mensch um mehr als 2000 Kalorien pro Tag variiert, je nach Lebensweise und Ausmaß der nichtsportlichen Bewegung. Wenn man den Fußboden zu einem gemütlichen Aufenthaltsort macht, bleibt man nicht nur bis ins hohe Alter autonom und beugt Gelenkbeschwerden, Hüftproblemen und Arthrose vor, man unterstützt auch dank der zusätzlich verbrannten Kalorien den Gewichtsabbau.

Dr. Levine kommt zu folgendem Schluss: »Zusammengenommen stützen meine Ergebnisse die These, dass bei der Fettleibigkeit des Menschen möglicherweise ein NEAT-Defekt vorliegt und dass diese Wirkweise auf tiefgreifenden aber subtilen biologischen Zusammenhängen fußt. Wenn wir mit einem genetischen Hang zum Sitzen geboren werden, ist Fettleibigkeit dann unvermeidlich? Das glaube ich nicht, denn der Trend zum Übergewicht ist im letzten Jahrhundert und insbesondere in den letzten 20 Jahren aufgetreten, aber unsere Gene haben sich nicht verändert. Das Leben auf Sitzflächen hat sich als so verlockend erwiesen, dass wir unsere Beine aufgegeben haben. Nun gilt es, uns irgendwie wieder auf die Beine zu helfen.«[40]

Ruhepositionen

»Wer den Weg im Allgemeinen kennt, sieht ihn in allem.«
Miyamoto Musashi, japanischer Krieger und Verfasser des Buchs der fünf Ringe

Wie ruht sich der Großteil der Welt (seit Jahrtausenden) aus? Wie arbeitet man am Boden, möchten Sie wissen? Hier sind einige einfache Bodensitzpositionen, die sich besonders gut dazu eignen, die Gelenke zu mobilisieren und den gesamten Körper im und nach dem Trubel des Tages wieder in Einklang zu bringen.

Schneidersitz (*Sukhasana*)

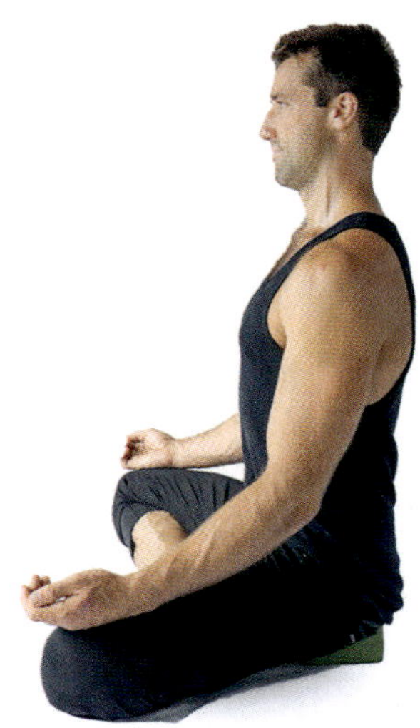

Die Bezeichnung für die Yogahaltung *Sukhasana* leitet sich von den Sanskritwörtern *sukha* – »Freude« oder »Leichtigkeit« – und *asana* – »Haltung« – ab. Und sicherlich haben Sie den Schneidersitz im Kindergarten kennengelernt, bevor Ihre Hüftgelenke bei der Schreibtischarbeit festfroren wie Shackletons Antarktisexpedition. Diese Versteifung ist *kein* naturgegebener Teil des Erwachsenwerdens; sie ist eine Perversion unserer Körperstruktur, eine Fehlanpassung an ein dysfunktionales Bewegungsumfeld. Das Sitzen mit gekreuzten Unterschenkeln trägt nachweislich dazu bei, steife Hüftgelenke zu mobilisieren, verspannte Oberschenkelmuskeln zu lösen und die Gesäßmuskeln zu reaktivieren. Vielleicht liegt darin auch der Grund, warum Yogis seit Tausenden von Jahren in dieser Position ausharren (okay, nicht am Stück, aber Sie wissen, was ich meine). Der Schneidersitz wirkt auch entspannend und macht den Atem weiter, beruhigt das Nervensystem und fördert die Durchblutung. Außerdem macht man auf Leute, die einen Sinn dafür haben, einen irgendwie bewussteren und erleuchteteren Eindruck.

90/90-Sitz

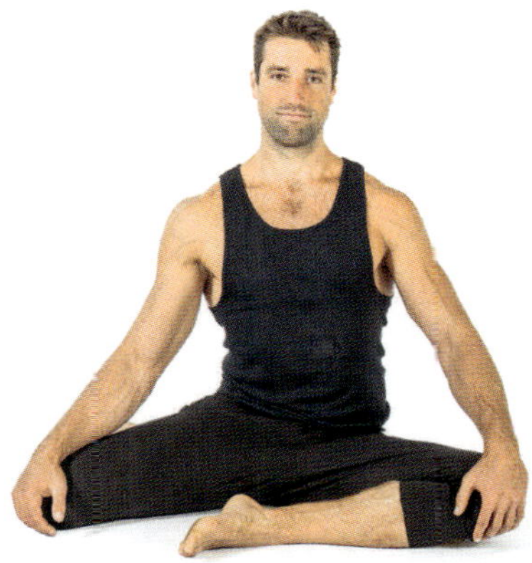

Der Name bezieht sich darauf, dass die Beine an den Knien einen Winkel von 90 Grad bilden und beide Füße in dieselbe Drehrichtung zeigen wie die Segel einer Windmühle aus Papier. Diese Sitzhaltung bietet Gelegenheit zum Üben der Außen- wie Innenrotation des Hüftgelenks. Wer sitzen übt, sollte mindestens alle zehn Minuten zwischen 90/90- und Schneidersitz wechseln.

Bewegungstipp

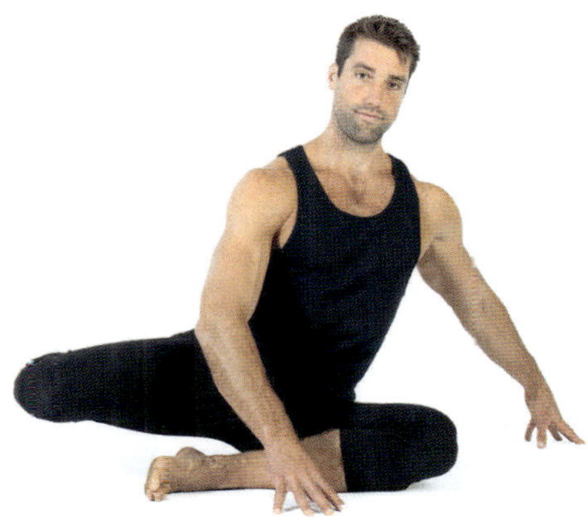

Alle Übereifrigen, die mehr Aktivität aus dieser Haltung herausholen wollen, können das hintere Bein so hoch wie möglich vom Boden heben und in dieser Stellung zehnmal wippen, dann die Seite wechseln. Wer dann noch eine Stufe höher schalten möchte, hebt das Bein an und dreht die Fußspitze in Richtung Decke, sodass eine Außenrotation des Oberschenkelknochens entsteht. Zu guter Letzt können Sie beide Füße zehn Sekunden aktiv gegen den Boden pressen, wodurch auf beiden Seiten eine isometrische Kontraktion entsteht.

Knien (nach japanischer Art oder japanisch *Seiza*)

Diese Grundhaltung lässt sich in vielen Kampfkunstschulen auf der ganzen Welt beobachten. Sie eignet sich als Übung zur Mobilisierung des Kniegelenks und des umliegenden Gewebes, zur Plantarflexion der Füße (Zehenspitzen Richtung Fußfläche) und zur Aufrichtung der Wirbelsäule. Vielleicht wird diese Position deshalb auf Japanisch *seiza* genannt, was »korrektes Sitzen« bedeutet. Bei Kniebeschwerden können Sie auch ein Kissen zwischen Po und die Knöchel legen. Benutzen Sie anfangs so viel Polsterung, wie Sie brauchen, um sich wohlzufühlen, und reduzieren Sie die Kissenzahl langsam, bis Sie wirklich schmerzfrei ohne Hilfsmittel sitzen können.

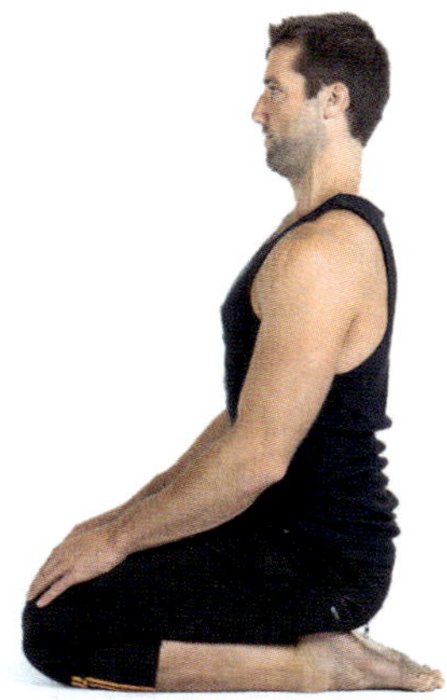

Zehensitz

Diese Position hat als Sitzhaltung am meisten dazu beigetragen, meine Knie- und Fußgelenke nach jahrelangen Beschwerden zu heilen. Knieprobleme sind häufig die Nachwirkung von fehlgestellten Füßen. Der Zehensitz ist ein fantastischer Test für Mobilität der Zehen und der Plantarfaszie. Die Füße haben ungefähr eine Million Bewegungsmöglichkeiten, aber die heutige Schuhmode schränkt die Beweglichkeit der Füße erheblich ein.

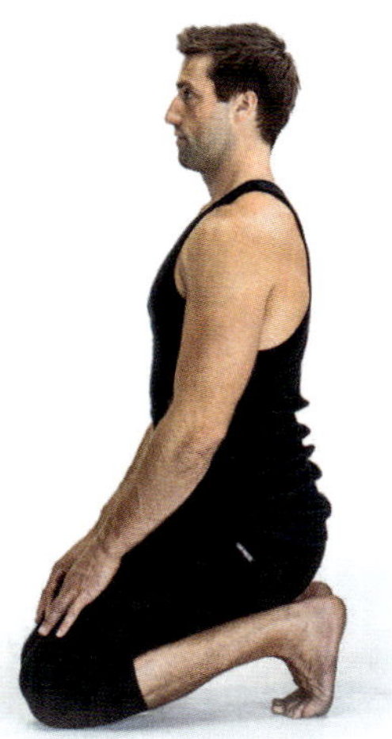

Beginnen Sie in der Knieposition mit den Knien auf einem Kissen und stützen Sie die Hände auf den Boden, um die Füße vom Boden abheben zu können. Spreizen Sie die Zehen weit auseinander und setzen Sie sie so nah wie möglich in Richtung der Knie auf den Boden. Sobald Sie die Zehen gegen den Boden gedrückt haben, setzen Sie sich langsam auf die Fersen (seien Sie dabei vorsichtig und erleichtern Sie sich das Hinsetzen bei Bedarf mit einem Kissen zwischen Po und Fersen). Das wird den meisten von Ihnen am Anfang unangenehm sein. Bleiben Sie entspannt, und denken Sie an die Worte des griechischen Dichters Hesiod: »Wer wenig zu Wenigem hinzufügt, und dies immer wieder tut, hat bald vieles.«

Grätschsitz

Eine befreundete Profiturnerin gestand mir kürzlich, dass sie sich selten bis nie Zeit für Dehnübungen nimmt. Aber sie nimmt als Ruheposition beim Lesen oder Netflix-Gucken immer den Grätschsitz ein und ist eine der gelenkigsten Personen, die ich kenne. Die Grätsche oder der Spagat ist eine Standardübung für alle Turner und hilft, die verspannten Waden und Oberschenkel zu öffnen, über die sich alle beschweren. Denken Sie daran, sich über der Vorderkante der Sitzknochen aufzurichten. Um höher zu sitzen und diese optimale Beckenstellung halten zu können, dürfen Sie sich gern ein Kissen unter den Po legen. Wenn Sie locker aufgerichtet sind, müsste sich diese Sitzhaltung bequem anfühlen. Falls Sie so nicht sitzen können, ohne das Becken nach hinten zu kippen, sollten Sie den Po so hoch mit Kissen unterpolstern, bis es gelingt. Für weniger Gelenkige kann dies eine Haltung sein, in die man sich nach und nach hineinfinden muss.

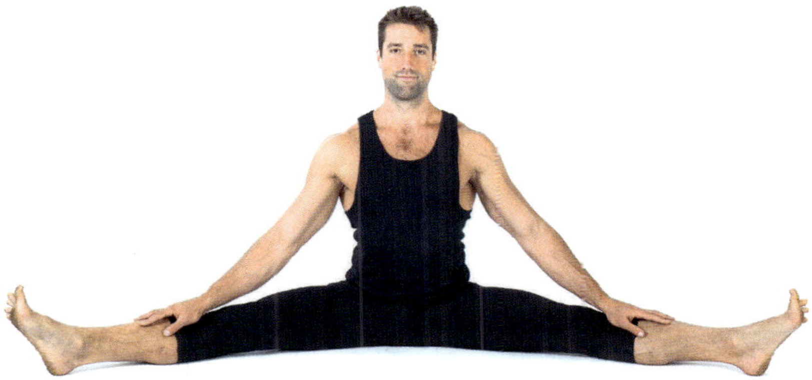

Sphinx

In dieser Position schreibe ich den Großteil dieses Buches, und das will etwas heißen. Sie ist im Grunde das genaue Gegenteil der Position, in der wir den größten Teil unserer Schulzeit verbringen. Wir haben Jahre des vorgebeugten Sitzens im Rücken (nicht besonders lustig, aber immerhin ein Wortspiel), die rückgängig zu machen sind, und die

Sphinx ist eine gute Möglichkeit, um mit dem Abbau der alten Fehlhaltungen zu beginnen. Achten Sie darauf, die Schultern von den Ohren fernzuhalten und die Streckung eher in der Brustwirbelsäule (mittlerer Rücken) als in der Lendenwirbelsäule (unterer Rücken) stattfinden zu lassen.

Seitenlage

Hier bietet sich die Gelegenheit, die Körperseite zu öffnen und die unweigerlich auftretenden verklebten Stellen im Rippenbereich zu bearbeiten. Verbringen Sie möglichst gleich viel Zeit auf beiden Seiten und krümmen Sie auch hier eher die Brust- als die Lendenwirbelsäule. Halten Sie in der Seitenlage die Wirbelsäule lang und pressen Sie gelegentlich den Ellbogen gegen den Boden, um mehr Raum im Halsbereich und Schultergürtel zu schaffen (tendenziell quetscht die Schulter gegen den Hals). Vergessen Sie nicht, in verspannte Stellen hineinzuatmen.

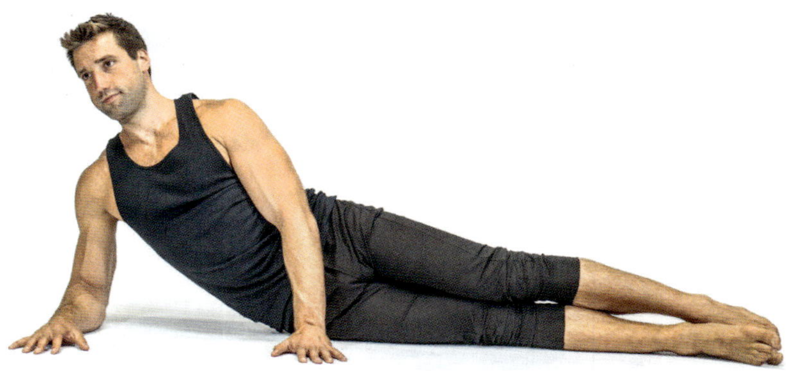

Ausrichtung ganz praktisch

Diese Technik öffnet die Knie- und Hüftgelenke und ermöglicht dadurch mehr Zeit auf dem Boden.

Stuhlhaltung (Kniedekompression mit Band): Haken Sie das Fitnessband ungefähr auf Kniehöhe ein und stellen Sie sich mit beiden Beinen so in die Schlaufe, dass das Gesicht zur Wand zeigt. Legen Sie sich das Band quer über die Kniekehlen und gehen Sie nach hinten, bis Zugspannung auf den Kniekehlen liegt. Strecken Sie die Arme nach vorn oder über den Kopf, je nach Beweglichkeit, und lassen Sie das Becken nach hinten sinken, als wollten Sie sich auf einen niedrigen Stuhl setzen. Atmen Sie in dieser tiefen Position dreimal durch und kehren Sie kontrolliert und langsam in den aufrechten Stand zurück. Machen Sie diese Übung zwei- bis dreimal, um in den Tag zu starten oder um etwas Raum in den Knien und Hüften zu schaffen, bevor Sie sich auf den Boden setzen.

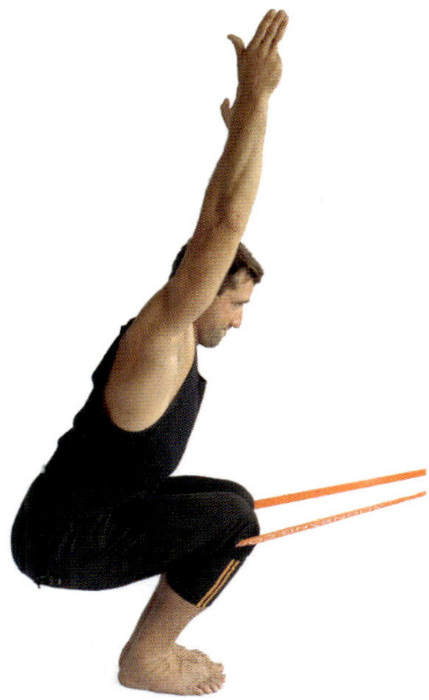

Hausaufgabe für mehr Ausrichtung

Widmen Sie in den nächsten 30 Tagen mindestens 30 Minuten am Tag der Pflege der Bodenkultur. Verbringen Sie Zeit auf dem Boden, egal in welcher Weise. Sie können lesen, fernsehen, E-Mails checken oder Ähnliches. Vergessen Sie nicht, den Fußboden mit Teppichen und Kissen gemütlich zu machen. Als allgemeine Regel gilt: Lagern Sie die Hüften beim Sitzen höher als die Knie, sodass eine auf dem Oberschenkel abgelegte Kugel in Richtung Knie rollen würde. Dadurch richtet sich die Wirbelsäule auf, was das Bodensitzen auf längere Sicht heilsamer und angenehmer macht.

KAPITEL 5

Nasenatmen
Turbo für den Körper

**»Der Geist ist Herrscher über die Sinne;
der Atem ist Herrscher über den Geist;
und die Nerven sind Herrscher über den Atem.«**
B. K. S. Iyengar

Ein normaler Erwachsener macht täglich zwischen 14 000 und 20 000 Atemzüge. Aber jetzt mal ehrlich: Wann ist Ihnen das letzte Mal auch nur einer davon bewusst geworden? Da das Atmen so elementar ist und als autonome Körperfunktion angesehen werden kann (der Körper kümmert sich darum, denn wer nicht atmet, kann nicht leben), denken wir normalerweise nicht viel darüber nach. Meistens noch nicht einmal ein wenig.

Bis wir darüber nachdenken müssen. Waren Sie schon einmal laufen oder bei einem intensiven neuen Training und mussten nach Luft schnappen? Haben Sie oder jemand, den Sie kennen, mit Asthma zu kämpfen, mit Atemnot und Pfeifen? Waren Sie schon einmal in den Alpen oder einem anderen Hochgebirge und hatten beim Aufstieg das Gefühl, als müssten Sie die Luft durch einen Strohhalm saugen?

Zwar sind solche Situationen akut und normalerweise selten, aber sie erinnern uns an die Kostbarkeit des Atems. Sobald die Anstrengung, der Asthmaanfall oder die mangelnde

Höhenakklimatisierung überstanden sind, vergessen wir unsere Atmung sofort wieder. Und damit verpassen wir eine Gelegenheit zur Regulierung unseres körperlichen, kognitiven und emotionalen Zustands, zur Verbesserung des Schlafs und zum Abbau von Stress und Angstgefühlen (Pillen nicht erforderlich). Schauen wir uns an, wie Sie mehr Bewusstsein für Ihren Atem gewinnen, damit Sie ihn manipulieren können wie ein Toningenieur am Mischpult und so in jeder Situation das fühlen und ausstrahlen, was Sie wollen. Wir besprechen auch, wie die Regulierung des Atems der Körperhaltung zugutekommt und dazu beiträgt, dass man während des Trainings auch bei Erschöpfung noch leistungsfähig bleibt.

Über die Stimmung bestimmen

In unserer rund um die Uhr vernetzten, reizüberfluteten Welt gerät man nur allzu leicht in einen permanenten Stresszustand, in dem wirkliche Entspannung unmöglich ist. Und vieles von dem, was wir zum vermeintlichen Runterkommen unternehmen – Social Media, Fernsehen und so weiter –, bringt uns erst richtig auf Touren. Das ist einer der Gründe, warum so viele Leute am Abend zu Tabletten oder Alkohol greifen: Sie versuchen sich zu entspannen. Aber offenbar funktioniert es nicht, zumindest, wenn man Schlafforschern Glauben schenkt. Laut National Institutes of Health laufen zwischen 50 und 70 Millionen amerikanische Erwachsene wie Zombies durch ihren Tag, weil sie nicht genügend Schlaf bekommen.[41] Das liegt unter anderem daran, dass sie die Immer-alles-geben-Mentalität nicht einfach abschalten können.

Die schnellste, einfachste und effektivste Möglichkeit, um einen Körper-, Geistes- oder Gefühlszustand zu verändern, ist das Atmen. Man kann sich den Atem als Fernbedienung für das Nervensystem vorstellen. Wer also abends gestresst oder verängstigt ist (und seien wir ehrlich, wer ist das nicht?), kann sich selbst in einen parasympathischen Erholungszustand versetzen, und zwar mit nichts anderem als der elementarsten Aktivität überhaupt: fokussierter Nasenatmung. Auf diese Weise drehen Sie in der Amygdala und anderen Hirnregionen, die für wachsame, angespannte Alarmbereitschaft sorgen, den Lautstärkepegel herunter.

Zwar könnten die meisten von uns bisweilen eine Beruhigungspille vertragen, aber manche Menschen finden es nicht nur schwierig, sich zu entspannen, sondern schier unmöglich.

Dazu gehören die, die an einer posttraumatischen Belastungsstörung (PTBS) leiden. Laut einer Studie der University of Wisconsin berichteten Soldaten, die Yoga-Atemübungen durchführten (vom Zwerchfell gesteuerte Nasenatmung – sogenannte Bauchatmung), über weniger Angstzustände und geringere PTBS-Symptome.[42] Auch wenn Sie alles versucht haben, um sich von einem traumatischen Ereignis wie einem Autounfall zu erholen, und nichts funktioniert hat, sollten Sie deshalb Atemarbeit ausprobieren.

Ausrichtung ganz praktisch

Wenn Sie sich abends nur schwer entspannen können, können Sie eine Übung meines guten Freundes Brian Mackenzie, dem Mitgründer von Art of Breath, ausprobieren. Legen Sie sich flach auf die Couch, das Bett oder den Boden und atmen Sie für mindestens fünf Minuten und fünf Sekunden durch die Nase ein, halten den Atem 15 Sekunden an und atmen dann zehn Sekunden durch die Nase aus. Wenn Sie sich tagsüber in einer Stresssituation befinden, können Sie dasselbe Atemmuster einsetzen oder sich einfach ein paar Minuten auf langsames Einatmen durch die Nase und noch langsameres Ausatmen konzentrieren.

Atmung und Leistung

»Wer die Kunst des Atmens beherrscht, hat die Kraft,
die Weisheit und den Mut von zehn Tigern.«
Chinesisches Sprichwort

Bei der Recherche für dieses Kapitel stieß ich auf ein Foto vom Training der australischen Rugby-Nationalmannschaft. Darauf war zu erkennen, dass die Spieler alle etwas über dem Mund hatten. Ich wollte unbedingt wissen, was das sollte, und erfuhr aus dem dazugehörigen Artikel, dass sie an einer Übung zur Atemumerziehung teilnahmen, bei der mit Klebeband die reine Nasenatmung erzwungen wurde.

In einer zurückliegenden Podcast-Folge hat Dr. Patrick McKeown, Experte für die Buteyko-Atemmethode und Autor von *Erfolgsfaktor Sauerstoff*, darauf hingewiesen, dass man beim Sport (und auch im Leben) oft schon mit der Mundatmung beginnt, lange bevor Luftnot eintritt, oder sogar gleich von Anfang an. Das Problem ist, dass dadurch dem Gehirn mitgeteilt wird, der Körper befände sich in einem sympathetischen Kampf- oder Fluchtzustand. Bei Kurzstreckendisziplinen wie Sprint oder Weitsprung oder beim Wegrennen vor einem Löwen ist dies angebracht, aber auf Dauer ist es nicht nachhaltig.

Ein Hauptnachteil der Mundatmung bei körperlicher Betätigung ist, dass diese aus mehreren Gründen ineffizient ist. Bei der Mundatmung wird weniger das Zwerchfell eingesetzt, das eigentlich die Luft in die Lunge und wieder hinauspumpen soll. Stattdessen springen andere Muskeln im Brust-, Nacken- und Rückenbereich ein, die für diese Aufgabe gar nicht geeignet sind. Sobald diese dann von dem ganzen Geschnaufe und Gekeuche genug haben, signalisieren sie dem Nervensystem ihre Ermüdung, das nun glaubt nachlassen oder aufhören zu müssen. Also lassen wir nach oder hören auf, oft viel früher als nötig.

Wir Menschen verbringen einen großen Teil unserer Zeit in aufrechter Haltung, im Stehen, Sitzen, Gehen oder Rennen. Aus diesem Grund befindet sich die größte Blutkonzentration in den unteren Lungenlappen. Das Atmen durch den Mund bringt Luft in die oberen Lappen, und dies geschieht besonders bei körperlicher Anstrengung. Die Mundatmung in den oberen Brustkorb hinein sabotiert also die Fähigkeit der Lunge, Sauerstoff ins Blut zu übertragen.

Das Atmen durch die Nase erhöht den Atemwiderstand im Vergleich zum Mund um das Zwei- bis Dreifache. Wenn wir die Atmung verlangsamen, verringert sich die Atemfrequenz und der Umfang jedes Atemzugs nimmt zu. Dies verbessert die Atemeffizienz erheblich, da weniger Luft im Totraum verschwendet wird. Einfach gesagt gelangen von jedem Atemzug 150 Milliliter Luft nicht in die verästelten Lungenpartien, in denen der Sauerstoffaustausch stattfinden kann. Stattdessen verbleiben diese 150 Milliliter Luft in der Nasenhöhle, im Hals, in der Luftröhre, in den Bronchien und in den Bronchiolen. Wenn man schnell und flach atmet, bleibt ein unverhältnismäßig großer Anteil des Luftvolumens im Totraum.

Wenn man zum Beispiel beim Training 20 Atemzüge pro Minute einsaugt und jeder Atemzug 500 Milliliter umfasst, ergibt dies ein Volumen von 10 Litern pro Minute. Ziehen wir von jedem Atemzug 150 Milliliter ab, erreichen nur sieben Liter Luft tatsächlich die Lungenflügel zum Gasaustausch. Verlangsamen wir die Atmung auf zehn Atemzüge pro Minute und erhöhen den Umfang jedes Atemzugs auf einen Liter, beträgt die Luftmenge, die tatsächlich in der Lunge ankommt, 8,5 Liter. In diesem Beispiel ist die in den Körper aufgenommene Luftmenge gleich, aber die Luftmenge, die die feineren Verästelungen der Lunge erreicht, nimmt zu, wenn die Atmung langsam und tief ist. Daraus ergibt sich eine um 20 Prozent verbesserte Atemeffizienz lediglich durch die Herabsetzung der Atemfrequenz. Die Nasenatmung zwingt uns dazu. Wenn man dagegen schnell und flach atmet, wird das Gefühl des Lufthungers zu intensiv. Das Zukleben des Mundes zwingt uns dazu, nur durch die Nase ein- und auszuatmen, was die vorzeitige Ermüdung verhindert und die Ausdauer und anhaltende Kraftausbeute erhöht. Und das gilt nicht nur für große, stämmige australische Rugbyspieler. Auch Sie und ich können mit diesem Trick unsere Leistung verbessern.

Ausrichtung ganz praktisch

Sie scheuen sich noch vor LipSeal Tape (der von McKeown empfohlenen Marke des Klebebandes) oder einer günstigeren Alternative wie NexCare Sensitive Skin Tape? Dann probieren Sie diesen praktischen Trick von Brian Mackenzie aus: Atmen Sie während des Trainings nur durch die Nase. Klingt einfach, oder? Warten Sie ab, bis Sie aufs Rudergerät springen und versuchen, ein paar schnelle Intervalle zu überstehen, ohne dabei ohnmächtig zu werden.

Lassen Sie das! Verringern Sie stattdessen die Intensität ein wenig, bis Sie die Frequenz beibehalten können und dabei immer noch durch die Nase atmen. Nach ein paar Wochen lernt der Körper dazu und Sie können schneller und härter trainieren und halten länger mit Nasenatmung durch. Mackenzie empfiehlt, nur drei bis vier Wochen lang im Training ausschließlich nasal zu atmen. Danach ist man so weit, dass man bei maximaler Anstrengung die Mundatmung einsetzen kann, um sozusagen in den »höchsten Gang« zu schalten, wie Rob Wilson es ausdrückt, der Mitbegründer von Art of Breath.

Die Atemfrequenz regulieren – nach Rob Wilson

Stellen Sie sich vor, dass Sie beim Atmen Gänge schalten wie in Ihrem Traumauto. Die meiste Zeit ist es ratsam, den Motor zu schonen und die Drehzahlen auf gemäßigtem Niveau zu halten, aber hin und wieder sollte man auf die Autobahn und den Wagen richtig ausfahren. Hier folgt die »Atem-Gangschaltung« nach Wilson, mit der Sie Ihren Motor auf Hochtouren bringen können:

- **Erster Gang:** Gleichmäßiges Ein- und Ausatmen durch die Nase.
- **Zweiter Gang:** Schnelles Einatmen durch die Nase und natürliches Ausatmen durch die Nase.
- **Dritter Gang:** Schnelles Einatmen und Ausatmen durch die Nase.
- **Vierter Gang:** Schnelles Einatmen durch die Nase und natürliches Ausatmen durch den Mund.
- **Fünfter Gang:** Gleichmäßiges Ein- und Ausatmen durch den Mund, bis man wieder problemlos in einen niedrigeren Gang schalten kann.

Mehr über Art of Breath erfahren Sie in Folge 120 in meinem Align Podcast oder unter powerspeedendurance.com.

Im Schlaf gewinnen

»Ist das Leben benebelt, der Weg unklar und der Geist dumpf,
dann denke an den Atem. Er hat die Macht, dir den Frieden zu schenken.«
Amit Ray

Ein weiterer, möglicherweise noch sinnvollerer Einsatz für das Zukleben des Mundes wäre vor dem Schlafengehen. Selbst wenn man während des Tages ausschließlich nasal atmet – außer, wie wir gerade angedeutet haben, bei allergrößter Anstrengung –, atmet man nachts möglicherweise immer noch durch den Mund. Damit macht man einen Großteil des tagsüber Erreichten zunichte und mindert Quantität wie Qualität des Schlafes, sodass man benommen und unausgeruht aufwacht. Es kann einen auch wieder in einen sympathischen Zustand versetzen, der Nerven und Kreislaufsystem durcheinanderbringt. Falls Sie also Ihre Schlafqualität per Pulsmessung oder per App testen und miese Ergebnisse dabei herauskommen, ist dies wahrscheinlich der Grund.

Eine Möglichkeit zur Verbesserung der nächtlichen Atmung besteht darin, regelmäßig während des Tages Ausdauersport zu treiben, um die Kohlendioxidtoleranz zu erhöhen – denn Kohlendioxidüberschuss lässt uns Luft holen, nicht Sauerstoffmangel. Übungen wie die von McKeown in *Erfolgsfaktor Sauerstoff* vorgestellten können auch dabei helfen, übermäßiges Atmen zu unterbinden, also nicht unnötig oft tief einzuatmen. Ihre Kohlendioxidtoleranz können Sie anhand des BOLT-Wertes *(Body Oxygen Level Test)* feststellen, der sich sehr leicht ermitteln lässt:

1. Atmen Sie normal durch die Nase ein und aus.
2. Nach dem Ausatmen halten Sie die Luft an und messen, wie lange Sie es aushalten, bevor Sie wieder einatmen müssen (die Atmung sollte nach dem Luftanhalten ähnlich sein wie vorher).

Dies ist zwar keine Abiturprüfung, aber die Ergebnisse sind nicht weniger bedeutsam. Ein Ergebnis unter 25 Sekunden bedeutet, dass Sie wahrscheinlich ein suboptimales Atemmuster haben. Damit einhergehen könnten: übermäßige Atemnot bei körperlicher Betätigung, verstopfte Nase, durch Anstrengung hervorgerufenes Asthma, mehr Stress, Angstzustände und Panikattacken, vorzeitige Muskelermüdung und – wo wir schon beim Thema sind – Schlafstörungen. Wenn Sie 25 bis 40 Sekunden schaffen, haben Sie eine ordentliche CO_2-Toleranz, die Sie jedoch möglicherweise durch Mundatmung bei Tag oder Nacht oder durch übermäßiges Atmen – unnötig große Atemzüge – untergraben. Wenn Sie tagsüber eine suboptimale Atmung haben, haben Sie auch im Schlaf und beim Sport eine suboptimale Atmung.

Selbst wenn Sie ein höheres Ergebnis erzielen, können Sie sich mit Nasenatmung etwas Gutes tun und jeden Atemzug ein bisschen lässiger und leichter machen. Studien zufolge verbessert eine Senkung der Atemfrequenz auf fünf bis sechs Atemzüge pro Minute – weniger als der Durchschnitt von 10 bis 14 Atemzügen, mit dem »Stressatmer« normalerweise hecheln – die Variabilität der Herzfrequenz erheblich. An der Herzfrequenzvariabilität kann man erkennen, ob ein ausgeglichenes Verhältnis zwischen dem parasympathischen

Ruhe-Verdauungs-Modus und dem sympathischen Kampf-Flucht-Modus vorliegt.[43] Für hochqualitativen, erholsamen Schlaf ist dies entscheidend. Die optimale Frequenz scheint bei fünf bis sieben Atemzügen pro Minute zu liegen.

Schnelle Atemübung für zwischendurch

Immer wenn Sie sich beruhigen oder sammeln möchten, können Sie es mit der folgenden schnellen Übung im Stehen versuchen. Viele Achtsamkeits- und Atemübungen werden im Liegen oder Sitzen durchgeführt, sodass man sie nicht ohne Weiteres auf das aufrechte Leben überträgt.

So geht's: Beginnen Sie im ausgerichteten Stand (Kapitel 6, Seite 101) und atmen Sie durch die Nase im einfachen 4 × 4-Atemmuster: vier Sekunden einatmen, vier Sekunden anhalten, vier Sekunden ausatmen, vier Sekunden anhalten. Wiederholen Sie dies zehnmal. Achten Sie beim Atmen darauf, wie Ihr Körpergewicht auf dem Boden ruht, und stellen Sie sich eine Schnur vor, die den Hinterkopf leicht himmelwärts zieht. Unterstützend können Sie die Hände seitlich auf die Rippenbögen oder knapp unterhalb des Bauchnabels legen und versuchen, den Atem dorthin zu lenken – das wirkt noch beruhigender.

Natürliche Kieferorthopädie

Chronisches Mundatmen steigert nicht nur Stress- und Angstgefühle. Es kann auch auf struktureller Ebene Schäden anrichten. In ihrem Buch *Jaws* (welches nicht von Haien handelt) berichten Sandra Kahn und Paul R. Ehrlich, dass bei Kindern, die ständig durch den Mund atmen, sehr oft Zahnfehlstellungen und Veränderungen der Kieferform auftreten. Laut Kahn und Ehrlich müsste weit weniger Geld für teure Kieferorthopädie aufgebracht werden, wenn die Kinder stattdessen nasenatmen würden.[44] Wie das sein kann, fragen Sie? Atmen Sie mal eben durch den Mund und achten Sie auf die Stellung Ihrer Zunge. Schließen Sie jetzt den Mund und atmen Sie ein paarmal durch die Nase. Merken Sie eine Veränderung? Wenn Sie durch die Nase atmen, ruht Ihre Zunge normalerweise am Gaumen und wirkt wie eine Halterung, die ein Zusammenpressen der Zähne verhindert. Der Kiefer schiebt sich nach vorn, statt nach hinten zu rutschen (und das gefürchtete Doppelkinn zu bilden).

Indem man den Mund Tag und Nacht geschlossen hält, verhindert man nicht nur, dass man schnarcht oder mit ausgetrocknetem Mund aufwacht, man verbessert auch die Schlafqualität, hält den Körper vom sympathischen Stresszustand fern und verändert sogar die Gesichtsform. Abhilfe verschafft die Methode der australischen Rugbymannschaft – allerdings abends angewandt.

Ausrichtung ganz praktisch

Kleben Sie sich vor dem Zubettgehen ein speziell zugeschnittenes Produkt wie LipSeal Tape oder einfach einen möglichst hautfreundlichen Pflasterstreifen von der Rolle längs über die Lippen. Am besten erledigen Sie dies 20 bis 30 Minuten vor dem Schlafengehen, damit Sie sich vor dem eigentlichen Einschlafen an das Gefühl gewöhnen. Legen Sie sich neben dem Bett einen zweiten Pflasterstreifen bereit, falls Sie aufwachen und feststellen, dass der erste Streifen abgefallen ist. Um die nächtliche Atmung zusätzlich zu verbessern, können Sie einen Nasendilatator (zum Beispiel von AirMax) in Betracht ziehen. Pluspunkt für Ihre Beziehung: Sie werden in der Achtung Ihres Partners steigen, da Ihr unaufhörliches Schnarchen unterbunden wird!

Achtung: Diese Technik werden gewiss nicht alle von Ihnen ausprobieren, und das erwarte ich auch nicht, aber ich habe zu viele Erfolgsgeschichten gehört, um sie nicht als Möglichkeit der Schlafverbesserung zu erwähnen. Sollten Sie ein medizinisches Leiden oder irgendeine Art von Atemstörung haben, dann sprechen Sie bitte mit Ihrem Arzt, bevor Sie diese Technik ausprobieren.

Atem und Bewegung, Bewegung und Atem

Dass wir an unsere Grenzen kommen, merken wir unter anderem daran, dass wir entweder den Atem anhalten oder angestrengt durch den Mund atmen. Ob Sie eine neue Yogahaltung ausprobieren, einen neuen persönlichen Rekord bei der Anzahl der Kniebeugen versuchen oder mit einem schnelleren Laufpartner Schritt halten wollen – wahrscheinlich beginnen Sie genau in dem Moment durch den Mund zu atmen, in dem Sie merken, dass Sie mehr auf das Ergebnis schielen als auf den eigentlichen Prozess. In seinem hervorragenden Buch *Endure* beschreibt Alex Hutchinson ein ähnliches Problem bei Ausdauersportlern. Sobald deren Atmung unstet und mühsam wird, verkrampfen sich die Atemmuskeln und signalisieren dem Gehirn, dass sie erschöpft sind. Daraufhin setzt sich ein Hirnprozess in Gang, den der südafrikanische Physiologe Tim Noakes *central governor*, »zentraler Regulator«, nennt, und der Krafterzeugung und Schnelligkeit verringert. So hindert sich der Körper schließlich aus Selbstschutz an der Bewegung.[45]

Ein drittes bei Sportlern oft auftretendes Atemproblem ist mangelnde Stabilität im Rumpf. Ineffiziente Atmung kann zu übermäßiger Atemfrequenz und übermäßigem Atemvolumen führen. Wenn die Atmung an ihre Grenzen stößt, wird ihretwegen die Stabilität der Wirbelsäule aufgegeben. Der Atem übertrumpft also Funktionen, die der Körper für weniger wichtig hält. Durch das Mundatmen minimieren wir den Einsatz des Zwerchfells. Diese Muskelmembran existiert nicht im leeren Raum, sondern ist mit den Rippen, der Lendenwirbelsäule und einigen stabilisierenden Muskeln wie dem Psoas verbunden (ganz zu schweigen davon, dass das Zwerchfell stark vom Zustand des autonomen Nervensystems abhängt). Funktioniert das Zwerchfell nicht richtig, beeinträchtigt dies auch alle Teile des Rumpfs, mit denen es verbunden ist. Wenn Sie einen Deadlift oder eine Kniebeuge ausführen oder auch nur das Sofa ein Stück verrücken und dabei schnell und flach durch den Mund atmen, verlieren Sie wahrscheinlich ihre Rumpfstabilität und beginnen, den Rücken rund zu machen. Im Gegensatz dazu baut ein tiefer Atemzug durch die Nase einen Druck in der Brusthöhle auf, der der Belastung entgegenwirkt (etwa beim Heben einer schweren Kiste oder beim Gewichtheben – es gibt viele Situationen im Training wie im Leben, in denen der Rumpf stark und stabil bleiben muss). Das Zwerchfell bewegt sich beim Einatmen nach unten, wobei die Brusthöhle wie ein Ballon wirkt, der die Wirbelsäule und das Becken stützt und stabilisiert. Wer beim Heben von Lasten eine funktionelle Atmung hat, erzeugt damit einen optimalen Druck im Bauchraum und verringert so das Risiko einer übermäßigen Kompression der Wirbelsäule.[46]

Auch hier erfüllt die Mundatmung durchaus ihren Zweck, zum Beispiel, wenn man, wie auf Seite 87 beschrieben, in den fünften Gang schaltet (maximale Herz-Kreislauf-Belastung) oder wenn man mit schnellem Luftschnappen für zusätzlichen Druck im Bauchraum sorgen will. Fehlende Bewegungskompetenz – zu erkennen an unkontrolliertem Anhalten des Atems, Keuchen oder Zusammensacken des Rumpfs – kann zu Problemen führen, besonders bei Sportlern. Durch eine Korrektur der Atemgewohnheiten erwirbt man eine unschätzbare Fähigkeit, die in jeder Sportart nützlich ist, man verringert das Verletzungsrisiko erheblich und steigert die Ausdauer in jedem Lebensbereich.

Ausrichtung ganz praktisch

Jedes Bewegungsproblem lässt sich ganz einfach lösen. Dazu müssen Sie zunächst mit jeder Bewegung, die Sie normalerweise beim Sport ausführen, wieder bei null anfangen. Lassen Sie das Gewicht weg, verringern Sie die Geschwindigkeit und achten Sie erst mal auf die Atmung. Wenn Sie merken, dass Sie den Atem an- oder den Mund offenhalten, dann entspannen Sie sich und denken Sie bewusst ans gelassene Nasenatmen. Dadurch gewinnen Sie in der Position an Bewegungsumfang und signalisieren dem Nervensystem, dass Sie nicht in Gefahr sind und sich entspannen können. Wenn Sie eine höhere Belastungsstufe erreichen, bei der dies unmöglich wird, sollten Sie dennoch beim Ein- und Ausatmen möglichst ein bestimmtes Muster einhalten, statt die Kontrolle über den Atem aufzugeben.

Bevor Sie etwas Schweres heben – sei es eine Hantel im Fitnessstudio oder das eine Ende eines Sofas beim Umzug eines Bekannten –, stabilisieren Sie Ihren Rumpf, indem Sie einmal tief durch die Nase einatmen und die Bauchmuskeln anspannen, bevor Sie mit dem Heben beginnen. Dadurch entsteht ein sogenannter intrathorakaler Druck, was nichts anderes bedeutet, als dass der Rumpf aufgrund des höheren Drucks in der Brusthöhle organisiert bleibt. Atmen Sie dann beim Hochheben langsam aus.

Aufwachen!

In manchen Lebenslagen braucht man einen Energieschub statt nasaler Ruhe und Entspannung. Unsere innere Physiologie hat eine Gangschaltung, wie ich bereits erwähnt habe, und unser Motor kann Höchstleistung simulieren, auch wenn wir gar keinen Berg emporsprinten. Was also tun, wenn uns die Energie ausgeht, wir nicht in die Gänge kommen und ein Nickerchen gerade nicht möglich ist? So viel Kaffee trinken, dass man damit ein kleines Pferd töten könnte, wäre die naheliegende Möglichkeit, aber davon holt man sich Nervosität und Übelkeit. Und wer den ganzen Tag voll auf Koffein ist, verdirbt sich den Schlaf noch mehr und gerät in einen allzu bekannten Teufelskreis.

Also kein Koffein, aber was sonst? Nun, Sie könnten versuchen, anders zu atmen. Ich weiß, das klingt vielleicht verrückt, aber warten Sie ab. So wie bestimmte Atmungsarten beim Runterschalten helfen können (Nasenatmung, langsames Ausatmen, niedrige Frequenz), können andere Atemweisen (durch Nase oder Mund, schnelles Ausatmen, hohe Frequenz) in den fünften Gang hochschalten. Das ist das Schöne am bewussten Atmen – beherrscht man erst mal die Grundlagen, kann man vom gewünschten Körperzustand aus auf das Muster, die Frequenz und die Art des Atmens rückschließen, die man zum Hoch- oder Herunterregulieren von Körper, Geist und Gefühlsleben benötigt. Braucht man einen Neustart oder einen zusätzlichen Energieschub, um den Tag zu überstehen, dann ist es möglicherweise an der Zeit, das in den meisten Lebenslagen wohltuende Nasenatmen vorübergehend auszusetzen und kräftiges Mundatmen dazuzuschalten, damit der Zentralrechner das Signal zum Vollkaracho bekommt.

Atemtechnik

Um das Nervensystem zum Spurwechsel zu bewegen und dem Tag etwas Drall zu verleihen, lassen wir uns jetzt von meinem Freund, dem Extremsportler Wim Hof, inspirieren. Beginnen Sie mit 30 Atemzügen »Power-Atmung« nach folgendem Muster: tief einatmen, schnell halb ausatmen (durch Nase oder Mund). Anschließend den Atem so lange wie gefahrlos möglich anhalten. Dann in einem langen Zug einatmen und den Atem erneut 10 bis 15 Sekunden anhalten. Zum Schluss langsam ausatmen und das Ganze zwei- bis dreimal wiederholen. Spüren Sie schon die gesteigerte Energie? Wenn nicht, dann erhöhen Sie bei der nächsten Wiederholung die Tiefe und Frequenz der 30 Atemzüge, gefolgt vom Luftanhalten, oder gehen Sie dazu über, tief durch den Mund Luft zu holen und diese dann auf natürliche Weise ausströmen zu lassen.

Wims Methode umfasst viel mehr als Schnaufen und Japsen, sie basiert auf drei Säulen: Kälteerfahrung, Atemtechnik und mentale Einstellung. Nachweislich beeinflusst dieser kombinierte Ansatz nicht nur das autonome Nervensystem, sondern reduziert auch Entzündungen und stärkt das Immunsystem! (Mehr über Wim Hof erfahren Sie auf seiner Website wimhofmethod.com oder in Folge 204 meines Podcasts.)

Hausaufgabe für mehr Ausrichtung

Achten Sie in den nächsten 30 Tagen auf Ihre Atmung und lassen Sie Ihren Atem nach Möglichkeit immer durch Ihre Nase gehen (außer natürlich bei Atemübungen mit Mundatmung). Es macht nichts, wenn Sie es hin und wieder vergessen; kehren Sie einfach zur Nasenatmung zurück und ärgern Sie sich nicht darüber.

Sollte Ihre Nase in diesen 30 Tagen einmal verstopft sein, können Sie die Atemwege vielleicht mithilfe dieser Übung freibekommen:

1. Atmen Sie normal durch die Nase aus.
2. Kneifen Sie mit den Fingern die Nase zusammen, um den Atem anzuhalten.
3. Gehen Sie mit angehaltenem Atem normal weiter, bis Sie einen starken Drang zum Einatmen verspüren.
4. Atmen Sie durch die Nase ein und beruhigen Sie die Atmung so rasch wie möglich.
5. Wiederholen Sie dies fünfmal.

KAPITEL 6

Hüftbeugung
Die richtige Hebelwirkung

»Schlaue Menschen lösen Probleme, Genies verhindern sie.«
Albert Einstein

In einem Kampfkunst-Dojo sammeln sich Schüler um ihren Lehrer, einen würdevollen Japaner über 60 Jahre. Obwohl sie offensichtlich ihr Bestes geben, um seine Anweisungen akkurat umzusetzen, werden sie es schließlich leid, immer wieder dieselbe Bewegung auszuführen. Endlich meldet sich jemand: »Sensei, wir üben seit einer Stunde dieselbe Technik. Bitte zeigen Sie uns etwas anderes.« »Idiot!«, erwidert Ueshiba. »Sie waren alle verschieden. Erst wenn du die Unterschiede wahrnimmst, wirst du im Aikido weiterkommen.«[47] Ich liebe diese Geschichte über den Gründer des Aikido, der seinen Schüler wegen fehlender Liebe zum Detail ausschimpft. Sie erinnert daran, dass jeder Augenblick eine Gelegenheit ist, Geist, Körper und Bewegungsweise zu kultivieren, wenn man nur im Inneren die richtigen Programme ablaufen lässt. In diesem Kapitel geht es um die Software der Bewegung und um einige wichtige Grundlagen, die Ihnen für den Rest Ihres Lebens körperlich nutzen werden, solange Sie die nachstehend beschriebenen Prinzipien der richtigen Hüft- und Wirbelsäulenmechanik befolgen.

Etwas vom Boden aufheben, sich beim Zähneputzen vorbeugen, Gemüse schneiden, Hausputz machen oder Möbel verrücken – alles hervorragende Gelegenheiten, um die Prinzipien zu praktizieren, die Ueshiba seinen Schülern beibrachte. Dazu reicht es, einfach mehr auf das Hüftgelenk zu achten, statt die Wirbelsäule nach vorn zu krümmen. Die Ausrichtung der Wirbelsäule ist eine wichtige Voraussetzung dafür, dass der Körper stark und widerstandsfähig bleibt, und die bewusste und achtsame Hüftbeugung ist ein erster wichtiger Schritt zur guten Ausrichtung des ganzen Körpers. Diese Grundbewegung holt ein Höchstmaß an Kraft aus den Hüften, stabilisiert die Wirbelsäule und lotet Kopf, Hals und Schultern wieder über den Füßen aus.

Jedes Zusammensacken an beliebiger Stelle – wenn zum Beispiel Schultern, Kopf oder Wirbelsäule nach vorn fallen – wirkt sich in Wellen nach oben und nach unten aus und wird zu einem Gemenge aus Kompensation, dessen Unterhalt viel Energie kostet. Moshé Feldenkrais, der Begründer der Feldenkrais-Methode, bezeichnete diesen Energieverlust durch Falschausrichtung als »parasitäre Spannung«, da diese unausgeglichenen Muster nur mit viel Aufwand aufrechterhalten werden können und Energie verbrauchen, die ansonsten mehr Leistung im Sport oder mehr Spaß mit der Familie erbringen könnte.

Die paar Tage in der Woche, an denen Sie es ins Fitnessstudio schaffen und die Grundprinzipien effizienter Bewegung beim Kreuzheben oder bei der Kniebeuge beachten, sind im Vergleich zu den verbleibenden 165 Stunden der Woche ein Tropfen auf den heißen Stein. Gelingt es Ihnen dagegen, einige der Grundlagen für sichere und effektive Bewegung im Alltag umzusetzen – wie beispielsweise die Hüftbeugung –, dann schaffen Sie es auch, sich gut zu bewegen, wenn es wirklich darauf ankommt. Denken Sie daran, dass Sie mit jeder Bewegung Ihre Haltungsmuster prägen, also zählt jede Bewegung.

Ausrichtung ganz praktisch

Wenn Sie auf einem normalen Stuhl sitzen, sollten Sie die meiste Zeit auf der Vorderkante Platz nehmen, damit das Gewicht des Oberkörpers auf der Vorderseite der Sitzknochen ruht. Falls die Sitzfläche zu niedrig ist, sollten Sie sie mit Kissen oder Blöcken so erhöhen, dass sich Ihre Hüften oberhalb der Kniehöhe befinden. So können Sie Ihre Wirbelsäule leichter ausrichten, die Atmungseffizienz steigern (besser atmen) und sich stärker und selbstsicherer fühlen. Wenn diese Sitzhaltung anstrengend wird, können Sie den mittleren Rücken mit Kissen abstützen, um die ausgerichtete Position beizubehalten.

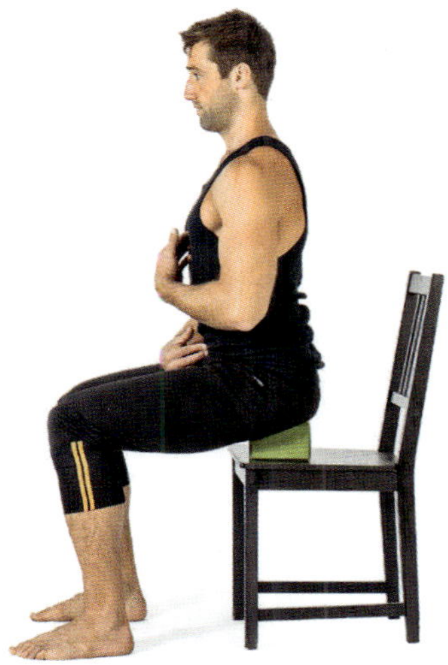

Fassung bewahren

»Unsere Musik ist hart, aber locker.«
Jimmy Page, The Who

Unsere Hüftgelenke bilden die robustesten Gelenkkomplexe im menschlichen Körper. Sie sind dazu gebaut, zentnerschwerem Druck standzuhalten. Dieser Druck bekommt dagegen einer Wirbelsäule, die an Quetschung gewöhnt ist und keine Unterstützung von den Hüften erhält, weniger gut. Die meisten Bandscheiben sind wie kleine, knorpelige Hockey-Pucks geformt und lassen sich nur ungern unter Last in einer nicht ausgerichteten Position zerquetschen. Die Bandscheiben L5 bis S1 im unteren Bereich der Wirbelsäule sind insofern einzigartig, als sie eher die Form eines Keils haben, dessen breite Seite ins Körperinnere, also zum Bauchraum zeigt.

In ihrem Buch *Nie wieder Rückenschmerzen* erläutert Esther Gokhale, dass die natürliche Form der Wirbelsäule früher eher J-förmig war und nicht die S-Kurve mit hoher Amplitude bildete, an die wir uns als Westler gewöhnt haben.[48] Die erstere Form ist normalerweise bei kleinen Kindern zu beobachten, bevor der strukturelle Missbrauch durch stundenlanges Sitzen auf Stühlen einsetzt. Tatsächlich ist sogar ein Unterschied in der Wirbelsäulenkrümmung feststellbar, wenn man anatomische Schaubilder aus dem frühen 20. Jahrhundert mit den heutigen vergleicht. Noch vor 100 Jahren waren die Wirbelsäulen länger und weniger gekrümmt als die heute üblichen Rückgrate mit »SMS-Hals«.

Ein ausgerichteter Körper nutzt beim Sitzen die natürliche Krümmung im unteren Bereich der Wirbelsäule, wo der L5-Wirbel am Kreuzbein ansetzt (statt das Becken chronisch nach hinten zu kippen), und sich von dort bis zum Scheitel in die Länge fortsetzt. Dadurch wird maximale Last bei minimaler Belastung möglich, weil mit der natürlichen Körperstruktur gearbeitet wird, statt dagegen – wie im Schalensitz eines Autos, Flugzeugs oder Busses. Das bedeutet nicht, dass der ganze unteren Rücken ins Hohlkreuz, in die sogenannte Hyperlordose kippen sollte. Bauch und unterer Rücken sollten im Verhältnis zum Rest des Rumpfes wie ein ausgerichteter Zylinder vollständig gestützt bleiben, um unnötige Belastungen des unteren Rückens beim Heben von Gewichten oder auch beim schlich-

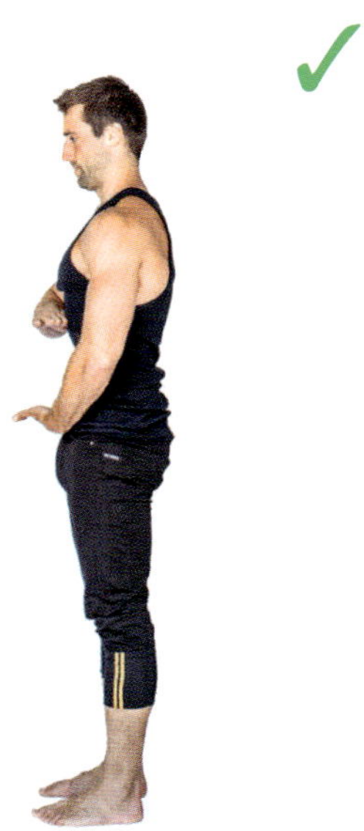

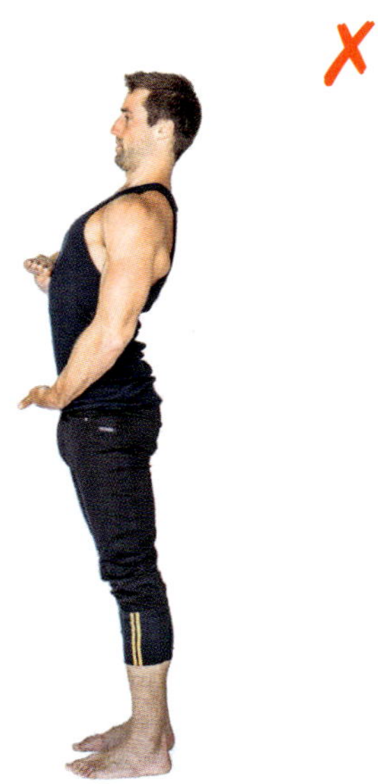

ten Stehen und Gehen zu vermeiden. Stellen Sie sich vor, Sie drücken von oben auf eine Plastikflasche, die in der Mitte einen Knick hat und deshalb an ebendieser Stelle unter der Last einbricht, statt das Gewicht zu tragen. Dieses wacklige Muster vermeidet man, indem man die Bauchmuskeln mit ungefähr 20 Prozent Krafteinsatz anspannt. Größere Anstrengungen wie das Rennen oder das Heben eines schweren Sofas erfordern ein stärkeres Anspannen der Bauchmuskeln, um die Wirbelsäule zu stützen. Und – Sie haben es erraten – für weniger fordernde Tätigkeiten wie das Sitzen oder Stehen muss der Bauch weniger aktiviert werden. Die Bauchmuskeln ziehen die Rippen nach unten in Richtung des Beckens und stützen dadurch den unteren Rücken (als wenn man den Knick aus der Wasserflasche entfernt). Um es feiner auszudrücken, kann man auch von einer bei Alltagsbewegungen angewendeten geschlossenen muskuloskelettalen Kette von Kopf bis Fuß sprechen.

Ausrichtung ganz praktisch

Legen Sie sich mit angewinkelten Knien auf den Rücken, sodass die Füße auf dem Boden stehen. Stellen Sie sich vor, eine Schnur zieht Ihren unteren Rücken leicht zum Boden. Drücken Sie beide Hände von der Seite leicht gegen den Bauch. Atmen Sie tief durch die Nase ein und anschließend vollständig aus, wobei Sie mit dem Mund *sss* oder *schschsch* machen. Spüren Sie, wie sich die tiefen Bauchmuskeln gegen Ende der Ausatmung anspannen. Diese tiefe Muskulatur wirkt wie ein Stützkorsett für die Wirbelsäule und ihre Aktivierung ist eine Grundvoraussetzung für Kraft, Flexibilität und langfristige Wirbelsäulengesundheit. Wenn Sie diese Übung auf dem Boden gemeistert haben, können Sie versuchen, im Stehen dasselbe zu schaffen und auch bei Alltagstätigkeiten mehr auf die tiefe Bauchmuskulatur zu achten.

Neutral bleiben (wie die Schweiz)

»Etwas sinnlos auszuführen, ist sinnlos.«
Mark Aurel

Das Ausrichten der Gelenke lässt sich auch mit dem schönen Begriff »Gelenkzentrierung« umschreiben. Dabei geht es darum, die Position mit dem größten Kontakt zwischen den Knochen zu finden, um optimale Lastübertragung und maximale Muskelkontraktion in der Bewegung zu ermöglichen. Im Wesentlichen ergibt sich daraus eine »neutrale« Position, in der das Gelenk ein maximales Bewegungspotenzial in alle Richtungen hat. Wird das Gelenk aus seiner Zentrierung oder neutralen Position herausbewegt, dann ist das, als würde man eine Person in eine Ecke drängen: Ihre Möglichkeiten werden begrenzter, weil Verletzung droht.

Stellen Sie sich für einen Moment vor, wie Sie sich fühlen, wenn Sie in die Enge getrieben werden und eine Verletzung fürchten müssen, falls Sie einen falschen Schritt tun. Dieses Gefühl entsteht im Körper, wenn Ihre Gelenke aufgrund unausgeglichener Bewegungsgewohnheiten falsch ausgerichtet sind. Instabile und falsch ausgerichtete Gelenke senden früher oder später Signale ins Nervensystem, damit die Muskeln sie durch Kontraktion vor Verletzung schützen (so entstehen chronische Nacken-, Schulter-, Rückenverspannungen). Die Verspannungen sind nicht darauf zurückzuführen, dass sich die Muskeln grob verhalten – sie tun eben alles, um in unsicherer Umgebung Halt zu finden (klingt, als wenn ein Partner in einer zerbrechenden Beziehung »klettig« wird). Wenn also bei Ihnen die Gelenke im Ungleichgewicht sind und Alarm schlagen, dann sind Sie auch mental von Alarmsignalen abgelenkt. Eine Voraussetzung für die mentale und emotionale Gesundheit ist daher das körperliche Gleichgewicht.

Unser Hang zum krummen Rücken und zum vorgestreckten Kopf, besonders vor dem Computer, bringt den gesamten Körper aus dem Gleichgewicht und überlastet unnötigerweise die Halswirbelsäule. Wer nach den in diesem Kapitel beschriebenen Grundsätzen regelmäßig die Hüftbeugung übt, tut einiges dafür, diese unschönen Fehlhaltungen wieder ins Gleichgewicht zu bringen. Kenneth Hansraj, ein New Yorker Rückenchirurg, hat die Überlastung des Halses mithilfe von Computermodellen berechnet und ist zu überraschenden Ergebnissen gekommen. Ein durchschnittlicher Kopf wiegt laut Hansraj 4,5 bis 5,5 Kilo. »Kippt der Hals nach vorn, schnellt die auf den Hals wirkende Kraft beim Winkel von 15 Grad auf zwölf Kilo hoch, bei 30 Grad auf 18 Kilo, bei 45 Grad auf 22 Kilo und bei 60 Grad auf 27 Kilo.«[49] Falls Sie also das Gefühl haben, das Leben sei »schwer«, dann könnte das am Gewicht Ihrer falsch ausgerichteten Körperteile liegen. Wenn sich Ihr Schädel zu weit vor der Mittellinie befindet, dann ist das praktisch so, als trügen Sie einen übergroßen Wackelkopf auf den Schultern. Kein Wunder, dass Nacken, oberer Rücken und Schultern immer so wehtun.

Ausrichtung ganz praktisch

Spielen Sie mit der Idee des Gelenkestapelns, indem Sie sich einen leichten Sandsack (mit einem schweren Buch ist es schwieriger, geht aber auch) auf den Kopf legen und damit flott spazieren gehen oder einfache Übungen wie Ausfallschritte oder Kniebeugen durchführen, ohne den Sandsack zu verlieren. Auf diese Weise lernen Sie, Wirbelsäule und Hals lang zu halten, während Sie bei einfachen Übungen die Hüftgelenke beugen.

Ausgerichteter Stand (»Der Berg«)

Ob Sie es glauben oder nicht, schlichtes Stehen ist eine Kunst und Wissenschaft für sich. Schauen wir uns ein paar »Standpunkte« im Einzelnen an.

1. Halten Sie die Bauchmuskeln leicht angespannt, damit der Bauch nicht nach vorn sackt und der untere Rücken nicht einknickt.
2. Stellen Sie die Füße schulterbreit oder etwas schmaler auf, damit sich die Knochen besser übereinander positionieren können.
3. Stellen Sie sich vor, dass eine Schnur Ihren Hinterkopf himmelwärts und Ihr Kinn leicht nach hinten zieht, sodass der Nacken länger werden kann.
4. Spüren Sie, wie der Atem die Rippen seitwärts dehnt und wie er den Bauch und den unteren Rücken füllt.

Sobald Sie ein einzelnes Gelenk übermäßig belasten, leidet das gesamte System unter den Folgen. Dadurch entsteht nicht nur ein größeres Verletzungspotenzial, das zentrale Nervensystem schaltet zur Vermeidung von Verletzungen auch die potenzielle Kraft ab, die Sie in die Bewegung legen könnten.

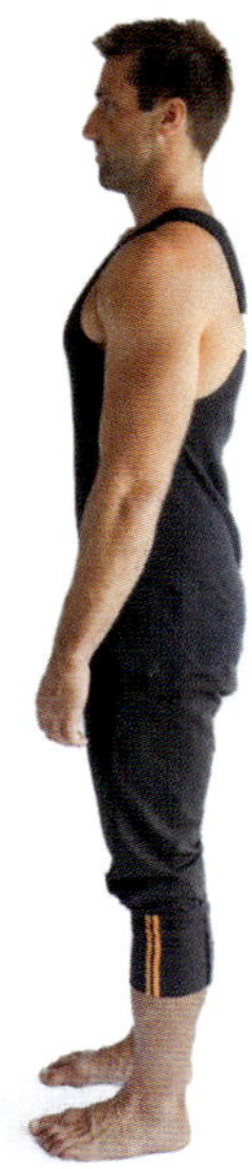

Das Nervensystem ist mit einem beschützenden Elternteil vergleichbar. Es erlaubt Ihnen nur dann, auf Entdeckungsreise zu gehen, wenn es sich absolut darauf verlassen kann, dass Sie in Sicherheit sind. Wenn es irgendeinen Grund gibt, an Ihrer Sicherheit zu zweifeln, dürfen Sie nicht vor die Tür, in unserem Fall also schwerere Gegenstände aufnehmen wie Gewichte im Fitnessstudio, Einkaufstüten, Möbel, Menschen, Haustiere oder was auch immer Sie heben wollten.

Kreuzheben (etwas vom Boden hochheben)

Die Prinzipien dieser Grundübung aus dem Gewichtheben gelten auch für das tägliche Leben und sind für gesunde Bewegungsformen von unschätzbarem Wert. Übertragen Sie diese Prinzipien auf die Art und Weise, wie Sie Hausarbeit erledigen oder sich im Büro bewegen, damit Sie sich dem Organismus einprägen. Hier einige wichtige Punkte, auf die Sie achten sollten:

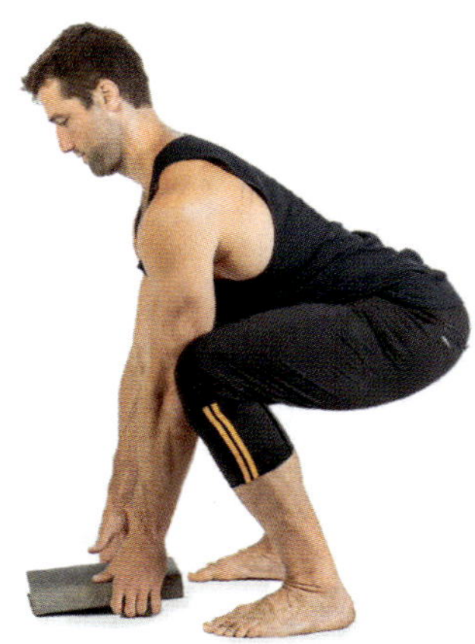

- Positionieren Sie die Füße irgendwo zwischen gerade ausgerichtet und bis zu 12 Grad nach außen (Richtung zwölf bis ein Uhr) gedreht, damit die Hüftgelenke optimal eingesetzt werden können.

- Halten Sie die Knie über den Füßen (Sie sollten immer Ihre Zehen sehen können), damit der Fokus beim Hochheben auf den Hüftgelenken und nicht auf den Knien liegt.
- Schieben Sie das Becken nach hinten und lassen Sie die Wirbelsäule lang und neutral (dadurch entsteht Hüftbeugung).
- Packen Sie das, was Sie heben, mit aller Kraft, um so viele Muskeln wie möglich zu aktivieren.
- Beginnen Sie mit drei Sätzen zu je fünf bis zwölf Wiederholungen bei mittlerem Gewicht und achten Sie vorrangig auf eine korrekte Technik.

Bewegungstipp

Um etwas vom Boden aufzuheben, ist die Bewegung des Kreuzhebens nicht immer die effizienteste Methode; die eben erläuterten Grundprinzipien kann man auch anwenden, wenn man etwas mit einem Ausfallschritt aufhebt. Der sichtbare Hauptunterschied besteht einfach darin, dass man den einen Fuß ein Stück nach hinten setzt, bevor man Hüft- und Kniegelenke beugt und sich mit langer, neutraler Wirbelsäule nach vorn neigt. Setzen Sie dabei Ihren Atem als Hilfsmittel ein – atmen Sie beim Niederbeugen durch die Nase ein und beim Aufrichten durch die Nase aus. Dadurch bauen Sie mehr Spannung in der Körpermitte auf (ja, manchmal ist Spannung sinnvoll), um die Wirbelsäule zu stützen.

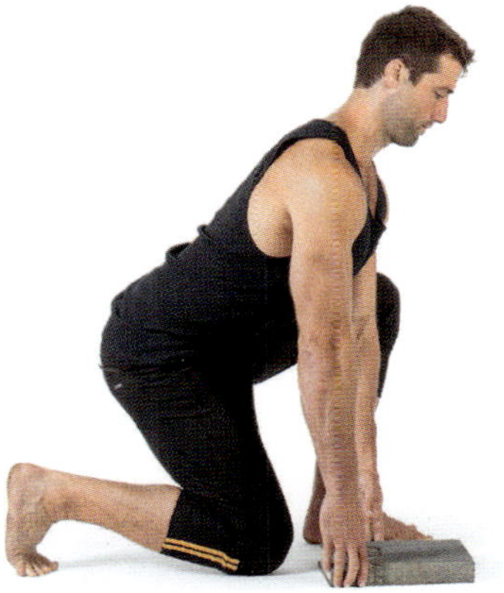

Vergessen Sie nicht, dass Sie diese Bewegungsmuster nicht nur zum Heben von Gewichten, sondern auch für ein langes, aktives Leben praktizieren. Vielleicht fällt Ihnen auf, dass sich dieselben Prinzipien der Wirbelsäulen- und Hüftmechanik direkt auf alltägliche Tätigkeiten übertragen lassen, beispielsweise auf das Vorbeugen beim Zähneputzen, das Schneiden von Gemüse auf einer niedrigen Arbeitsplatte oder das Hochheben von Gepäck. Finden Sie heraus, in welche Lebenslagen sich diese einfachen Prinzipien integrieren lassen, und Sie werden spüren, dass Ihr Po lebendiger wird, dass Ihre Hüften wieder funktionieren und dass der untere Bereich Ihres Rückens endlich keine Beschwerden mehr macht. Indem Sie diese Techniken im Alltag anwenden, nutzen Sie jede Minute Ihres Lebens zur ganzkörperlichen Kräftigung und Regeneration!

Die Füße finden

Man kann unmöglich über die Mechanik der Hüften und der Wirbelsäule sprechen, ohne die Füße zu erwähnen, denn sie bilden die Basis der gesamten Struktur. Wenn man in die Hocke, den Ausfallschritt oder die Vorbeuge geht, ist die Fußstellung die Grundlage für das Gelingen.

Es ist von größter Wichtigkeit, bei allen Bewegungen mit allen vier Ecken der Füße einen starken Bodenkontakt beizubehalten. (Mir ist klar, dass Füße eigentlich keine Ecken haben, aber Sie wissen schon, was ich meine: großer Zeh, kleiner Zeh, beide Seiten der Ferse.) Achten Sie darauf, dass die Knie über den zweiten Zehen stehen, und lehnen Sie sich so weit auf den Fersen zurück, dass Sie alle Ihre fest auf den Boden gepflanzten Zehen sehen können. So können Sie eher mit den Füßen geerdet bleiben und gleichzeitig die Hüftgelenke richtig einsetzen. Wenn die Knie nach innen sacken, leidet die Kniegesundheit, aus dem Becken kommt geringere Kraft und die Hüften leisten weniger. Sackt eine Stelle des Körpers zusammen, dann setzt sich die Kompensation dafür im gesamten Körper fort.

Falls Ihnen der Vier-Punkte-Bodenkontakt schwerfällt, ist das okay. Denken Sie sich ein inneres Bild aus, das Ihnen das Gefühl gibt, die Füße würden vom Boden gut getragen. Spielen Sie ruhig mit der Visualisierung. Falls Sie bestimmte Bewegungseinschränkungen haben, können einfache Mobilitätsübungen die Kapazität der Füße verbessern. Rollen Sie mit den Füßen über einen weichen Ball oder üben Sie die in Kapitel 4 beschriebenen Sitzhaltungen, beispielsweise das Knien auf den Fersen (*Seiza*) auf Seite 77 oder den Zehensitz auf Seite 78.

Hocken (mit Hüftbeugung) liegt in unseren Genen

Seit Jahren wird darüber diskutiert, ob das Ausreizen der tiefen Hocke generell überhaupt gesund ist. Die Antwort auf diese kontroverse Frage können Sie sich denken: Es hängt vom Einzelnen und von der richtigen Technik ab. Befolgt man bestimmte Grundregeln, kann man ohne zusätzliches Gewicht gefahrlos in die tiefe Hocke gehen, wie sie auf der ganzen Welt bei Kindern oder Bewohnern von Entwicklungsländern als Ruhehaltung zu beobachten ist. Womöglich ist diese archetypische Ruheposition buchstäblich in die Gene eingebettet. Menschliche Föten sind strukturell dazu veranlagt, eine Hockhaltung einzunehmen. Oft entwickeln sich im Mutterleib kleine Facettengelenke an den Knöcheln des Fötus, damit die tiefe Dorsalflexion möglich wird, die für eine barfüßige Hocke notwendig ist.

In seinem Buch *Lowly Origin: Where, When, and Why Our Ancestors First Stood Up* bezeichnet der weltbekannte Zoologe Jonathan Kingdon das Hocken als einen wesentlichen Teil unserer Evolutionsgeschichte. Ihm zufolge war das Hocken eine »Voranpassung«, die uns ermöglichte, mit gerader Wirbelsäule am Boden zu arbeiten und zu essen, und die Anfangsphase des zweibeinigen Stehens und Gehens.[50] Die tiefe Hocke bildet einen wunderbaren Lackmustest für die Funktion von Hüften, Knien, Fußgelenken und Beckenmuskeln. Sie können sich diese und die zuvor besprochenen archetypischen Ruhepositionen als Scansoftware für den Körper vorstellen, die im Ruhezustand nicht verwendete Dateien und potenzielle Viren entfernt.

Ähnlich ist die Natur bei der Gestaltung unserer Körper vorgegangen. In Ruhepositionen werden flüssige Abfälle des Stoffwechsels ausgeschwemmt, gleichzeitig werden die Gelenke optimal geformt, sodass sie funktionieren, sobald wir aufstehen und uns bewegen. Kelly Starrett bringt es in seinem Buch *Werde ein geschmeidiger Leopard* auf den Punkt: Ein Leopard muss sich nicht erst zehn Minuten lang dehnen, bevor er bereit zum Jagen ist.[51] Diese unpraktische Eigenschaft ist typisch menschlich. Der Grund für diese Ungleichheit zwischen Mensch und Tier liegt nicht nur darin, dass wir uns weniger bewegen, sondern dass wir uns fast nur noch in gebeugter Haltung ausruhen, als ob die Schwerkraft des Planeten Jupiter herrschte – rund zweieinhalbmal so stark wie die der Erde, was Sie zweieinhalbmal schwerer machen würde (meinem Gefühl nach war es Zeit für ein willkürliches Astronomie-Wissenshäppchen). Zu viel Zeit in dieser Position sorgt für Missklang im Orchester der Muskulatur, sodass Sie sich bestenfalls schwer und ungelenk fühlen.

Falls Sie ein typischer sitzgewohnter Westler sind, sollten Sie vorsichtig ins tiefe Wasser der Hocke eintauchen. Ihr Körpergewebe hat viele Jahre gebraucht, um sich der Form von Stühlen, Trainingsgeräten, hochhackigen Schuhen und langem Stehen auf der Stelle anzupassen. Ein paar einfache Regeln sorgen dafür, dass Ihnen beim Wiedererringen der jugendlichen Bewegungsfreiheit, die Sie verdient haben, nichts passiert.

Grundregeln der Hocke

- Die Knie zeigen in Richtung des zweiten Zehs oder weiter nach außen.
- Die Knie sollten nicht vor die Zehen geraten. Während Sie in die Hocke gehen, sollten Sie Ihre Zehen sehen können, damit die Knie nicht überlastet werden.
- Viele Anfänger benötigen ein taktiles Signal, um zu wissen, wann sie eine ausreichende Tiefe erreicht haben. Sagen wir der Einfachheit halber, dass die Oberschenkel zu Anfang parallel zum Boden sein sollen. Nach und nach sollten Sie so tief wie möglich in die Hocke gehen und dabei die in diesem Abschnitt beschriebenen Regeln einhalten.
- Leiten Sie die Kniebeuge ein, indem Sie den Po und die Rückseite der Oberschenkel nach hinten ziehen. Dadurch stellen Sie sicher, dass Sie auch die hintere Muskelkette (die Muskeln, die an der Rückseite von Beinen, Po und Rumpf verlaufen) aktivieren und sich nicht zu sehr auf die Muskeln der Oberschenkelvorderseite verlassen.
- Halten Sie die Bauchmuskeln möglichst während der gesamten Bewegung angespannt, um den Rumpf zu stabilisieren.
- Tun Sie alles, um die Wirbelsäule während der gesamten Bewegung aufrecht zu halten. Meines Erachtens lässt sich die Längung des Oberkörpers besonders gut beim Goblet Squat (siehe Abbildung) üben.
- Halten Sie den Hals während des gesamten Bewegungsumfangs lang, statt ihn nach hinten zu zerren. Stellen Sie sich vor, eine Schnur zieht Ihren Hinterkopf zur Decke, während Sie in die Hocke gehen, und bewirkt so eine Längung der gesamten Wirbelsäule.

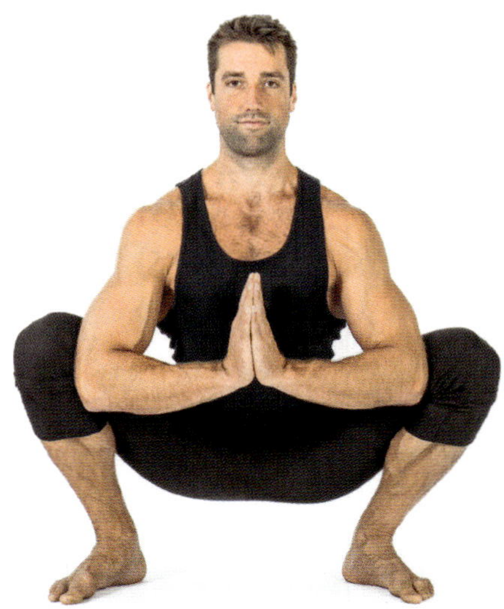

- Versuchen Sie, im Alltag die Hocke öfter unterzubringen, zum Beispiel, wenn Sie etwas vom Boden aufheben, an einer Bushaltestelle warten oder sich niederlassen, um mit einem Tier oder einem Kind zu spielen.

Ausrichtung ganz praktisch

Nach und nach werden Sie das Ausruhen in der Hocke immer besser meistern. Wenn es Ihnen dabei nicht gelingt, die Fersen auf den Boden zu bekommen, ist das in Ordnung – bleiben Sie einfach dran. Legen Sie anfangs ein paar Bücher oder eine Hantelscheibe unter die Fersen, um die Bewegungsspanne der Fußgelenke beim Hocken zu verringern. Jede Woche senken Sie dann die Höhe des Stapels ein wenig, bis Sie schließlich genug Dehnung geschaffen haben, um mit den Fersen auf dem Boden und geradeaus oder leicht auswärts zeigenden Füßen zu hocken.

Globale versus lokale Wirbelsäulenkrümmung

Bei all dem Gerede über Hüftbeugung und neutrale Wirbelsäule kann einen schon eine Heidenangst vor dem Beugen der Wirbelsäule befallen. Dr. Roger Sperry, der 1981 den Nobelpreis für Gehirnforschung erhielt, hat gesagt: »90 Prozent der Stimulation und Ernährung für das Hirn werden durch die Bewegung der Wirbelsäule erzeugt.« Er wäre mit der Behauptung einverstanden, dass der Gesundheit der Wirbelsäule eine Vielzahl von Gelenkbewegungen zugutekommt und dass das Rückgrat nicht auf eine einzige statische Position, und sei es die neutrale, beschränkt sein sollte. Die Wirbelsäule darf durchaus nach vorn, hinten und zur Seite gebeugt werden oder in jede Richtung, die sich gut anfühlt. Man muss nur darauf achten, dass die Beugung global über die gesamte Wirbelsäule verteilt ist und keinen Gelenkkomplex lokal überlastet, wie dies beim typischen Hohlkreuz oder bei der Belastung der Halswirbelsäule durch eine vorgeschobene Kopfhaltung der Fall ist.

Stellen Sie sich vor, Sie verteilen eine Biegelast über die Länge einer Angelrute. Die Rute hält einiges an Gewicht aus, solange es gleichmäßig über die gesamte Länge verteilt wird (globale Krümmung). Stellen Sie sich nun vor, Sie biegen die Angelrute an einer bestimmten Stelle (lokale Krümmung) zu einem scharfen Winkel: Nun zerbricht sie bei einem Bruchteil des Gewichts, dem die zuvor global gekrümmte Rute standgehalten hat.

Anmerkung: Mit der richtigen Atemtechnik kann man die Wirbelsäule so stabilisieren, dass schwere Lasten auch mit global gebeugter Wirbelsäule gehoben werden können (so wie ein Muskelmann einen Felsbrocken hebt), aber im Rahmen dieses Buches bleiben wir bei der Hüftbeugung mit neutralem Rücken.

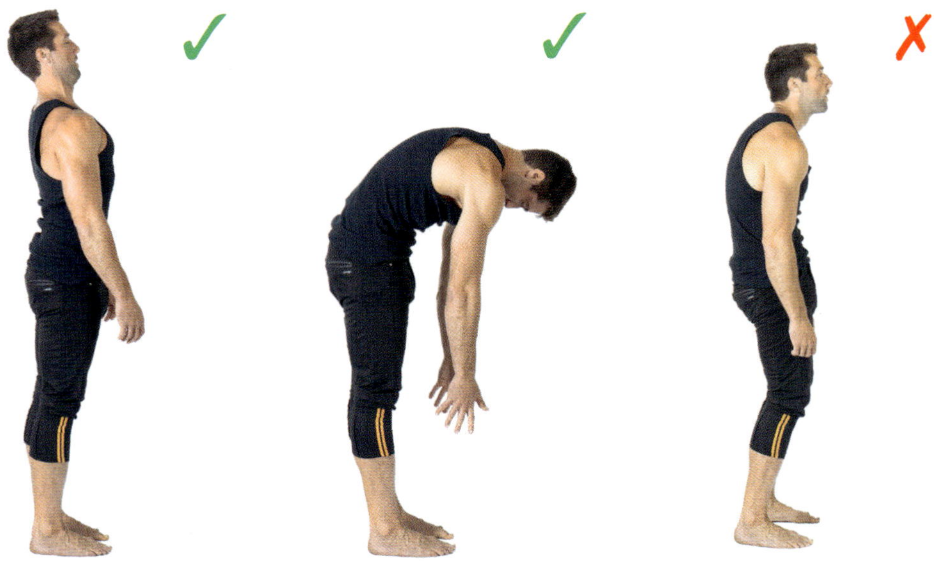

Hüftgelenk ist nicht gleich Hüftgelenk

Zwar gedeihen alle unsere Körper durch Bewegung, aber nicht alle sind für die gleiche Bewegungsweise gebaut. Dieses Phänomen hat der weltbekannte Wirbelsäulenexperte Dr. Stuart McGill kürzlich in meinem Podcast ausführlich erläutert, und vermutlich ist es an dieser Stelle hilfreich, auf dieses Thema, das doch viele verwirrt, einzugehen. In Gewichtheberkreisen hört man oft den Begriff der »keltischen« oder »schottischen Hüften«, womit die geringere Beweglichkeit der Hüftgelenke in keltischen Bevölkerungsgruppen gemeint ist. Grund dafür ist eine von Natur aus tiefere Hüftgelenkspfanne (Acetabulum). Ein solcherart geformtes Hüftgelenk eignet sich hervorragend zum Gehen, Stehen und Erzeugen von Rotationskraft. Für den Besitzer ist es jedoch möglicherweise schwieriger, aus der tiefen Hocke heraus Lasten zu heben. Ein solcher Mensch hat von Natur aus eine geringere Hüftbeweglichkeit und leidet eher an femoro-acetabulärem Impingement (FAI), einer Erkrankung, die aus einer zu starken Stoßwirkung zwischen Gelenkkopf und Gelenkpfanne entsteht.

In Osteuropa, wo ein deutlich höheres Vorkommen an olympischen Gewichthebern vorliegt, findet man dementsprechend eine andere Hüftanatomie. Die meisten der großen olympischen Gewichtheber kommen aus Polen, Bulgarien oder der Ukraine und haben eine eher flache Hüftpfanne, die eine größere Bandbreite an Hüftbewegungen erlaubt und mehr Kompetenz bei komplexen Bewegungen wie dem Reißen ermöglicht. Der Nachteil dieser Superkraft der tiefen Kniebeugen ist ein höheres Risiko für Hüftdysplasie. Bei diesem Krankheitsbild umschließt die Gelenkpfanne den Gelenkkopf des Oberschenkelbeins nicht vollständig, was zu einer Gelenkinstabilität führt.[52]

Dies sind natürlich zwei Extreme im Spektrum möglicher Hüftanatomien; Sie selbst liegen wahrscheinlich irgendwo dazwischen. Es ist daher wichtig, dass Sie sich nach Ihrer eigenen Physiologie richten, statt die Bilder anderer auf Instagram nachzuahmen und sich in irgendeine Position zu bringen, die Ihnen gar nicht guttut. Achten Sie beim Ausprobieren neuer Bewegungen darauf, dass Sie immer wieder zu Atem kommen – wenn Sie die Luft anhalten oder ins Japsen kommen, haben Sie sich höchstwahrscheinlich verrannt. Dann ist es ratsam, in vertrauteren Gefilden weiterzumachen. Sich selbst so gut zu kennen, dass man immer wieder über die eigenen Grenzen geht, diese aber gleichzeitig so zu achten, dass man sich schützen kann – darin liegt die Kunst. Die Veränderung des Körpers ist eine weite Reise, die Sie Schritt für Schritt machen sollten – auf lange Sicht kommen Sie damit weiter.

Ausrichtung ganz praktisch

Es hat keinen Sinn, wenn wir uns untereinander vergleichen, weil wir uns zu stark voneinander unterscheiden. Bleiben Sie bei dem, was sich für Ihren Körper am besten anfühlt, und meiden Sie den Vergleich mit der Gestalt anderer, dann sparen Sie sich viel Energie, mit der Sie Ihre eigene Kreativität befeuern und das Beste aus Ihren anatomischen Voraussetzungen machen können.

Hausaufgabe für mehr Ausrichtung

Machen Sie in den nächsten 30 Tagen die Hüftbeugung zu einem Teil Ihres Bewegungsalltags: bei der Hausarbeit, im Beruf und bei Freizeitaktivitäten. Denken Sie daran, dass es gesund ist, die Wirbelsäule zu beugen und zu strecken, aber lassen Sie es eine möglichst globale Beugung oder Streckung der gesamten Wirbelsäule sein und keine lokale Krümmung wie beim Vorstrecken des Kopfes.

Probieren Sie die folgenden Hüftbeugeübungen beim morgendlichen Aufwärmen aus – oder noch besser, legen Sie das Buch weg und beginnen Sie jetzt!

1. Fünf Kniebeugen mit erhobenen Armen: Strecken Sie die Arme hoch über den Kopf und lassen Sie während der gesamten Übung die Wirbelsäule lang, die Beugung geschieht in den Hüftgelenken. Als Variante können Sie auch ein Fitnessband wie eine Langhantel über dem Kopf halten und es auseinanderziehen. Drehen Sie dabei die Arme leicht nach außen, sodass Ihre Daumen nach hinten zeigen. So aktivieren Sie während der Kniebeugen Ihre Griffmuskulatur und den Schultergürtel.

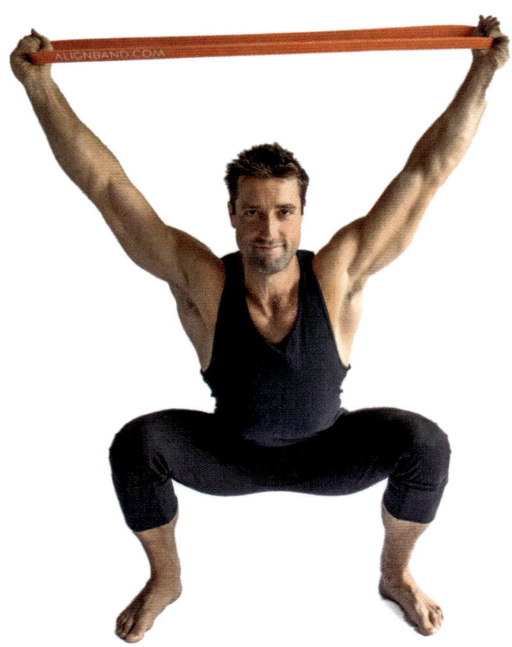

2. Fünf Ausfallschritte mit erhobenen Armen nach den gleichen Prinzipien wie bei der Kniebeuge.

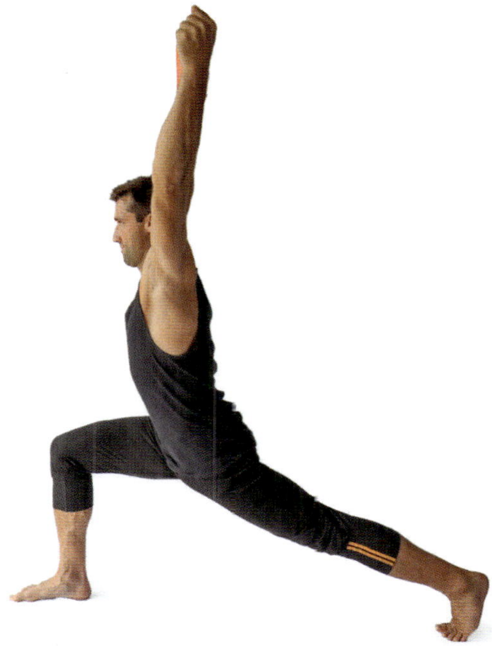

3. Fünf Good Mornings mit erhobenen Armen: Beginnen Sie im aufrechten Stand mit nach oben gestreckten Armen (Daumen nach hinten) und beugen Sie sich aus den Hüften heraus so weit nach vorn, wie es Ihre Beweglichkeit zulässt. Halten Sie dabei den Rücken neutral. Die Knie können leicht gebeugt sein, aber die Arme sollten die ganze Zeit gestreckt bleiben (Sie werden eine starke Dehnung in der Oberschenkelrückseite spüren). Wenn Sie den tiefsten Punkt der Vorbeuge erreicht haben, atmen Sie tief durch die Nase ein und aus, bevor Sie sich wieder gerade aufrichten.

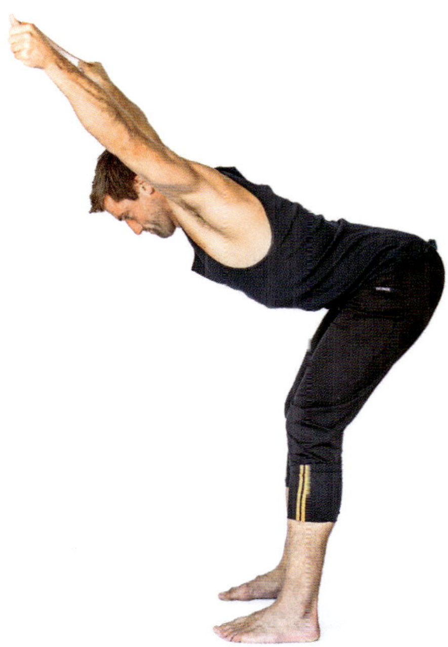

KAPITEL 7

Hängen
Die Kraft der Dekompression

»Die Frage, ob wir direkt oder durch Abzweigung von den Affen abstammen, stellt sich nicht mehr, denn wir stammen gar nicht ab … wir sind Affen.«
Richard Leakey in The Hominid Gang *von Delta Willis*

Ein wesentlicher Unterschied zwischen Menschen und anderen Säugern besteht in unserer Fähigkeit, aufrecht auf zwei Beinen zu gehen. Besonders interessant wird es bei der Frage: »Was zum Teufel haben wir denn vorher gemacht?« Man nimmt an, dass sich unsere Abstammungslinie vor 6 bis 13 Millionen Jahren von dem gemeinsamen Vorfahren abzweigte, den wir mit den Schimpansen teilen. Häufig wird vermutet, dass ein Klimawandel unsere äffischen Urahnen von ihrer sicheren Heimat auf den Bäumen, die zu dieser Zeit einen Großteil Afrikas bedeckten, in die offene Savanne hinaustrieb.[53]

Andere Forscher glauben, dass der zweibeinige Gang unseren Vorfahren half, in der heißen afrikanischen Sonne kühl zu bleiben. Dies würde auch erklären, warum unsere Vorfahren fast überall am Körper ihre Behaarung verloren haben, außer an Stellen, die entweder wie

Genitalien und Achselhöhlen Geruchssignale an potenzielle Partner verbreiten, oder die uns wie Schopf und Augenbrauen vor der Sonne schützen. Richtig gelesen, Ihr supercooler Haarschnitt ist wahrscheinlich eine sogenannte Exaptation (ein Merkmal, das inzwischen eine andere Verwendung hat als die von der natürlichen Selektion vorgesehene), die einst zum Sonnen- oder Kälteschutz des Dickschädels entstand.[54]

Egal, was Sie von Evolution halten, der menschliche Schultergürtel ist zum Hangeln gebaut. Von ihrer Abstammung her sind Menschen geborene Hangler, Kletterer und Entdecker. Unser Körper ist dazu gebaut, Bäume (und Berge) zu erkunden, das erkennt man unter anderem an der kurzen Wirbelsäule (besonders der Lendenwirbelsäule), den kurzen Fingernägeln (anstelle von Krallen), den langen, gebogenen Fingern, die sich gut zum Greifen eignen, den verkürzten Daumen, den langen oberen Extremitäten und flexiblen und drehbaren Handgelenken.[55] Vielleicht sind diese Merkmale ein Erbteil unserer hangelnden Vorfahren. Im Zusammenhang dieses Buches ist aber noch wichtiger, dass sie von der biologischen Notwendigkeit zeugen, weiterhin nach oben zu greifen, an den Händen zu hängen und sich hochzuziehen, um eine optimale Gesundheit zu erreichen.

Wann sind Sie das letzte Mal von irgendwo herabgebaumelt oder haben auch nur die Arme über den Kopf gestreckt? Wenn Sie wie die meisten Menschen sind, ist es wahrscheinlich länger her, als Sie gern zugeben möchten. Wenn dies der Fall ist, haben Sie wahrscheinlich im Laufe des letzten Jahres an Nacken-, Schulter- oder Rückenverspannungen gelitten. Abhilfe könnte dadurch geschaffen werden, dass Sie sich wieder auf Ihre äffischen Wurzeln besinnen!

Es gibt Hoffnung!

Dr. John Kirsch, ein Pionier der orthopädischen Chirurgie, bezeichnet den Menschen als den fünften Menschenaffen. Sein Institut führte 2012 eine Studie mit 92 Probanden durch, die an chronischen Schulterschmerzen litten, und stellte fest, dass 90 von 92 Teilnehmern wieder weitgehend schmerzfrei leben konnten, nachdem sie tägliche Hängeübungen gemacht hatten. Viele dieser Teilnehmer entgingen durch diese kostenlose und einfache Intervention einer Operation und dauerhaften Schmerzen.[56] Kirsch glaubt, dass das Unterlassen von regelmäßigem Hängen eine wesentliche Ursache für die chronischen Schulterbeschwerden und Impingement-Probleme unserer Zeit ist. In seinem Buch *Shoulder Pain?* behauptet er, dass sein einfaches Programm aus regelmäßigem Hängen und einigen schlichten Hantelübungen 99 Prozent aller Schulterschmerzen heilt.

Die wenigsten wissen, dass selbst unsere Knochen formbar sind. Dafür gibt es zahlreiche offenkundige Beispiele, etwa die Oberarmknochen heutiger Baseball-Pitcher, die durch das Drehmoment des wiederholten Baseballwerfens physisch verändert sind, oder Skelette von Bogenschützen aus dem Europa des 9. Jahrhunderts, die an den Ansätzen der zum Bogenschießen verwendeten Muskeln eine deutlich stärkere Knochenbildung aufweisen.[57]

Das Prinzip, dass sich unsere Knochen mit der Zeit und Bewegung verändern, ist als das Wolff'sche Gesetz bekannt, demzufolge die Knochen eines gesunden Menschen auf die auf sie einwirkenden Kräfte reagieren, indem sie wachsen und sich umgestalten. Wir glauben gern, dass wir eine dysfunktionale Position einnehmen können, können es uns aber irgendwie nicht vorstellen, wieder in eine ausgeglichene Haltung zu gelangen.

Anatomische Abschweifung

Okay, lassen Sie mich mal kurz den Anatomieprofessor spielen, damit Sie auch wirklich verstehen, warum das Hängen so unglaublich wichtig für die Ausrichtung Ihres Körpers und für die Wiederherstellung Ihrer Kraft auf das beabsichtigte Niveau ist. Das Hängen schafft Platz innerhalb des korakoakromialen Bogens oder Schulterdachs, einer gebogenen Struktur in der Schulter, die die Sehnen der Rotatorenmanschette überspannt und das Korakoakromialband einschließt. Ein Impingement (Einklemmung) geschieht hier rasch, und deshalb finden manche es schmerzhaft oder schwierig, die Arme über den Kopf zu heben, ohne ins Hohlkreuz zu gehen (was zu Beschwerden im unteren Rückenbereich führen kann – jawohl, Kreuzschmerzen können ein Schulterproblem sein und umgekehrt). Hängen dehnt das Schulterdach und erweitert den subakromialen Raum, was zur Dekompression der dortigen Gewebe führt. Unsere Schultern werden steif und verharren in der Vorwärtsbeugung, aber regelmäßiges Hängen kann nicht nur Schmerzen lindern, sondern auch die Haltungsmuster umformen. Das verändert nicht nur das Erscheinungsbild, sondern auch, wie in Kapitel 1 erläutert, das Denken und Fühlen.

Eine schöne Beschreibung der Schulteranatomie von Menschenaffen (und Menschen) im Vergleich zu der von Affen liefern John Gribbin und Jeremy Cherfas in ihrem Buch *The First Chimpanzee: In Search of Human Origins*:

> Im Gegensatz zu anderen Affen ist das Schlüsselbein von Menschenaffen (und natürlich von Menschen) länger und hilft, die Schulter von der Brust fernzuhalten. Die Schulter ist viel freier und kann sich auf alle möglichen Arten bewegen. Für Sie ist es keine große Anstrengung, sich mit der linken Hand von hinten am rechten Ohr zu kratzen, aber das schafft kein Affe … Alle diese Anpassungen, die Fortbewegung durch Hangeln, die sogenannte Brachiation, ermöglichen, sind einzig den Menschenaffen eigen – den Gibbons, Orang-Utans, Gorillas, Schimpansen und Menschen.[58]

Schrittchenweise

Für viele von Ihnen ist dies möglicherweise das erste Mal seit der Grundschulzeit, dass Sie absichtlich an irgendetwas hängen. Falls das so ist, dann herzlichen Glückwunsch! Sie

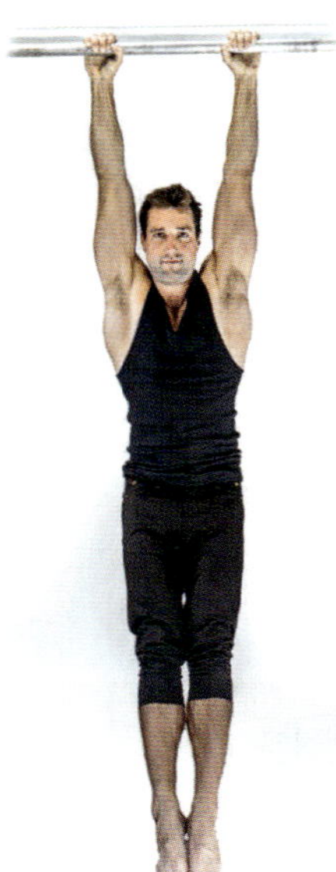

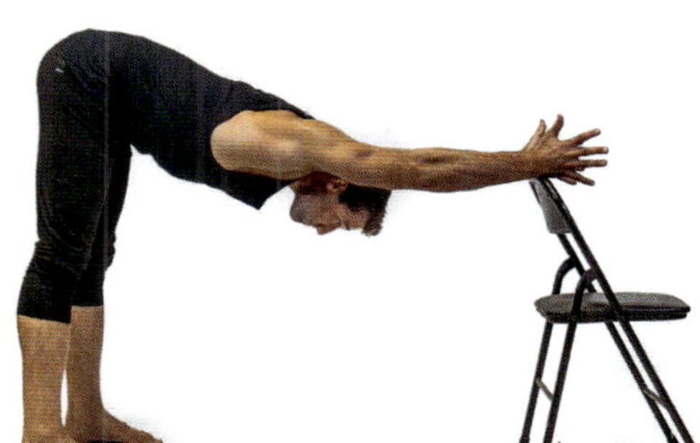

werden mit dieser Übung mehr spürbare Fortschritte erzielen als die meisten Leute mit Hangelerfahrung. Wichtig ist, dass Sie langsam vorgehen. Beginnen Sie einfach damit, das Hängen zu simulieren, indem Sie sich an vor oder leicht über Ihnen befindlichen Gegenständen festhalten und nur so viel Gewicht aufnehmen, wie Sie bequem halten können. Steigern Sie sich schrittweise, bis Sie senkrecht mit über dem Kopf erhobenen Armen hängen können, während Sie die Füße auf dem Boden lassen oder auf eine Bank stellen, um das Körpergewicht teilweise zu tragen. So arbeiten Sie sich bis zu einer richtigen Hängeposition vor, in der Sie ohne zusätzliche Stütze aus eigener Kraft hängen. Damit haben Sie das gelobte Land der Schultergesundheit erreicht, in dem Hals und Wirbelsäule heil bleiben, die Hände griffstark und die Haut der Handflächen fest und doch zart ist, solange Sie Ihrem Körper innewohnen!

Tipps zum Hängen

Greifen Sie zu: Wickeln Sie Ihre Finger so weit wie möglich um die Stange und schließen Sie den Griff, indem Sie den Daumen um Zeige- und Mittelfinger legen. Stellen Sie sich vor, Sie wollten Saft aus der Stange quetschen. Wechseln Sie zwischen Obergriff (Ristgriff) und Untergriff (Kammgriff), um den gesamten Bewegungsumfang der Schultergelenke und des Bindegewebes der Unterarme auszureizen. Sie können auch den Abstand zwischen den Händen regelmäßig variieren.

Zerbrechen Sie die Stange: Beim Hängen mit Obergriff (Ristgriff) können Sie die Fäuste abwechselnd nach innen und außen drehen, als versuchten Sie, die Klimmzugstange zu zerbrechen. Drehen Sie die Fäuste vor allem auswärts, als sollten die Daumen nach hinten zeigen. Dies aktiviert die rückseitigen Muskeln des Schultergürtels, die gekräftigt werden müssen, um das Muster der nach vorn gerollten Schultern zu beheben.

Starke Finger machen starke Schultern: Verlagern Sie die Hauptlast nacheinander auf jeden einzelnen Finger, da alle Finger unterschiedliche Muskeln in den Armen und Schultern aktivieren. Wechseln Sie auch zwischen dem Pressen der Stange mit aller Kraft und einem entspannteren Griff. Hängen kann sehr dynamisch sein, wie Sie merken werden!

Der Bauch macht mit: Viele neigen dazu, den Bauch nach vorn kippen zu lassen und sich so die in den Schultern fehlende Beweglichkeit vom unteren Rücken zu borgen. Vermeiden Sie dies, indem Sie die Füße spitz machen und leicht nach vorn heben, wobei Sie die unteren Rippen ans Becken ziehen, als würden Sie den Bauch mit einem Korsett zuschnüren. Sie können sich Ihr Becken auch als Weinglas vorstellen und den Wein hinter sich ausschütten (Kippen Sie ihn nicht nach vorn, das gibt Flecken auf dem Teppich!).

Schwieligkeiten

Die Haut ist ein wichtiger Teil der kinetischen Kette und man ist nur so stark wie das schwächste Glied. Bei vielen Menschen ist das schwächste Glied die Haut und die (fehlende) Griffkraft. Wenn ich meine Motorradhandschuhe anziehe, fühle ich mich immer gleich ein bisschen männlicher, so, als ob mein innerer Hells Angel zum Vorschein kommt. Ähnlich geht es wahrscheinlich den Bodybuildern, wenn sie Handschuhe anziehen, um ihre Hände vor der Reibung mit Hantelstangen, Kettlebells und anderen Gewichten zu schützen. Wahrscheinlich ist ihnen nicht klar, dass sie in Wirklichkeit eine Krücke benutzen, die auf lange Sicht die Kraft ihres ganzen Körpers (wenn man die Haut dazuzählt) und dessen Anpassung an Bewegungen in natürlicher Umgebung mindert. Wer seine Muskeln an Bewegungen adaptiert, für die die Haut nicht robust genug ist, ist nicht wirklich an die im Fitnessstudio geübten Bewegungen adaptiert.

Ein vergleichbarer Fall wäre, wenn man in ein normales Auto mit billigen, dünnen Reifen den Motor eines Formel-1-Rennwagens einbaut. Wenn Sie damit auf die Rennstrecke gehen, wird der Wagen viel Krach machen, aber die Motorleistung nicht effektiv auf die Straße bringen können. Die billigen Reifen werden durchdrehen, keinen Grip entwickeln und schließlich platzen. Die Entsprechung eines solchen Reifenschadens ist im menschlichen Körper die Bildung einer Blase, die immer dann als Ergebnis von Reibung entsteht, wenn der Körper nicht genügend Zeit hatte, um die Haut durch Schwielenbildung zu schützen.

Die haarlose, glatte, dicke und geriffelte Haut der Handflächen und Fußsohlen ist für Reibung gebaut. Nach Belastungen wie beim Hängen bildet sich raue, schwielige Haut, die von vielen für abgestorbene Haut gehalten wird, aber das Gegenteil ist der Fall. Dort ist die Durchblutung erhöht und das Gewebe hat ein kreuzweise verschränktes Muster gebildet, sodass es haltbarer ist und vor zukünftigen Schäden schützt. Wenn Sie einige Zeit mit Ihren Händen arbeiten, werden diese dadurch intelligenter, kräftiger und zuverlässiger.[59]

Griffkraft

Griffkraft ist unwichtig, außer um andere Kneipengäste mit dem Zerquetschen einer Konservendose zu beeindrucken, oder etwa nicht? Tatsächlich geht ein Mangel an Griffkraft mit erhöhtem Risiko für Herzinfarkt, Schlaganfall und Herz-Kreislauf-Erkrankungen einher – drei der fünf tödlichsten Erkrankungen in den USA. Im Rahmen einer internationalen Studie namens *Prospective Urban and Rural Epidemiological* (PURE) maßen Forscher mittels Dynamometer die Griffstärke von fast 140 000 Menschen aus 17 verschiedenen Ländern und beobachteten im Anschluss deren Gesundheit im Durchschnitt vier Jahre lang.[60] Jetzt wird es gruselig: Die Forscher stellten fest, dass eine Abnahme der Griffstärke um fünf Kilo mit einem um 17 Prozent höheren Risiko verbunden ist, an Herzerkrankungen zu sterben, einem um neun Prozent höheren Schlaganfallrisiko, einem um sieben Prozent höheren Risiko für einen Herzinfarkt. Das allgemeine Sterberisiko liegt um 16 Prozent höher. Die Griffstärke war noch besser zur Vorhersage von Tod oder Herzerkrankung geeignet als der Blutdruck! Offenbar sterben Menschen nicht so schnell, wenn sie ihr Leben buchstäblich im Griff haben.[61]

Statistiken wie diese sind leicht misszuverstehen und führen dazu, dass Menschen allein ihre Griffkraft trainieren, um Herzerkrankungen vorzubeugen. Tatsächlich lässt sich die Griffkraft ganzheitlich viel besser durch manuelle Arbeit steigern, bei der angepackt, gezerrt, gekraxelt oder gehangelt wird. Richtig, Sie sollten lieber Dinge tun, die kräftige Hände erfordern, statt Ihre Herzgesundheit zu biohacken, indem Sie beim Krafttraining die Muskeln zum Dosenquetschen isolieren. Gehen Sie in die Kletterhalle, legen Sie ein neues Beet an, tun Sie mehr im Garten oder hängen Sie sich einfach beim Spazierengehen an jeden beliebigen Ast!

Ausrichtung ganz praktisch

Eine der wertvollsten »funktionalen« Übungen zur Stärkung der Griffkraft auf natürliche Weise nennt sich *farmer's carry* – etwa »Milchkannen schleppen«. Sie geht ganz einfach: Schnappen Sie sich zwei schwere Gewichte (Wasserkästen, Farbeimer, Kettlebells, Kurzhanteln) und gehen Sie damit etwa 30 Sekunden spazieren. Achten Sie darauf, dass Sie alle Finger gleich belasten, und stellen Sie sich vor, Sie würden beim Tragen den Saft aus den

Griffen quetschen. Befolgen Sie dabei die Prinzipien, die in der Übung »Ausgerichteter Stand« in Kapitel 6 auf Seite 101 beschrieben werden. Bleiben Sie ruhig und atmen Sie durch die Nase. Ihr Herz wird es Ihnen in ein paar Jahren danken!

Wirbeldekompression

Kreuzschmerzen aufgrund von Erkrankungen des Bewegungsapparats kosten die US-Amerikaner jährlich mehr als 100 Milliarden Dollar, und mehr als 80 Prozent von uns leiden an irgendeinem Zeitpunkt im Leben darunter.[62] Unser modernes Leben wirkt vom Wesen her komprimierend auf die Bandscheiben, denn wir sitzen zu viel in dysfunktionalen Stellungen, sind zu wenig auf den Beinen, und das hemmt die freie Zirkulation der Gewebeflüssigkeiten. Dazu kommt, vermute ich, ein Mangel an dekomprimierendem Hängen. Weil wir stundenlang sitzen und dabei unseren nicht vorhandenen Schwanz einziehen wie ein trauriger Welpe, wird ständig Druck ausgeübt auf die wie ein Eishockey-Puck geformten Bandscheiben zwischen den Wirbeln. Ganz zu schweigen davon, dass diese Position den Muskel an der Frontseite der Hüfte chronisch verkürzt, was früher oder später unweigerlich zu Beschwerden in der Lendenwirbelsäule (LWS) führt, sodass Sie in der erwähnten 80 Prozent der Bevölkerung umfassenden 100 Milliarden Dollar teuren Kategorie landen. Dieses leidvolle Schicksal ist absolut vermeidbar und tägliche Hängeübungen sind eine wichtige Vorbeugemaßnahme.

Pavel Tsatsouline empfiehlt in seinem wirkmächtigen Buch *Relax into Stretch*, sich mit an der Taille befestigtem Gewicht an eine Klimmzugstange zu hängen, um die Wirbelsäule zu dekomprimieren.[63] Ich mag diese Technik, weil sie die Wirbelsäule unter leichten zusätzlichen Zug setzt und dadurch das Gewebe in und um die Bandscheiben mit neuer, gesunder Flüssigkeit versorgt, während Altlasten ausgeschwemmt werden. Unsere Wirbelsäulen tragen den ganzen Tag über einiges an Gewicht, besonders wenn sie asymmetrisch mit Handtaschen, Aktenkoffern, Rucksäcken oder Ähnlichem beladen werden. Multiplizieren Sie die ungleichen Belastungen, die durch chronisch vornübergebeugtes Sitzen, Anstarren des Handys und Herumlümmeln auf dem Sofa zusammenkommen, und als Ergebnis haben Sie eine Wirbelsäule, die nach Dekompression durch Hängen schreit.

Tipps für die Dekompression

Anspannen – entspannen: Wechseln Sie beim Hängen alle fünf Sekunden zwischen einem eisenharten Griff und dem lockersten Griff, der Sie noch an der Stange hält. Machen Sie dasselbe mit dem Schultergürtel, indem Sie die Schultern nach unten ziehen und den Körper anheben, während die Arme gerade bleiben. Diese Bewegung wird fachsprachlich als Depression und Retraktion des Schulterblatts bezeichnet. Ziehen Sie die Schulterblätter nach unten und in Richtung Wirbelsäule, kontrahieren Sie in dieser Stellung fünf Sekunden mit etwa 80 Prozent Krafteinsatz und entspannen Sie sich dann zehn Sekunden in passiver Hängehaltung. Wiederholen Sie dies so oft, wie Sie technisch korrekt können.

Atmen: Jedes Hängen wirkt wie alle Übungen am besten mit guter Atmung. Gray Cook, Gründer des Functional Movement Screen (FMS), bringt es ganz gut auf den Punkt: »Wer seinen Atem nicht unter Kontrolle hat, hat auch seine Bewegung nicht unter Kontrolle.«[64] Beim Hängen ist es keineswegs anders. Sorgen Sie also dafür, dass Sie den Atem in verschiedene Gegenden des Oberkörpers, des Halses, der Schultern und Hüften lenken. Jedes Einatmen lässt Körperregionen weiter werden und jedes Ausatmen löst dort Spannungen.

Wichtige Punkte

- Die Anatomie des menschlichen Schultergürtels ist zum Hängen und Hangeln gebaut – sie spielte sehr wahrscheinlich eine wichtige Rolle in der menschlichen Evolution.
- Durch tägliche Hängeübungen können Sie tatsächlich die Struktur des Schultergürtels verändern, seine Funktion wiederherstellen und Schmerzen reduzieren oder beseitigen.
- Falls Ihnen das freie Hängen zu viel ist, können Sie die Vorteile des Hängens dennoch genießen, indem Sie bei vorgebeugtem Oberkörper die Arme über den Kopf strecken, eine Stuhllehne festhalten und sich von dort dehnen.
- Eine der wirksamsten Möglichkeiten zur Dekompression der Wirbelsäule besteht darin, jeden Tag regelmäßig etwas Zeit zum Hängen einzuplanen.

Hausaufgabe für mehr Ausrichtung

Keine Hausaufgabe für die Schulterpartie? Aber ja doch! Ich lasse Sie doch nicht hängen (Sparwitz). Richten Sie es in den nächsten zehn Tagen (mindestens) irgendwie ein, dass Sie täglich insgesamt anderthalb bis drei Minuten (je nach Fitnesslevel) hängen. Das bedeutet, dass Sie drei- bis sechsmal 30 Sekunden oder sechs- bis zwölfmal 15 Sekunden hängen können – oder in welcher Aufteilung es für Sie am besten funktioniert. Suchen Sie sich eine Klimmzugstange im Fitnessstudio, ein Klettergerüst auf dem Spielplatz, einen starken Ast oder einen sonstigen robusten Haltegriff, an dem Sie gepflegt abhängen können. Am besten kaufen Sie sich eine Klimmzugstange und hängen sie in einem Türrahmen auf, durch die Sie zu Hause regelmäßig gehen. Gönnen Sie sich bei jedem Durchgehen eine schnelle Schulteröffnung, eine rasche Wirbeldekompression. Sie werden sich jedes Mal darüber freuen. Solch eine simple und hartnäckige Angewohnheit wirkt auf lange Sicht absolut lebensverlängernd. Viel Spaß!

KAPITEL 8

Gehen
Körper und Geist in Gang bringen

»Bei jedem Gang durch die Natur erhält man mehr, als man erwartet.«
John Muir

In seinem Bestseller *Blue Zones* sucht Dan Buettner nach Gemeinsamkeiten bei den täglichen Ritualen, Gewohnheiten und Lebenspraktiken derjenigen Menschen auf der Welt, die am längsten und vitalsten leben. Eine Tätigkeit, die sie alle gemeinsam haben, ist das Spazieren im Freien. Bei Recherchen für die Zeitschrift *National Geographic*, aus denen am Ende sein Buch hervorging, stellte Buettner fest, dass sardische Hirten jeden Tag acht Kilometer Steilhänge hinauf- und hinunterlaufen, mehr als alle anderen Bewohner der Blue Zones.[65]

Der Zusammenhang zwischen häufigem Gehen, Langlebigkeit und Lebensqualität ist nicht nur durch Buettners Projekt belegt. Jüngste Erkenntnisse aus einer Studie der American Cancer Society mit 140 000 Teilnehmern haben ergeben, dass Menschen, die mindestens sechs Stunden pro Woche zu Fuß gehen, ein signifikant geringeres Risiko haben, an Atemwegserkrankungen, Krebs und Herz-Kreislauf-Beschwerden zu erkranken. Und schon zwei Stunden wöchentlichen Gehens hatte bei allen drei Krankheiten einen messbar positiven Effekt.[66] Ganz offensichtlich ist einer der einfachsten Wege zu einem längeren und gesünderen Leben ein täglicher Spaziergang (am besten in freier Natur, wenn erreichbar).

Craig Stanford legt in seinem lehrreichen Buch *Upright* dar, dass der menschliche Körper in seiner heutigen Struktur gar nicht existieren würde, wenn sich unsere Urahnen nicht buchstäblich auf die Hinterbeine gestellt hätten.

»Die heutige Architektur der Wirbelsäule, des Beckens, der Füße und Hände sowie des Nerven- und Kreislaufsystems ergibt sich unmittelbar aus der Umstellung von Vierbeinigkeit auf Zweibeinigkeit«, so Stanford.[67] Er nennt drei Hauptvorteile des zweibeinigen Gangs: die Fähigkeit, zur Nahrungssuche lange Strecken zurückzulegen, erfolgreichere Beutejagd und die Fähigkeit, Kinder, Waffen und Werkzeuge zu tragen. Diese Faktoren bildeten das Fundament für einen tiefgreifenden sozialen Wandel, bei dem unsere Vorfahren nicht nur in weitem Umkreis jagten und sammelten, sondern auch mit anderen Stämmen in Kontakt kamen, neue Länder entdeckten und die einen wie die anderen eroberten.[68]

Okay, Geschichtsstunde vorbei. Wir haben Jahrtausende der Menschwerdung rekapituliert; welche Relevanz hat das alles für uns heute? Ganz einfach: Neben dem Atmen ist das Gehen eines der urmenschlichsten Dinge, die man tun kann, und verdient unsere Aufmerksamkeit – mit einer Einschränkung: Gehen ist nicht gleich Gehen (und Atmen nicht gleich Atmen).

Die Kunst des Gehens

Ja, ja, Gehen ist gesund, schön und gut – aber was ist, wenn man ein Mensch ist, der bei längerem Gehen zu Knie- oder Hüftschmerzen neigt? Als ob Reibung die Gelenke zum Glühen bringt? Manche werden auch schnell schlapp und haben das Gefühl, dass die Beine mit Blei gefüllt sind, während sie Kinder fröhlich vorbeihüpfen sehen. Woher kommt diese elastische Bewegungsqualität?

Diese federnd Einherschreitenden nutzen allesamt beim Gehen ihre eingebauten elastischen Federmechanismen. Nehmen wir an, Sie gehen spazieren oder joggen. Der allererste Schritt, den Sie machen, von Null auf Eins, verbraucht die meiste Energie, da Sie die Trägheit überwinden müssen, den Übergang vom Stillstand zur Fortbewegung (das erinnert an den Schwung, den man braucht, um eine neue gute Gewohnheit einzuschleifen). Achten Sie mal darauf, was Arme und Hüften tun, sobald Sie in Bewegung sind. Wenn Sie Ihren Gehrhythmus gefunden haben, bewegen Sie bei jedem Schritt jeden Arm weg von der gegenüberliegenden Hüfte und umgekehrt (fachsprachlich wird dies als kontralaterale Bewegung bezeichnet). Stellen Sie sich vor, dass zwischen jeder Schulter und dem gegenüberliegenden Fuß ein Gummiband über Vorder- wie Rückseite des Körpers gespannt ist. Bei jedem Schritt werden diese Gummis gedehnt, sodass sie die Gliedmaßen in die Ausgangsstellung zurückfedern. Die Spannung der inneren Gummibänder (hauptsächlich Sehnen, aber auch Muskeln, Bänder und Bindegewebe) sorgt dafür, dass die gespeicherte Energie des einen Schrittes in den nächsten Schritt hinüberschnellt.[69] Ziemlich smarte Konstruktion, oder?

Den Bewegungsapparat kann man mit den Saiten einer Gitarre vergleichen: Mit jedem Schritt, den man macht, werden die Saiten angeschlagen. Sind sie gestimmt, erklingt der Körper harmonisch. Ist dagegen eine einzelne Saite zu straff, zu locker, zu lang oder zu kurz, klingen die Töne, die sie in der Welt spielen, etwas *schräg*. Die Kakofonie des Ungleichgewichts führt biologisch zu einer ganzen Reihe von Kompensationsmustern wie Gelenkschmerzen, erhöhtem Stress, Unbehagen im eigenen Körper, gehemmtem Selbstausdruck, gesteigertem Verletzungsrisiko und vielem mehr.

Falls Ihre Saiten für das Gehen mit optimaler Effizienz leicht verstimmt sind, ist das nicht schlimm – es gibt Hoffnung! Mit meinen Selbstfürsorgemethoden stellen Sie Ihre innere Harmonie wieder her und kommen bald wieder in Kontakt mit sich selbst. Zu den folgenden Techniken finden Sie unter thealignbook.com detaillierte Anleitungsvideos!

Selbstfürsorge für besseres Gehen

Fußgelenke mobilisieren (mit Band)

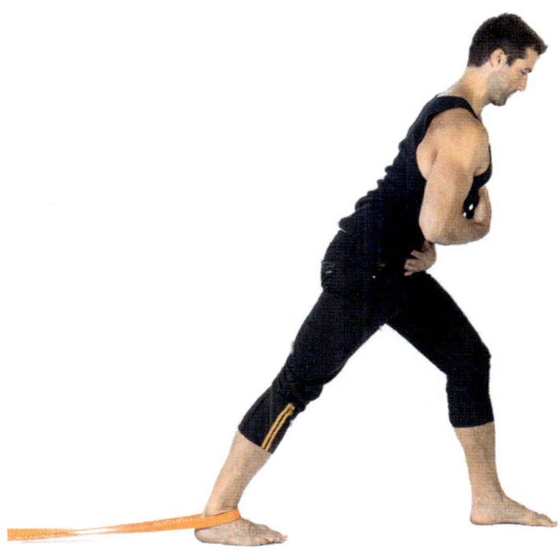

Die Beweglichkeit des Fußgelenks ist Voraussetzung für ein funktionierendes Gangmuster, für die Gesundheit von Hüftgelenken und Wirbelsäule. Lässt sich das Fußgelenk nur eingeschränkt bewegen, blockiert dies die Streckung der Hüfte (Bein nach hinten) und verursacht Probleme im gesamten Körper. Befestigen Sie das Fitnessband so tief wie möglich an einer Tür (oder an einem anderen festen Punkt) und schlingen Sie es um die Vorderseite des Fußgelenks. Treten Sie von der Tür weg, um das Band zu spannen, und gehen Sie mit dem anderen Fuß leicht in den Ausfallschritt wie ein sich dehnender Jogger. Das Band dekomprimiert dabei das Fußgelenk. Lassen Sie die hintere Ferse die ganze Zeit auf dem Boden, damit die Muskeln an der Rückseite von Bein und Fuß gedehnt werden. Halten Sie die Dehnung auf jeder Seite ungefähr 90 Sekunden und setzen Sie dabei ruhig die in Kapitel 3 auf Seite 56 beschriebenen Dehntechniken wie »Anspannen, loslassen« ein.

Ausfallschritt (mit Band)

Befestigen Sie den Türanker des Fitnessbandes knapp über Hüfthöhe und schlingen Sie es um das nach vorn tretende Bein. Treten Sie von der Tür weg, um das Band zu spannen, und gehen Sie mit dem vorderen Fuß in einen 0,90 bis 1,20 Meter tiefen Ausfallschritt oder so weit, dass in der hinteren Hüfte eine Dehnung zu spüren ist. Befolgen Sie die in Kapitel 12 beschriebenen Anweisungen für den Ausfallschritt (Seite 173). Im Ausfallschritt können Sie die Arme über den Kopf heben und den Oberkörper vom hinteren Bein wegdrehen, um eine stärkere Dehnung an Becken und Rumpf zu erzielen (optional kann das Band auch um das hintere Bein geschlungen werden, um eine tiefere Hüftdehnung zu erreichen). Halten Sie die Dehnung ungefähr 30 Sekunden, üben Sie anschließend mit dem anderen Bein und vergessen Sie das Atmen nicht.

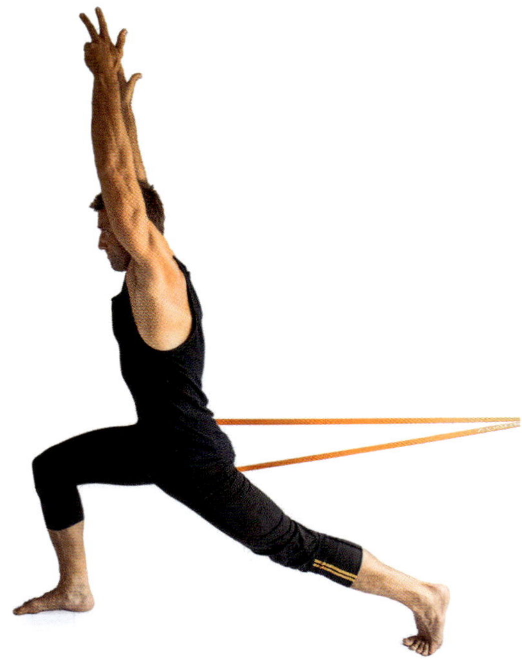

Quadrizeps dehnen (mit Band)

Gehen Sie in einen etwa 60 bis 90 Zentimeter weiten Ausfallschritt und setzen Sie das hintere Knie auf einem Kissen oder Polster ab. Schlingen Sie das Fitnessband um den hinteren Fuß und ziehen Sie damit den Fuß nach oben und das Knie in die Beugung, sodass die Vorderseite der Hüft- und Quadrizepsmuskulatur gedehnt wird. Ziehen Sie sanft an dem Band, um die Dehnung zu vertiefen, und vergessen Sie das Atmen nicht. Halten Sie die Dehnung auf jeder Seite ungefähr

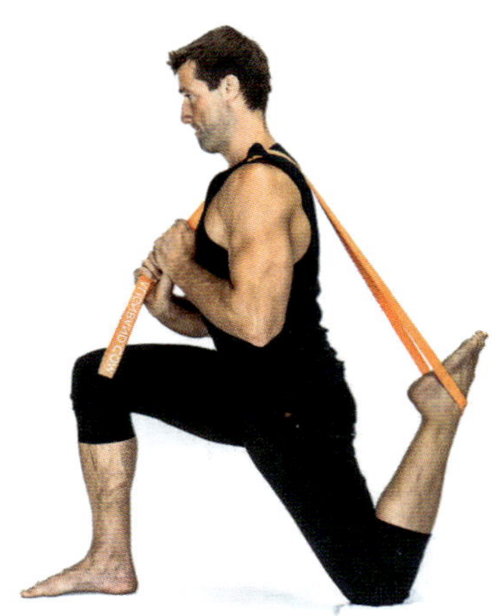

90 Sekunden und setzen Sie dabei die in Kapitel 3 auf Seite 56 erwähnte Dehntechnik »Anspannen, loslassen« ein.

Brustwirbelsäule mobilisieren (mit Band)

Dies ist eine meiner liebsten Übungen für eine beweglichere Wirbelsäule (siehe Abbildung). Stellen Sie sich mit dem Gesicht zur Tür und befestigen Sie den Türanker auf Herzhöhe. Schlingen Sie das Band in derselben Höhe um Ihren Rücken. Treten Sie zurück, bis Sie eine mäßige Spannung im Band spüren, die die Brustwirbelsäule nach vorn zieht. Heben Sie die Arme mit den Daumen nach hinten über den Kopf und spüren Sie, wie der Atem gegen die Spannung des Bandes nach außen drängt. Gehen Sie so tief wie möglich in die Kniebeuge und bewahren Sie dabei eine lange, neutrale Wirbelsäule. Drehen Sie den Oberkörper langsam nach links und rechts. Bleiben Sie ungefähr für die Länge eines vollen Atemzugs auf jeder Seite. Wechseln Sie fünfmal die Seite – oder so oft, wie es Ihnen guttut!

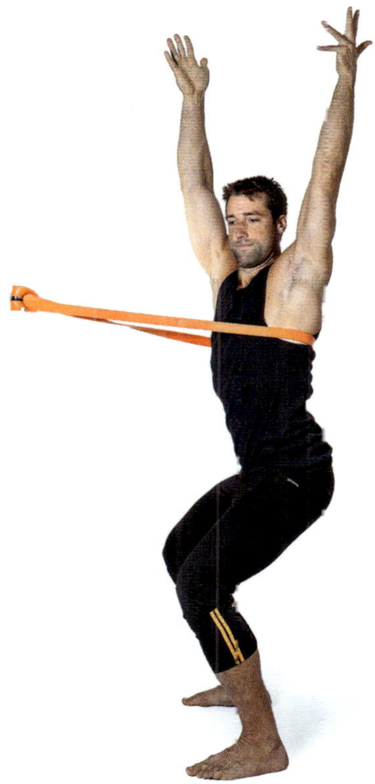

Nun haben wir die körperliche Seite des Gehens erforscht und können uns der kognitiven Komponente zuwenden. Ein Spaziergang ist nämlich nicht nur gut für den Körper, sondern kann auch eine Bereicherung für den Geist sein.

»I'm walking, yes indeed, and I'm talking«

So sang die Blues-Legende Fats Domino, und seine Worte haben auch über ein halbes Jahrhundert später nichts von ihrer Richtigkeit verloren. Lassen Sie uns 50 Jahre vorspulen und vom sumpfigen Louisiana zum buschigen Silicon Valley in Kalifornien springen: Hier sehen wir Steve Jobs in seinem schwarzen Rolli über das Firmengelände von Apple schlendern, ins Gespräch mit seinem Design-Guru Jony Ive vertieft. Worüber mögen sie reden? Vielleicht über iPod, iPhone, iPad oder irgendein iSomething, das bald unseren Alltag erobern wird?

Schon zu Anfang seiner zweiten Amtszeit bei Apple merkte Jobs, dass er sich bei Besprechungen in seinem Büro oder in einem Konferenzraum wie ein eingesperrtes Raubtier fühlte. Also ging er dazu über, aus fast jedem Treffen mit Kollegen und Angestellten einen Spaziergang zu machen. Zwar erlebte er das neue Apple-Hauptquartier leider nicht mehr, aber im Vorfeld arbeitete Jobs eng mit den Architekten zusammen, um den unendlichen, zum Spazieren einladenden Rundweg im Herzen der fünf Milliarden Dollar teuren Anlage zu erschaffen. Und genau so viel Wert legte Jobs darauf, dass sein Geist nicht nur in wunderbar einfachen elektronischen Geräten weiterleben würde, sondern auch in 9000 dürreresistenten Bäumen (natürlich von einem Baumexperten ausgewählt), unzähligen Pflanzen, einem ummauerten Garten und einer Wiese – alles hergerichtet, bevor der erste Mitarbeiter seine neuen Arbeitsplatz bezog.[70]

Ausrichtung ganz praktisch

Brechen Sie bei jeder sich bietenden Gelegenheit aus den mit Power Point verseuchten Besprechungsräumen aus und pflegen Sie den Austausch mit Ihren Kollegen unter freiem Himmel. Dabei sollten Sie Ihre Umgebung mit Bedacht wählen und bewusst wahrnehmen, aktiv zuhören und aufkommende Pausen im Gespräch begrüßen, statt möglichst jede Sekunde mit Reden zu füllen.

In sich gehen

Ein wichtiger, unbesungener und meist vernachlässigter Vorzug des Gehens ist die dadurch ermöglichte Gedächtniskonsolidierung und -auffrischung. Wer schon mal an die frische Luft gegangen ist, um den Kopf freizubekommen, oder beim Spazieren einen Heureka-Moment hatte, wird wissen, was ich meine. Eine im *American Journal of Health Promotion* veröffentlichte Studie kam zu dem Ergebnis, dass sich die Probanden, die vor einer Lernübung 15 Minuten lang in mäßigem Tempo spazieren gingen, die Lektion besser einprägten und bei späteren Tests besser abriefen als die Fußfaulen.[71]

Der Zusammenhang zwischen Spazierengehen und Gedächtnisleistung erstreckt sich auch auf die Prävention oder sogar Umkehrung von altersbedingtem geistigem Abbau. Für einen Aufsatz in *Proceedings of the National Academy of Sciences* wurden drei Gruppen von Menschen im Alter von 55 bis 80 Jahren verglichen, die zuvor ein bewegungsarmes Leben geführt hatten. Eine Gruppe spazierte dreimal pro Woche 40 Minuten lang, die zweite praktizierte Yoga und die dritte führte Krafttraining per Fitnessband durch. Bei der Untersuchung von Gehirnscans aller drei Gruppen stellten die Wissenschaftler bei der spazierenden Gruppe eine positive neurologische Veränderung fest: Der Hippocampus der Teilnehmer war um durchschnittlich zwei Prozent gewachsen.[72]

Das ist zwar nur ein kleiner Prozentsatz, hat aber große Auswirkungen, denn der Hippocampus ist für Gedächtnisbildung und Erinnerung zuständig. (Nebenbei: Das Wort »Hippocampus« leitet sich vom griechischen *hippokampus* ab. *Hippos* bedeutet »Pferd« und *kampos* »Seeungeheuer«, beides zusammen »Seepferdchen«, und einem solchen ähnelt diese Hirnstruktur.)[73] Die Forscher gaben an, dass nach sechs Monaten mit drei wöchentlichen Spaziergängen der altersbedingte Gedächtnisabbau um ein bis zwei Jahre rückgängig gemacht worden war.[74] Eine weitere Studie der *University of British Columbia* ergab ähnliche Ergebnisse bei insgesamt zwei Stunden energischen Gehens pro Woche, aufgeteilt auf nur zwei Spaziergänge.[75]

Ausrichtung ganz praktisch

Wenn Sie eine wichtige Prüfung oder Präsentation vor sich haben oder etwas anderes, bei dem Ihre Geisteskraft gefordert ist, sollten Sie vorher einen kurzen Spaziergang von mittlerem Tempo machen. Kombinieren Sie dies mit wöchentlich insgesamt mindestens zwei Stunden Fußmarsch in raschem Schritt. Zwischendurch können Sie ein paar Tanzschritte einlegen oder Musik hören, das bringt noch mehr Schwung in die Hirnwindungen.

Spirituelle Suche

»Niemand rettet uns, außer wir selbst. Niemand kann es und niemand darf es. Wir selbst müssen den Weg gehen.«
Buddha

Seit Jahrtausenden hat es Menschen aller Glaubensrichtungen – einschließlich derer, die an die Wissenschaft glauben – wohlgetan, den Tag mit einem besinnlichen Spaziergang zu beginnen. Ich habe die Tiefenwirkung des bewussten Gehens in einem Vipassana-Meditationszentrum in der Nähe von Joshua Tree in Kalifornien erlebt, als ich zwischen den Meditationen im Sitzen nichts anderes zu tun hatte, als über den für uns Meditierende angelegten Spazierweg durch die Wüste zu wandeln. Ich verspürte eine tiefe Verbundenheit mit der unberührten Landschaft, die trotz ihrer Trockenheit eine eindringliche, eigenartige Schönheit besitzt. In jedem Schritt steckt ein Zauber, egal, wo man ihn tut, aber der entgeht uns, wenn wir so weit weg vom Boden in unserem Kopf leben.

In seinem Bestseller *The Rise of Superman* untersucht Steven Kotler das Phänomen, dass Extremsportler, die ihre Leistungen größtenteils im Freien erbringen, sehr leicht und sehr oft in den Flow-Zustand geraten. Doch nicht nur die Tony Hawks, Laird Hamiltons und Paige Almses der Welt können ihren Flow in der Natur finden – auch uns restlichen Sterblichen steht dieser Weg offen. Warum? Weil die freie Natur von Natur aus (Wortspiel beabsichtigt) drei Hauptauslöser des Flow-Zustands enthält: Neuheit, Komplexität und Variabilität. Und um diese Auslöser zu triggern, muss man sich keinen Wasserfall hinabstürzen, nicht von Bergwänden basejumpen oder in eine 20-Meter-Welle paddeln. Auch wer nur allein spazieren geht, mit einem Freund eine Radtour macht oder mit der Familie wandert, gerät leicht in einen Zustand tiefer und befriedigender Körperlichkeit, in dem die Zeit verfliegt und die Kreativität aufblüht.

Ein solches Eintauchen ins Draußensein wirkt sich auch nachhaltig positiv aus, wenn man wieder drinnen ist. Eine Studie von Dr. Chuck Hillman an der Universität von Illinois verwendete die fMRI-Bildgebung (funktionelle Magnetresonanztomografie), um die Gehirne zweier Gruppen zu vergleichen. Eine Gruppe meditierte 20 Minuten im Sitzen, während die andere einen 20-minütigen Spaziergang machte. Die Gehirnscans zeigten nach dem Meditieren einen Anstieg der Aktivität in mehreren Regionen, aber bei den Spaziergängern erstrahlten die Gehirne auf dem Bildschirm wie ein Silvesterfeuerwerk.[76] Kein Wunder also, dass viele Kreative, von Charles Dickens über Beethoven bis Aristoteles, auf ihren täglichen Spaziergang schworen. Das Gehen bescherte ihnen zündende Ideen, und auch bei Ihnen wird es die Kreativität anfachen.

Ausrichtung ganz praktisch

Wenn Sie sich den Flow-Zustand zum Ziel gesetzt haben, sollten Sie die Finger von Multitasking lassen. Suchen Sie sich lieber eine Tageszeit aus, die entweder unmittelbar vor einer produktiven Phase liegt, um Ihre Leistung noch zu steigern, oder nutzen Sie achtsame Spaziergänge, um während einer Tiefphase neuen Schwung zu bekommen. Falls Sie ein Morgenmensch sind, können Sie sich vielleicht die Zeit für einen stillen einsamen Rundgang nehmen. Sie sind Abendmensch oder irgendwo dazwischen? Dann versuchen Sie, am Nachmittag eine Spazierpause einzulegen. Widerstehen Sie der Versuchung und lassen Sie das Handy in der Tasche – Messages und Posts tippen ist alles andere als entspannend und Sie werden überraschend viele Geräusche wahrnehmen, wenn Sie sich nicht mit Ohrstöpseln oder Kopfhörern von der Welt abkapseln.

Herumirren ist menschlich

Das soll kein Witz sein. Nehmen Sie sich ab und zu Zeit für altmodisches Umherstromern. Dazu lassen Sie am besten GPS-Gerät, Smartphone und Fitness-Tracker zu Hause (oder wenigstens in der Tasche) und versuchen, Ihren eigenen Weg zu finden. Zwar hat die Orientierung an Karte und Kompass durchaus Vorteile (sie ist eine seltene Kunst geworden), die wahren, erfahrenen Wildnis- und Stadtentdecker gehen irgendwann zu einem freieren Ansatz über, indem sie sich einfach auf den Weg machen und sich überraschen lassen.[77] »Aber warum sollte ich mich absichtlich verirren?«, höre ich Sie fragen. Nein, das macht man genau genommen nicht. Aber statt jede Routenplanung Siri zu überlassen, kann man damit beginnen, etwas von dem eingebauten Richtungssinn zurückzugewinnen, der als Überlebensinstinkt fest in uns verankert ist. Ich denke mir das nicht aus. Ein Experiment der McGill University ergab, dass bei Menschen, die sich im Raum zurechtfinden, im Hippocampus mehr passiert als bei solchen, die nach dem Schema Reizreaktion vorgehen (wie es bei der Verwendung eines Navis geschieht).[78]

Ausrichtung ganz praktisch

Wenn Sie irgendwohin fahren und auch vorhaben, dorthin zurückzukehren, sollten Sie versuchen, sich die Route zu merken oder den Hin- und Rückweg anhand von Orientierungspunkten und Straßenschildern herauszufinden. Halten Sie ruhig Ihr Telefon bereit oder schalten Sie das Navi an, falls etwas schiefgeht und Ihr armer, verkümmerter Hippocampus den Weg nicht findet. Vielleicht ist gelegentliches Hantieren mit einer Karte aus Papier ein guter Mittelweg zwischen dem Navigieren auf eigene Faust und der selbstverschuldeten Abhängigkeit vom Navi. Das liegt laut Veronique Bohbot von der McGill University daran, dass es schwierig, kompliziert und anspruchsvoll ist, so einen alten Straßenatlas zu verstehen.[79] Umso besser fürs Gehirn.

Der Weg des nicht ganz so geringen Widerstands

»Gesundheit und guten Mut kann ich mir nur erhalten, wenn ich mindestens vier Stunden am Tag – meist sind es mehr – damit verbringe, durch Wälder, Hügel und Felder zu streifen, gänzlich frei von den Zwängen der Welt.«
Henry David Thoreau

Zwischen den Bürgersteigen der Stadt, den Fluren unserer Büros und den Laufbändern auf Flughäfen (die ich eigentlich gern benutze) stoßen wir beim Gehen selten auf Gefälle oder Unebenheiten. Außerdem sind diese ebenen Oberflächen auch hart, weshalb Läufer unbedingt 2 bis 5 Zentimeter Schaumgummi zwischen ihren Füßen und dem Pflaster darunter haben wollen. Damit schalten sie allerdings einen der nützlichsten Eingangskanäle im menschlichen Körper effektiv auf stumm.

Wo ist hier das Problem? Nun, ich wiederhole mich ungern, aber der menschliche Fuß ist nicht dazu konstruiert, in super gepolsterten Schuhen mit klobigen Absätzen, Fußgewölbestützen, »Bewegungskontrollfunktionen« und sonstigen Gimmicks eingesperrt zu werden, die uns die Werbung als unverzichtbar andreht. Wir sind auch nicht dazu gebaut, auf hindernislosen Gehwegen zu bleiben, die für unsere Balance und unsere 33 Gelenke keinerlei Herausforderung darstellen. Weil wir unsere Füße verhätschelt haben, sind sie schwach und unbeweglich geworden, was dazu führt, dass wir jedes Jahr Millionen beim Podologen lassen, ganz zu schweigen von den Milliarden, die wir für Kreuzschmerzen bezahlen.

Was dagegen hilft? Suchen Sie Steigungen und Gefälle, die für Füße und Knöchel eine Herausforderung darstellen. Bewältigen Sie Abhänge diagonal oder im Zickzack, nicht geradewegs hinauf oder hinab, und wagen Sie sich, wann immer möglich, ins weglose Gelände. Laufen Sie am Strand, im Gras und auf anderen weichen natürlichen Oberflächen barfuß, was den doppelten Vorteil hat, dass es die Füße kräftiger und beweglicher macht. Falls Sie keinen Zugang zu öffentlichen Flächen haben, auf denen man sich gefahrlos barfuß bewegen kann, können Sie es immer noch im eigenen Garten tun, so Sie einen haben.

Lassen Sie die engen Socken weg, wenn Sie im Haus sind. Wenn Sie Schuhe tragen müssen, wählen Sie welche mit dünner, flexibler Zwischensohle und nicht mehr als vier Millimetern Höhenunterschied zwischen Absatz und Ballen, denn solche Schuhe eignen sich am besten für die Füße. Meiden Sie jedoch Flip-Flops: Um solche Schlappen am Fuß zu halten, müssen die Zehen zu hart arbeiten, und das sorgt nur für Verspannungen und eingeschränkte Beweglichkeit (Sandalen mit Fersenriemen sind in Ordnung). Leonardo Da Vinci schrieb: »Der menschliche Fuß ist ein Meisterwerk der Technik und ein Kunstwerk.« Meine knorrigen Zehen gehören gewiss nicht ins Museum, aber sie gehören auch nicht in klobige Schuhe und auf glatten Beton, denn das ist nicht das, wofür sie gemacht wurden. Es ist Zeit, die Füße zu befreien!

Ausrichtung ganz praktisch

Katy Bowman, Expertin für natürliche Bewegung, empfiehlt Wanderrouten, bei denen man ausgetretene Pfade verlassen, durch Gebüsch und Gewässer dringen und über Zäune klettern muss. Sie schlägt außerdem vor, bei jeder Gelegenheit die Schuhe auszuziehen, damit man von den Füßen, die mehr Nerven pro Quadratzentimeter haben als jedes andere Körperteil, Sinneseindrücke in Echtzeit erhält.[80] Wenn Sie Schuhe tragen müssen, wählen Sie eine Barfußschuhmarke wie Joe Nimble, VivoBarefoot oder Lems. Diese Firmen bieten biegsame Modelle mit minimaler Absatzhöhe und weiten Schnitten, die den Füßen Spielraum erlauben – mitsamt Hallux, Hammerzeh und allem.

Reizentzug

Ein Punkt, über den im Zusammenhang mit Schmerzen und Verletzungen des unteren Rückens selten gesprochen wird, ist der plötzliche Entzug von Sinnesreizen, den unsere Füße in der jüngeren Vergangenheit durchgemacht haben. Die Füße sind massiv auf der sensorischen Großhirnrinde vertreten, ebenso wie Augen, Ohren, Nase, Hände, Brustwarzen und Genitalien. Wie die anderen hochempfindlichen Körperteile entstammen auch die Füße embryologisch einem gemeinsamen Ort, der als Wolff'scher Kamm bezeichnet wird. Beim Barfußlaufen oder Tragen von minimalem Schuhwerk erhalten die Füße feine

Sinnesreize über Dichte, Krümmung, Gefälle und andere Eigenschaften des Untergrunds. Diese Informationen erlauben winzige, der Umgebung angemessene Anpassungen und Ausbalancierungen der Körperhaltung.

In den letzten Jahrhunderten sind wir jedoch dazu übergegangen, uns Schaum- und Gummischichten unter die Füße zu binden, ihre Verbindung zum Boden zu kappen und die feinen Neukalibrierungen, die ein nackter Fuß ständig vornimmt, zu unterbinden. Folglich sind unsere Füße schwächer, weniger beweglich und weniger empfindlich als jemals zuvor in der Geschichte der Menschheit. Luftkammersohlen, komplizierte Fußbetten und Gewölbestützen machen Eindruck in der Schuhwerbung, aber sie unterdrücken das reichhaltige sensorische Feedback, das die 7000 Nervenenden im Fuß bei jedem Bodenkontakt an Gehirn und Nervensystem melden sollten. Dass den Füßen die natürlichen Sinnesreize entzogen werden, die sie in den Jahrtausenden zuvor erhielten, trägt womöglich auch zu den Rückenproblemen bei, die in der westlichen Welt so häufig auftreten. Phillip Beach beschreibt diese Zusammenhänge ausführlich in seinem Buch *Muscles and Meridians*:

> Die am stärksten gefährdeten Wirbelsäulensegmente befinden sich im Verbindungsbereich von Lendenwirbelsäule und Kreuzbein (L4, L5 und S1). Von dort führen sensorische Nerven bis zu den Fußsohlen. Das heißt, dass die am stärksten gefährdeten Segmente von den meisten Informationen gesteuert werden. Das ist wichtig. Die kleinen Muskeln des unteren Rückens sind somit segmentweise mit den Fußsohlen verbunden. Informationen steuern jedes System, also haben wir hier eine sensorische Plattform, die dem am stärksten gefährdeten Bereich des unteren Rückens gewidmet ist. Aus dieser Perspektive sind Schuhe Reizentzugskammern. Sie schränken die Rohdaten ein, die wir brauchen, um unseren heiklen aufrechten Stand und Gang zu schaffen.[81]

Ausrichtung ganz praktisch

Legen Sie sich ein paar Steine in der richtigen Größe im Garten zurecht, auf denen Sie jeden Tag gehen und balancieren können. Gehen Sie zu Hause so viel wie möglich barfuß – drinnen und draußen. Nutzen Sie jede Gelegenheit zum Kontakt mit der Natur und streifen Sie einfach mal die Schuhe ab, wenn Sie an einem grasbewachsenen Fleckchen vorbeikommen. Gewöhnen Sie

sich daran, der Spinner zu sein, der barfuß über Baumstämme balanciert. Sagen Sie den Umstehenden einfach, Sie müssten Ihre Traumatisierung durch jahrelanges Schulbankdrücken aufarbeiten.

Kreislauf des Lebens

Vielleicht kennen Sie schon den Spruch »Sitzen ist das neue Rauchen«, den Dr. James Levine in seinem Buch *Get Up!* geprägt hat. Er klingt zunächst leicht alarmistisch, trifft auch nicht wirklich zu und drückt nur einen Teil der Wahrheit aus. Unsere sitzende Lebensweise hat eine Adipositas-Epidemie ausbrechen lassen, die Häufigkeit von Diabetes und Herz-Kreislauf-Erkrankungen in die Höhe getrieben und uns unsere Vitalität geraubt, das ist richtig. Aber wie ich in Kapitel 4 schon angedeutet habe, fehlt bei dem Thema jede Auseinandersetzung mit der Art und Weise, *wie wir sitzen* – entscheidend ist nicht so sehr die Quantität, sondern es sind die Qualität und Mikrobewegungen zwischendurch. Statt auf Stühlen festzukleben, sollten wir mehr auf dem Boden essen, arbeiten und faulenzen, mit Gehpausen dazwischen. Das wäre die nächstliegende Lösung für die Symptome der sogenannten Sitzepidemie (das detaillierte Wie und Warum steht in Kapitel 4).

Ein Kernproblem beim übermäßigen Stuhlsitzen besteht darin, dass das Lymphsystem, das eigentlich Abfallprodukte abpumpen soll, in den Schlafmodus versetzt wird. Im Gegensatz zum Herz-Kreislauf-System, das automatisch vom Herz angetrieben wird, erfordert das Lymphsystem Bewegung von außen. Forscher der Universität von Utah haben kürzlich versucht, die wirksame Mindestdosis an täglicher Bewegung herauszufinden. Sie stellten fest, dass bei nur zwei Minuten Gehen pro Stunde das Risiko eines verfrühten Todes um ein Drittel sinkt.[82] Das verwundert nicht, denn Lymph- und Immunsystem sind Partner wie Batman und Robin und kämpfen gemeinsam für die Gesundheit.

Das Columbia University Medical Center stellte fest, dass bei Menschen, die 35 Minuten sitzende Tätigkeit durch körperliche Aktivität jeglicher Art und Intensität ersetzten, das Sterblichkeitsrisiko um bis zu 35 Prozent sank.[83] Das ganze Gerede vom Tod deprimiert Sie? Nun, das muss es gar nicht: Das Positive an diesen beiden Studien ist, dass Sie, um länger am Leben zu bleiben, nichts weiter tun müssen, als häufiger aufzustehen und die einfachste aller Übungen zu praktizieren: Gehen.

Ausrichtung ganz praktisch

So schön es ist, jeden Tag einen längeren Spaziergang zu machen, an Mikrobewegungen dürfen Sie es dennoch nicht fehlen lassen. Sie vergessen immer wieder, vom Schreibtisch oder von der Couch aufzustehen und herumzulaufen, ein paar Hampelmänner zu machen oder hinauszugehen? Stellen Sie sich einen Timer! Laden Sie eine App wie *Move*, *Stand Up!* oder *Stretchy* herunter, um Sie daran zu erinnern, oder setzen Sie dazu Ihren Fitness-Tracker ein.

Hausaufgabe für mehr Ausrichtung

Nehmen Sie sich in den nächsten 30 Tagen ganz bewusst Zeit zum Spazierengehen und achten Sie darauf, was Sie dabei spüren und fühlen! Verabreden Sie sich nicht zum Kaffeetrinken, sondern zum gemeinsamen Spaziergang (nehmen Sie sich Ihren Kaffee oder Tee ruhig mit).

Probieren Sie diese Mobilisierungstechnik aus, bevor Sie heute Abend ins Bett gehen. Ich nenne sie die Venusfliegenfalle: Legen Sie die einzelnen Finger der rechten Hand zwischen die Zehen des linken Fußes (das entstehende Muster – Finger, Zehe, Finger und so weiter – sieht ein bisschen wie eine Venusfliegenfalle aus) und dehnen Sie die Zehen etwa zwei Minuten lang mit den Fingern in alle Richtungen. Wechseln Sie die Seite und tun Sie dasselbe mit der linken Hand am rechten Fuß.

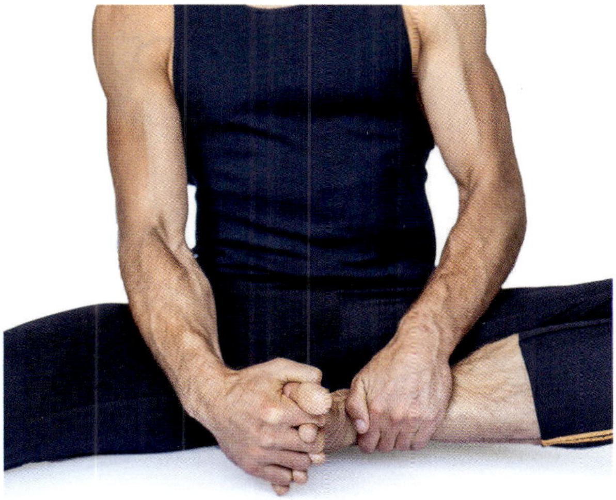

TEIL 3

Wie die *Umwelt* Geist und Körper formt

KAPITEL 9

Kleidung
Wo drückt der Schuh?

**»Schönheit liegt nicht im Gesicht;
Schönheit ist ein Licht im Herzen.«**
Khalil Gibran

Schon mal darüber nachgedacht, welche Nach- und Nebenwirkungen sich aus dem »Festzurren« der Hüft- und Kniegelenke mit engen Hosen ergeben? Wie dadurch beispielsweise bei der Kniebeuge oder Hocke die volle Bewegungsfreiheit eingeschränkt wird? Hocken ist nicht nur eine gymnastische Übung, sondern eine Grundposition, die sehr wichtig für die Gesundheit des täglichen Körpergebrauchs ist. Hocken oder Kniebeugen sind kein »Sport«, sondern eher so etwas Elementares wie das Trinken.

Wie ginge es Ihnen wohl, wenn Sie während eines harten, 50-minütigen Hydratationstrainings Ihren gesamten wöchentlichen Wasserbedarf bereits am Montagmorgen im Fitnessstudio zu sich nähmen? Es ginge Ihnen nicht gerade glänzend, lautet die Antwort, und so ähnlich verhält es sich mit dem biologischen Grundnahrungsmittel, das wir Hocke nennen. Am besten trägt man immer Hosen oder Shorts, mit denen man regelmäßig und mit voller Bewegungsfreiheit problemlos in die Hocke gehen kann. Tatsächlich ist es gar nicht allzu lange her, dass die beiden erwähnten Aktivitäten – hocken und trinken – oft zusammen stattfanden, beispielsweise, wenn man sich an einen Fluss oder eine Quelle hockte, um Wasser zu schöpfen und zu trinken (zu überprüfen in fast jeder Doku über indigene Völker).

Hocke, Ausfallschritt und Gehen sind mit die wichtigsten Antriebskräfte für die Flüssigkeiten im Körper. Die meisten Organe haben keine Muskeln an Bord und brauchen daher die Druckregulierung durch äußere Bewegung, um zu funktionieren und gesund zu bleiben. Hocken verändert den Druck im Bauchraum und lässt Flüssigkeiten zirkulieren, die sonst stagnieren würden. Diese Kette von Druckveränderungen findet statt, weil der Körper ein geschlossenes hydraulisches System ist.

Was das alles bedeuten soll? Bewegt man einen Körperteil, setzt sich der Effekt im gesamten System fort wie in einer Zahnpastatube, wenn man das Ende zusammendrückt. Unser Körper ist im Wesentlichen eine aufwendige Zusammenstellung von Pumpen, die Flüssigkeiten von einer Kammer zur nächsten befördern. Unser Gesundheitszustand wird davon bestimmt, wie gut wir unsere inneren Flüssigkeiten bewegen; die Bewegung unserer inneren Flüssigkeiten hängt davon ab, dass wir uns regelmäßig durch den gesamten Bewegungsspielraum bewegen können; und unser Bewegungsspielraum wird durch die Hosen, die wir tragen, begrenzt!

Probehocken

Zum »Probehocken« müssen Sie nichts weiter tun, als Ihre Beine einmal durch ihren gesamten Bewegungsspielraum zu bewegen. So stellen Sie sicher, dass Ihre Hose Sie nicht daran hindert, eine stärkere, beweglichere Version Ihrer selbst zu werden.

Von nun an sollten Sie vor dem Kauf eines neuen Rocks, einer Hose oder von einem Paar Shorts immer erst prüfen, ob Sie darin hocken können. Sollten Sie mit der ausgewählten Hose den Bewegungsspielraum Ihrer Beine nur eingeschränkt ausnutzen können, dann entscheiden Sie sich lieber für eine andere. Nur wenn Sie Kleidung tragen, in der Sie sich bewegen können, werden Sie sich auch besser und mehr bewegen!

Schuhe und ihre Auswirkungen

Die Füße sind das Fundament des Körpers, und wenn auch nur ein Teil der Füße nicht funktioniert, kompensiert dies das ganze System, was zu Ungleichgewicht und Verspannungen führt. Im Rolfing – einer Form der manuellen Therapie, bei der der Körper systematisch von Fuß bis Kopf ausbalanciert wird – beginnen Praktiker wie ich bei der Arbeit mit neuen Klienten sehr früh damit, die Füße neu zu organisieren. Warum?

Werfen wir einen Blick auf die Anatomie des Fußes. Ein Viertel aller Knochen des menschlichen Körpers befindet sich in den Füßen, nämlich 26 Knochen, 33 Gelenke, 117 Bänder und 19 Muskeln – je Fuß. Daran kann man erkennen, dass die Evolution uns eine große Bewegungsvielfalt der unteren Extremitäten beschert hat. Falls Sie sich für Mathematik interessieren: Diese 33 Gelenke im Fuß ermöglichen $8{,}6 \times 10^{36}$ verschiedene Fußpositionen, woraus sich wiederum eine Zillion Bewegungsoptionen ergeben. Es mutet fast kriminell an, dieses wundervolle Potenzial durch das Tragen von allzu engen, steifen oder hochhackigen Schuhen zu versauen. Unsere Füße passen sich, wie der Rest unseres Körpers, ständig an die Umgebung an, der wir sie aussetzen.

Wenn wir uns in eine starre Umgebung zwängen, wie es bei schlecht sitzenden oder einengenden Schuhen der Fall ist, schränkt dies unser Wachstumspotenzial ein und die Kompensationsmuster pflanzen sich im ganzen Körper fort. Daran sollten Sie vielleicht denken, wenn ein besonders spiritueller, kristallvernarrter Bekannter das nächste Mal davon spricht, dass »alles miteinander verbunden« ist. Wenn es einen Artikel bei unserer Kleidung gibt, bei dem wir auf gesundheitsfördernde Struktur und Langlebigkeit achten sollten, dann sind das am ehesten die Schuhe. Schauen wir uns einige Faktoren an, die beim Kauf eines Schuhs zu beachten sind, wenn er den Füßen Leichtigkeit, Flexibilität, Kraft und Komfort bieten soll. Denn die Füße arbeiten hart für Sie und verdienen nur das Beste!

Zehenfreiheit

Ist Ihnen schon einmal nach dem Urlaub in einem warmen Land aufgefallen, dass Ihre Füße größer geworden sind? Sofern Sie nicht mit einer Qualle in Kontakt gekommen sind, liegt dies wahrscheinlich daran, dass sich die Füße auf ihre natürliche Größe ausdehnen, wenn Sie barfuß oder in offenen Schuhen über unterschiedliche Oberflächen wie Strand,

Felsen oder Gras laufen. Wenn sich die Fußmuskeln entspannen und ihre eigene natürliche Stützkraft finden, setzt sich dieser Prozess auch im Rest des Körpers fort. Probieren Sie es gleich mal aus. Stehen Sie auf und krallen Sie die Füße am Boden fest. Sie werden eine Kontraktion bemerken, die über die Beine bis hinauf in den Nacken wandert. Vorübergehende Kontraktion ist eine tolle Sache. Chronische Kontraktion ist dagegen gefährlich. Wenn Sie dieses Festkrallen über einen längeren Zeitraum beibehalten, werden Sie feststellen, dass sich das positive Gefühl der Kontraktion ziemlich schnell in Erschöpfung und Verspannung verwandelt.

Ihre Schuhe sollten es zulassen, dass Sie Ihre Zehen so weit wie möglich spreizen. Alles, was nicht der vollen Bewegungsfreiheit des Fußes entspricht, kommt dem Tragen eines Gipsverbands nach einer Verletzung nahe – bei wiederholtem Gebrauch werden Schuhe zu Fußsärgen. Nach dem Tragen eines Gipses müssten Sie monatelang zur Reha, um einen gesunden Bewegungsumfang und eine kräftige Stützmuskulatur wiederherzustellen. Ein beängstigend hoher Prozentsatz des modernen Schuhwerks schnürt unsere Füße zusammen – in geringerem Maße, als die Füße während der chinesischen Song-Dynastie »geschnürt« wurden, aber geschnürt ist geschnürt. Die Vorstellung, dass Schönheit im Laufe der Geschichte irgendwie mit Schmerz in Verbindung gebracht wurde, ist so faszinierend wie traurig.

Roll It Up!

Der Stamm der Tarahumara aus der Barranca del Cobre im Norden Mexikos wurde durch Christopher McDougalls Buch *Born to Run* einer breiteren Öffentlichkeit bekannt. Die Tarahumara gehören zu den besten Läufern der Welt, und wie die meisten Läuferstämme auf der ganzen Welt schützen sie ihre Füße auf einfachste Art. Alles, was mehr Halt bietet als eine Sandale aus einem dünnen Stück Gummireifen, kommt in ihren Augen ihrer eigenen natürlichen Bewegungsmechanik in die Quere. Und diese Leute joggen nicht nur um den Block – sie sind es gewohnt, Dutzende von Kilometern durch die mexikanische Wüste zu rennen.

Bei der Suche nach einem angenehmen Schuh ist der Rolltest ein guter Ausgangspunkt. Es sollte ohne Weiteres möglich sein, die Schuhspitze so weit aufzurollen, bis sie die Ferse berührt. Wenn das nicht klappt, outsourcen Sie nur Ihre eigenen Fußmuskeln und machen sich abhängig von der Stützstruktur des Schuhs, was zu Muskelatrophie und einer ganzen Reihe von Knöchel-, Knie-, Hüft- und Rückenproblemen führt. Das ist kurzfristig kein großes Problem (wie bei Absätzen), aber längeres Tragen solcher Schuhe schwächt die Füße und macht abhängig von übermäßig stützendem Schuhwerk.

Nullabsatz

Übrigens betrifft die Bewegungsfreiheit des Fußgelenks nicht nur den Fuß, sondern auch das Gehirn! Lassen Sie mich das erklären, bevor Sie die Stirn runzeln. Das Gehen aktiviert Mechanorezeptoren in den unteren Extremitäten und stimuliert zerebello-thalamo-kortikale Signalschleifen im Gehirn (das Wort ist nicht ausgedacht, Ehrenwort!). Die verringerte kortikale Aktivität verändert die dopaminerge Funktion, die mit der Art und Weise des Denkens und Fühlens zusammenhängt.[84] Wie bitte? Ja, mir tut das Gehirn schon vom Hinschreiben weh. Im Wesentlichen bedeutet das, dass man erwiesenermaßen die Fußgelenke bewegen muss, damit das Gehirn optimal funktioniert und die geistige Gesundheit erhalten bleibt.

Wenn Sie jetzt immer noch glauben, dass die schicken neuen Schuhe Sie so glücklich machen und dadurch der Mangel an Fußbeweglichkeit aufgewogen wird, sollten wir uns vielleicht einem Thema zuwenden, das etwa 80 Prozent der Amerikaner im Laufe ihres Lebens beschäftigt: Rückenschmerzen. (In Deutschland sind ebenfalls 80 Prozent der Bevölkerung von Rückenschmerzen betroffen. Seit der Coronapandemie gab es eine Steigerung um elf Prozent, wie eine Untersuchung ergab.) Schuhe mit Absatz lassen den Körper nach vorn kippen, und um uns wieder aufzurichten, wird der untere Rücken übermäßig gebogen. Die Verspannung setzt sich wie eine Welle bis in die Halswirbelsäule fort, denn die zusätzliche Spannung weiter unten muss ausgeglichen werden. So kommt es dann zu dem oft beklagten »verspannten« Nacken. Das Fußgelenk steht also mit dem gesamten Körper in Verbindung und seine Bewegung hängt mit der körpereigenen Neurochemie zusammen.

Wenn die Ferse nicht wie beim Barfußgehen auf natürlichem Untergrund ganz und gar zu Boden geht, wird der Körper zusätzlichen, neuartigen Spannungen ausgesetzt, mit denen wir Menschen der Neuzeit nur schwer fertig werden. Ein Körper, der in dieser verspannten und unausgeglichenen Position bleibt, wird zu einer tickenden Zeitbombe, die nur darauf wartet, dass in einem scheinbar zufälligen Moment irgendein Glied entlang der Haltungskette »zerspringt«. War das Kissen, das Sie aufhoben, etwa schwerer als sonst, als Sie sich neulich einen Hexenschuss holten? Oder haben Sie die Voraussetzungen für diese Verletzung über Jahre hinweg mit falschem Schuhwerk und unausgeglichenen Bewegungsmustern geschaffen?

Das ist Fakt

- 2,5 Zentimeter Absatz verlagern 22 Prozent mehr Druck auf den Vorderfuß.
- 5 Zentimeter Absatz verlagern 57 Prozent mehr Druck.
- 7,5 Zentimeter Absatz verlagern 76 Prozent mehr Druck.

Ich wage die Behauptung, dass die körperlichen Schäden, die das ständige Tragen von hohen Absätzen (entscheidend ist hier das Wort »ständig« – soweit ich das beurteilen kann, ist gelegentliches Tragen kein Problem) bewirkt, mindestens so schlimm sind wie das künstliche Strecken des Halses bei asiatischen Völkern, das wir als Ausländer abartig finden. So, jetzt habe ich es gesagt. Das Gute ist, dass wir durch Selbstfürsorge, bessere Bewegungsgewohnheiten und geeignetes Schuhwerk Verspannungen lösen und Haltungsstörungen beseitigen können.

Eine kurze Geschichte des hohen Schuhs

Zunächst muss ich klarstellen, dass hohe Absätze keine neue Erfindung sind, sondern schon seit Tausenden von Jahren Verwendung finden. Ihr Zweck war allerdings unterschiedlich. Im alten Ägypten entfernten sie die Füße des Schlachters vom Boden, damit dieser nicht im Blut von Tieren stehen musste; in Persien waren sie ein Kriegswerkzeug, mit dem berittene Soldaten in den Steigbügeln besser Halt fanden, während sie mit Pfeil und Bogen schossen. Später erhoben hohe Schuhe europäische Adlige vom Boden, schützten sie vor Pferdekot und ließen sie größer und gebieterischer erscheinen. Der rote High Heel wurde nicht erst durch Christian Louboutin populär, sondern ursprünglich schon im 17. Jahrhundert am französischen Hof getragen – von Männern. Bei König Ludwig XIV. waren rote Absätze ein Zeichen königlicher Gunst und niemand durfte Absätze tragen, die höher waren als die des Königs, die ganze zwölf Zentimeter maßen! All dies dauerte an bis zur großen bürgerlichen Bescheidung, als die Männermode von Prunk und Pracht auf Nutzwert umschwenkte.

Ich habe diese kurze, etwas alberne Geschichte der Absätze hauptsächlich deshalb aufgeschrieben, weil ich sie super interessant finde. Damit will ich niemandem die Freude an hochhackigen Schuhen verderben. Ich möchte nur alle, die das Werkzeug des hohen Schuhs zweckgemäß einsetzen möchten, vor den Risiken einer übermäßigen Nutzung gewarnt haben. Wer sich in anderen Lebensbereichen mit ausreichend gesunder Selbstfürsorge und funktioneller Bewegung wappnet, dürfte kein Problem damit haben, kurzzeitig (sprich: weniger als eine Stunde) High Heels zu tragen. Diese Aussage fiel mir nicht leicht, aber die Stiletto-Liebhaberinnen und -Liebhaber unter Ihnen müssen sich das zumindest sagen lassen, und jetzt, wo es raus ist, fühlen wir uns doch alle gleich viel besser.

Obenrum frei machen: das Probehängen

Erinnern Sie sich an das Probehocken beim Hosenkauf? Jetzt gibt es das gleiche für Oberteile. Wenn Sie als Mann Hemd, Shirt oder Jacke oder als Frau irgendein Oberteil kaufen, sollten Sie mit den Händen einmal oben den Türrahmen berühren, um sicherzustellen, dass sich die Ärmel leicht bewegen. Falls die Kleidung Sie in irgendeiner Weise einschränkt, stellen Sie sich damit auf Unbeweglichkeit und den Unwillen zum Spielen ein, denn Sie wollen ja nicht Ihr neuestes Teil zerreißen, das hoffentlich aus Biofaser ist.

Richtig gehört, Biofaser! Die Haut absorbiert die Farbstoffe und sonstige Chemikalien, die bei der Herstellung Ihrer Kleidung verwendet werden. Die schädlichen Auswirkungen schnelllebiger Mode wären ein Thema für ein anderes Buch, aber ich flehe Sie an: Setzen Sie sich mit der Herkunft Ihrer Kleidung auseinander und achten Sie auf die globale Verantwortung der Herstellerfirmen.

Mode neu denken

Schuhe

- Zehenfreiheit (Der Schuh sollte den Fuß nicht einengen oder zusammenpressen.)
- Nullabsatz (Die Gewöhnung an flache Schuhe mag dauern; wer Absatz gewohnt ist, sollte sich Zeit nehmen.)
- Biegsam (Kann man den Schuh einrollen?)

Hosen

- Können Sie damit in die tiefe Hocke gehen?
- Möglichst Biotextilien wählen.

Oberteile

- Können Sie damit hängen?
- Möglichst Biotextilien wählen.

Unterwäsche

- Locker sitzend oder stützend ohne Bewegungs- oder Durchblutungshemmung.
- Möglichst Biotextilien wählen.

Männer: enge Slips nur zu besonderen Gelegenheiten.

Hausaufgabe für mehr Ausrichtung

Die Vorstellung, auf minimalistischeres Schuhwerk umzusteigen, stößt womöglich bei manchen auf Widerwillen – diese Reise ist nichts für schwache Nerven. Es ist ein allmählicher Prozess, der Zeit braucht, und viele bekommen Schwierigkeiten, wenn sie ohne vorheriges Fußtraining direkt zu Minimalschuhen übergehen. Mit dem folgenden Rezept wildern Sie domestizierte Füße erfolgreich aus:

1. Platzieren Sie beim Stehen die Füße öfter unter den Beckenknochen. Wenn sich die Füße im Stand unter den Beckenknochen befinden (»senkrecht übereinander«), wird die Fußarchitektur auf natürliche Weise so umgestaltet, dass sie mehr Unterstützung bietet als das zusammengesackte Muster, das bei vielen Menschen vorliegt. Beim Ste-

hen können Sie abwechselnd den Boden mit den Zehen greifen, die Zehen weit spreizen oder sie etwa zehnmal vom Boden hochheben.

2. Üben Sie das Barfußlaufen auf Sand, Steinen, Baumstämmen und anderen Materialien.
3. Lassen Sie sich Zeit: Behalten Sie Ihre alten Schuhe und tragen Sie sie im Wechsel mit den neuen Schuhen, bis die Füße stark genug sind, um ganz auf die Stütze zu verzichten.
4. Spaziergang auf Zehenspitzen: Der Ballengang ist eine großartige (und spaßige) Möglichkeit, die Fußgewölbe wieder zu kräftigen und gleichzeitig den Gleichgewichtssinn zu trainieren. Beachten Sie beim Gehen auf Zehenspitzen die Grundsätze für ausgerichtetes Stehen aus Kapitel 6. Legen Sie das Gewicht vor allem auf den ersten und zweiten Zeh, aber halten Sie mit allen fünf Zehen festen Bodenkontakt. Sie können dabei auch die Arme heben oder auch mal sechs Schritte rückwärts gehen. Atmen nicht vergessen!

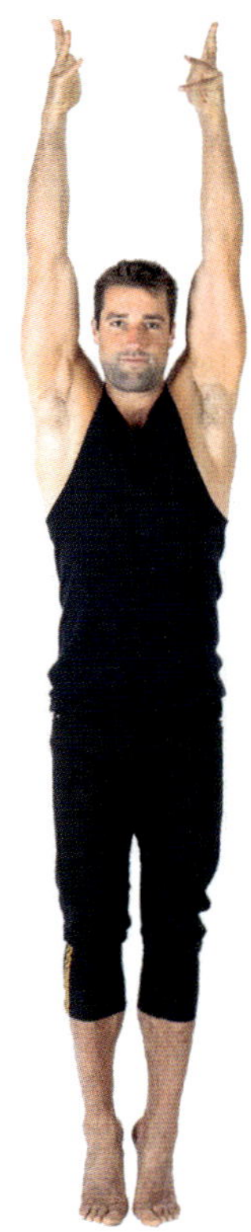

KAPITEL 10

Die optimale Einrichtung für gesunde Ausrichtung

»Erst formen wir unsere Gebäude, dann formen sie uns.«
Winston Churchill

Haben Sie schon mal bemerkt, wie Räume das Gefühl beeinflussen? Farben, Möblierung (auch fehlende), Beleuchtung, Fenster, Bilder, Instrumente, alte Familienfotos – all das trägt zu einer einzigartigen Stimmung bei.

Viele Studien belegen, dass die physische Umgebung einen großen Einfluss auf die Stimmung und das geistige Wohlbefinden hat.[85] Wussten Sie zum Beispiel, dass der Raum, in dem Sie gerade sitzen, im Hippocampus Ihres Gehirns abgebildet wird? Richtig, Sie werden buchstäblich neurologisch verändert, während Sie dies lesen – der Raum wird ein Teil von Ihnen. Als Menschen besitzen wir eine immense Anpassungsfähigkeit. Ob wir es wollen oder nicht, wir werden nicht nur von den Menschen geprägt, mit denen wir viel Zeit verbringen, von den Büchern, die wir lesen, und von den Lebensmitteln, die wir essen, sondern auch von den physischen Räumen und Umgebungen, in denen wir uns aufhalten. Achten Sie darauf, wie Sie Ihr Zuhause gestalten, denn es bleibt auch dann noch auf Ihrer kortikalen Landkarte, wenn Sie das Haus verlassen. Aber nicht nur das Gehirn wird von den Räumen geprägt, in denen wir leben. Zellbiologen haben nachgewiesen, dass wir sogar auf der Zellebene durch die Art und Weise verändert werden, wie wir unsere Umwelt erleben.[86]

Dr. Sergio Altomonte, Architekt und außerordentlicher Professor an der Nottingham University in England, sagt: »Gebäude und städtischer Raum sollten in erster Linie um ihre Bewohner herum entworfen werden. Die Bedeutung der Architektur als Auslöser von physischem, physiologischem und psychischem Wohlbefinden wird heutzutage zu einem Thema von erheblicher Relevanz.«[87] Dies ist deshalb so wichtig, weil wir heute mehr als 90 Prozent unserer Zeit in Innenräumen verbringen.

Die meisten von uns planen nie im Leben ein Gebäude oder eine Stadt und beeinflussen damit täglich Tausende von Menschen. Aber das eigene Zuhause können wir so gestalten, dass alle Bewohner geistig, körperlich und emotional gedeihen können. Ihrem eigenen Leben und dem Ihrer Kinder können Sie kaum ein größeres Geschenk machen. Vor allem Kinder sind weitaus stärker von dem betroffen, was Sie tun und wie Sie Ihr Zuhause gestalten, als von dem, was Sie sagen. Immer, wenn Sie hereinkommen, entscheidet Ihr Unterbewusstsein, ob sich dieser Ort sicher, kreativ, ausgeglichen, stark und lebendig anfühlt oder verschlossen, unorganisiert, instabil, dunkel und unsicher. Das ist ein Überlebensmechanismus, mit dem unsere Spezies Jahrtausende überdauert hat – nicht zu unterschätzen. Lassen Sie uns nun Ihr Zuhause unter Gesundheitsaspekten optimieren und damit diese selbsterhaltende Rückkopplungsschleife zu Ihren Gunsten nutzen!

Das »Wohnzimmer« einrichten

»Ein Haus wird zur Heimstatt,
wenn es den Körper beschützt und die Seele labt.«
Phillip Moffitt

Schritt 1: Sitzkissen und gemütliche Teppiche

Der Körper wird in seiner Struktur durch den Stuhl, auf dem man sitzt, ebenso geformt, wie das Sitzkissen durch das Gesäß geprägt wird. Wie bereits besprochen ist die erste Maßnahme beim ausgerichteten Einrichten die Absenkung der Wohnsphäre. Machen Sie den Fußboden des Wohnbereichs einladender, indem Sie ihn weicher machen. Gemütliche Teppiche, Sitzkissen und sonstige Polster, Yogamatten und anderes laden Sie und Ihre Gäste unbewusst zu häufigerem Bodensitzen ein.

Wer esoterische Bekannte beeindrucken und den Fußboden noch heilsamer machen möchte, sollte wie ich eine Infrarotmatte (Marke BioMat) benutzen.

Schritt 2: Hilfsmittel für die Selbstfürsorge

Die meisten von uns sind von Natur aus faul: Wir tun das, was vor uns liegt, und vergessen alles, was nicht in Sicht ist. Platzieren Sie also die Gegenstände, die Sie und Ihre Familie gesünder machen, dort, wo man sie sieht. Wie in Kapitel 7 beschrieben, können Sie in einem Türrahmen, durch den Sie regelmäßig gehen, eine Klimmzugstange aufhängen, damit Sie bei jedem Hindurchgehen ein paar Klimmzüge machen oder den Schultern etwas Aushängezeit gönnen. Da Sie ohnehin mehr Zeit auf dem Boden verbringen, können Sie dort ein paar Bälle unterschiedlicher Größe, eine Schaumstoffrolle und ein Trainingsband hinlegen, sodass Sie nach der Bildschirmarbeit oder dem Fernsehen jederzeit für myofasziale Entspannung sorgen können.

Mein eigenes Align Band lasse ich zu Hause absichtlich an einer Schranktür hängen, damit es im Gesichtsfeld ist. (Alle, die eine Fernbeziehung pflegen, sollten den nächsten Satz überlesen.) Denn was nicht in Sicht ist, wird wahrscheinlich vergessen. Platzieren Sie also die Utensilien, die Ihnen die meisten Fortschritte bescheren, an den am häufigsten frequentierten Stellen im Haus, im Büro oder an sonstigen Aufenthaltsorten. Entfernen Sie aus dem gleichen Grund den ganzen Kram, der Zeit verschwendet oder von Ihren Prioritäten ablenkt (Stühle, auf denen man schlecht sitzt, Junkfood im Vorratsschrank, digitale Störquellen).

Richtige Entscheidungen zu treffen wird ganz einfach, wenn man die Umgebung so einrichtet, dass gesunde Optionen im Gesichtsfeld sind und als Erstes in den Sinn kommen. Das Wohn-, Arbeits- und Reiseumfeld ist wie ein Töpfer, der mit den Händen Ton auf einer Töpferscheibe formt – und Sie selbst sind der Krug. Aufmerksamkeit ist geboten, während das Rad sich dreht (das Rad dreht sich immer).

Schritt 3: Interaktive Deko

»Kunst gedeiht dort, wo absolute Freiheit herrscht,
denn wo es keine Freiheit gibt, kann es auch keine Kreativität geben.«
Bruce Lee

Musikinstrumente sind ein hervorragendes Beispiel für interaktiven Raumschmuck, denn selbst wenn sie nicht gespielt werden, sind sie schön anzusehen und voller Bedeutung. Richten Sie Ihr Zuhause mit interaktiver Dekoration ein (und interagieren Sie auch wirklich damit). Hängen Sie ein Whiteboard oder eine Kreidetafel auf. Notieren Sie dort regelmäßig neue inspirierende Zitate oder kritzeln Sie Bildchen, die Ihrer Stimmung entsprechen. Mit Tafellack können Sie ganze Wände in bemalbare Flächen verwandeln. (Bei mir zu Hause habe ich das gemacht, zum großen Vergnügen aller Gäste!) Von Gegenständen, die nicht zur Interaktion einladen, sollten Sie sich lieber trennen.

Das Zuhause ist eine nach außen gerichtete Projektion Ihres Inneren und das wichtigste Einrichtungsstück einer glücklichen Heimstatt ist ein glückliches Gemüt. Das ist ein bisschen wie bei Matroschka-Puppen, bei denen jede Schicht der vorigen ähnelt.

Ihre persönliche Matroschka könnte folgendermaßen aussehen: Um die innerste spirituelle Schicht hüllen sich die emotionale und die mentale Schicht, dann das Zuhause, das soziale Umfeld, der Staat, das Land, der Planet und alles, was man darüber hinaus noch denken möchte. Jede Hülle wirkt sich auf die nächsthöhere und -tiefere aus und jede Einwirkung setzt sich durch alle Hüllen hinweg fort. Vielleicht meinte Gandhi genau das mit seinen Worten: »Du musst die Veränderung sein, die du von der Welt erwartest.«

Eine Nische für Nickerchen

Moment mal, ich dachte, in diesem Buch ginge es um Bewegung und Haltung, denken Sie jetzt vielleicht. Dann versuchen Sie mal, aufrecht zu stehen und energiegeladen zu wirken, wenn Sie müde sind. Viel Glück dabei. Ihre Haltung ist ein Ausdruck Ihrer Gefühle. Wenn Sie oft erschöpft sind, neigen Sie zum Zusammensacken, was wiederum dazu führt, dass Sie sich noch müder fühlen – ein gefährlicher Teufelskreis. Unser Bindegewebe passt sich im Guten wie im Schlechten der Haltung an, die wir am häufigsten einnehmen. Wenn Sie sich aufgrund unausgeglichener Schlafmuster ausgelaugt und müde fühlen, bringt kein Massageball, keine Faszienrolle, kein Fitnessband und keine Vitaminpille der Welt Sie dazu, aufrecht zu stehen, sich schwungvoll zu bewegen und Energie auszustrahlen. Gesunden Schlaf (und gesunde Ernährung) kann man als Rohstoff betrachten, der zur Bildung einer »ausgerichteten« Physiologie benötigt wird. Wenn Sie müde sind, machen Sie ein Nickerchen – vielleicht bekommt Ihre Haltung ja dadurch den dringend benötigten Schub.

Heute bin ich mit meinem Kumpel Colin Wilson, einem Eishockeyprofi aus Colorado, in ein Eisbad gestiegen (mehr darüber, wie man sich sein eigenes Eisbad baut, finden Sie unter thealignbook.com). Für ihn als Profisportler ist es unverzichtbar, jede Kleinigkeit seines Tages- und Nachtablaufs zu analysieren, um mögliche Leistungssteigerungen herauszukitzeln. Als wir uns über einige dieser Einzelheiten unterhielten, ließ Colin nebenbei ein paar weise Worte fallen, die ich nie vergessen werde: »Schlaf ist eine Waffe.« Wir unterschätzen das Potenzial eines guten Nickerchens im mühsamen Arbeitsalltag, dabei zeigen Studien, dass eine einfache Siesta von 10 bis 20 Minuten die Aufmerksamkeit erhöht, die Stimmung verbessert und die Gedächtnisleistung steigert. Und viele Kulturen auf der ganzen Welt sehen eine Schlummerpause am Nachmittag vor, weil die Körpertemperatur zwischen ein und drei Uhr nachmittags geringfügig ansteigt, wodurch schlafförderndes

Melatonin freigesetzt wird. Das Preis-Leistungs-Verhältnis eines schnellen Nickerchens ist günstiger als bei jedem Nahrungsergänzungsmittel auf dem Markt. Kein Wunder, dass Google und andere Technologieunternehmen Alkoven in ihre Büros eingebaut haben, sogenannte *nap pods*.

Wie bei vielen anderen Dingen entscheidet erwiesenermaßen das Timing darüber, wie gut der Mittagsschlummer wirkt. Im Idealfall macht man ein Nickerchen von weniger als 30 Minuten oder geht gleich auf volle 90 Minuten. Bei einem kurzen Nickerchen bleibt man in den leichteren Schlafstadien mit schnellen Augenbewegungen (NREM). Gleitet man in tiefere Schlafphasen ab und muss dann plötzlich aufwachen, wird man beim Aufstehen eine Benommenheit verspüren, die allgemein als »Schlafträgheit« bezeichnet wird, und nicht den erwünschten Energieschub, den man zur Steigerung der Arbeitsleistung braucht. Richtiges Timing ist also wichtig, um diesseits der Schlafträgheit zu bleiben.

Wer mehr Zeit hat und aus der letzten Nacht auch noch ein Schlafdefizit mitbringt, sollte sich ein 90-minütiges Schläfchen gönnen, damit der Körper einen kompletten Schlafzyklus durchmacht. Staatenlenker wie JFK und Winston Churchill sind offenbar gut damit gefahren. Nach einem vollständigen Schlafzyklus kann der Körper leichter aufwachen. Damit einher gehen eine Steigerung der Kreativität, eine Verbesserung des prozeduralen Gedächtnisses (wichtig für motorische Fähigkeiten wie Autofahren, Gehen oder Fahrradfahren) und eine Stärkung des emotionalen Gedächtnisses (Erinnerung an Ereignisse, Menschen und Situationen).[88]

Ein letztes Wort zum Timing. Die Psychologieprofessorin und Schlafforscherin Dr. Sara Mednick meint, dass es bessere und schlechtere Tageszeiten zum Einnicken gibt, je nachdem, wann man morgens aufwacht. Zum Beispiel hat ein Frühaufsteher, der normalerweise um fünf Uhr morgens aufsteht, am meisten von seinem Nickerchen, wenn er es um ein Uhr mittags macht, wohingegen Nachteulen, die bis neun Uhr schlafen, mehr Nutzen aus ihrer Siesta ziehen, wenn sie sich nachmittags gegen drei Uhr hinlegen. Dies und mehr beschreibt Dr. Mednick detailliert in ihrem Buch *Take a Nap!*[89]

Ausgerichtet aufs Klo

Es wäre schon ziemlich (mit Verlaub) *arschig* von mir, wenn ich über die Einrichtung Ihres Zuhauses spräche und den Thronsaal nicht erwähnen würde. Ich sage es ganz konkret: Der Körper ist (seit Anbeginn der Menschheit) dazu gebaut, sich auf flachem Boden zu entleeren, und dazu muss man tiefer als 90 Grad in die Hocke gehen. Der ursprünglichen Haltung kommt man ziemlich nahe, indem man einfach vor einen Toilettensitz westlicher Art einen Hocker platziert und die Füße daraufstellt. (Einen passenden Hocker gibt es unter der beliebten Marke Squatty Potty.)

Wozu das wichtig ist, fragen Sie? Bei stehender oder sitzender Haltung ist der Enddarm auf »Leider geschlossen« eingestellt. Der *Musculus puborectalis* zieht dabei am Enddarm und knickt diesen »Schlauch« praktisch so, dass die Kontinenz gewährleistet ist. Geht man in die Hocke, öffnet sich dieser Knick (der sogenannte anorektale Winkel), sodass der Schlauch frei wird und eine einfache und gesunde Defäkation zulässt. Wenn Sie jemand sind, der mit einer Zeitschrift aufs Klo geht und lange drücken muss, dann sollten Sie daran etwas ändern. Ein gesunder Stuhlgang sollte nur Sekunden dauern. Indem Sie vorher die Knie anziehen, sorgen Sie für einen gesünderen Dickdarm und mindern das unnötige Drücken, das zu unerfreulichen Erlebnissen wie Hämorrhoiden führen kann.

Hausaufgabe für mehr Ausrichtung

Es folgen einige unverzichtbare Übungen mit dem Align Band, mit denen Sie sich zu Hause von Bildschirmarbeit und Smartphone-Nutzung erholen können.

➤➤ *Bewegungstipp:* Schulterdekompression

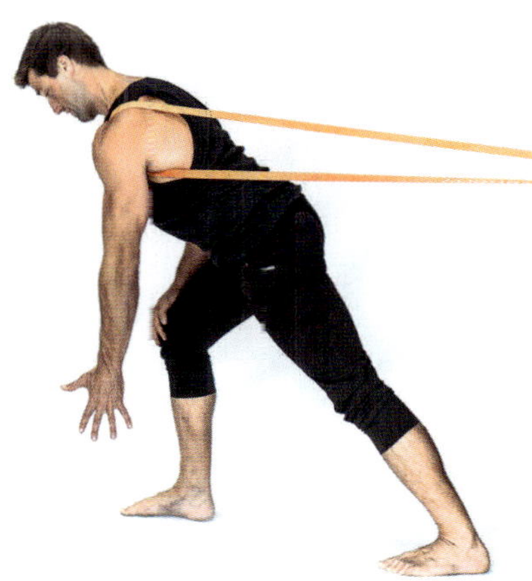

Befestigen Sie das Band auf Schulterhöhe und schlingen Sie die Schlaufe um die zu dehnende Schulter. Bewegen Sie sich von der Tür weg in den Ausfallschritt, sodass die Schulter nach hinten gezogen wird. Neigen Sie den Oberkörper aus den Hüften heraus nach vorn, um die Schulter auch nach unten zu ziehen und die Halsmuskulatur zu lockern. Strecken Sie die Fingerspitzen zum Boden aus und führen Sie dann den gestreckten Arm über den Kopf, um das

Schultergelenk zu mobilisieren. Erkunden Sie diese Bewegung und probieren Sie mit dem Arm möglichst viele Bewegungen aus, die beim Lösen des angespannten Gewebes hilfreich erscheinen. Arbeiten Sie ungefähr 90 Sekunden mit jeder Schulter und vergessen Sie nicht zu atmen.

Bewegungstipp: Halsdekompression

Das hier könnte meine Lieblingstechnik gegen das unschöne Vorstrecken des Kopfes sein. Befestigen Sie das Band oben an der Tür, sodass es mittig herunterhängt, etwas über Kopfhöhe. Stellen Sie sich vor die Tür und legen Sie sich die Schlaufe des Bandes in Höhe der Schädelbasis um den Hals, sodass es unterhalb der Ohren oder darüber verläuft. Bewegen Sie sich langsam rückwärts, sodass die Halswirbelsäule nach oben lang wird und sich dekomprimiert. Ziehen Sie Kinn und Kopf zurück, um den Nacken zu längen, und aktivieren Sie die Muskeln im Rücken. Halten Sie die Kontraktion etwa 30 bis 60 Sekunden. Wiederholen Sie die Übung zwei- bis dreimal. Merken Sie, wie viel größer Sie sich danach fühlen?

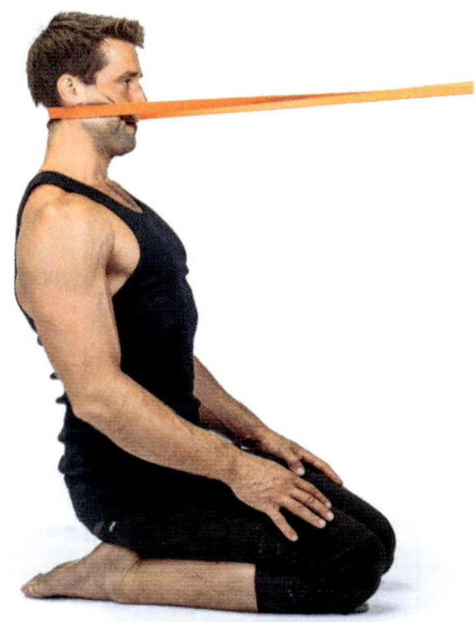

KAPITEL 11

Das bewegungsgerechte Büro

»Wie wir unsere Tage verbringen, so verbringen wir natürlich unser Leben.«
Annie Dillard

Der durchschnittliche Arbeitstag eines durchschnittlichen Amerikaners dauert 8,7 Stunden, so die treffend benannte Studie *American Time Use Survey*. Diese kostbaren Stunden im Büro ergeben zusammengezählt ungefähr 14 Jahre und vier Monate Ihres Lebens![90] Wenn es wirklich so ist, dass wir unser Leben so verbringen wie unsere Tage, dann wäre es sinnvoll, unser Bürodasein so zu gestalten, dass wir rückblickend sagen können: »Ja, verdammt, ich habe 14 Jahre in meinem Büro verbracht – es war das beste Zimmer des Hauses!«

Die meisten von uns haben noch eine antiquierte Vorstellung davon, wie ein Büro aussehen sollte: ein künstlich beleuchteter Raum mit einem Thermostat, der dem Körper lästige Temperaturregelungen erspart, darin ein großer Schreibtisch mit scharfen Kanten und viel Platz zum Signieren wichtiger Dokumente, ein prestigeträchtiger Ledersessel, ein paar Briefbeschwerer und vielleicht eine Jagdtrophäe an der Wand als Erinnerung daran, wer der Herr (oder die Herrin) dieses Zimmers ist. Dieses herkömmliche Modell eines Büros hält sich hartnäckig, aber ich finde, wir sollten es langsam beerdigen. Anzumerken bleibt, dass ein neueres Modell immer beliebter wird: das Großraumbüro. Dem Klischee nach ist es ein weitläufiger Raum ohne Zwischenwände, in dem Dutzende von

Angestellten in langen Reihen an Rechnerterminals arbeiten, nur mit Kopfhörern voneinander abgeschirmt. In den allermeisten Fällen bleibt es jedoch beim Aufbauprinzip Stuhl, Bildschirm, Tastatur – nur ohne Trennwand. Dies ist ein Schritt in die richtige Richtung, aber es wäre noch einiges zu verbessern, wenn man sich die körperliche Gesundheit und geistige Produktivität der Mitarbeiter zum Ziel setzt.

Wir dürfen dabei nicht die Vorteile vergessen: Das alte Modell des ausdauernden Stuhlsitzens hat den Rückenchirurgen sehr gutgetan. Wir geben jährlich etwa 90 Milliarden US-Dollar für die Diagnose und Behandlung von Rückenschmerzen aus.[91] Bevor wir vorschnelle Entscheidungen treffen und zum Zwecke der Wirbelsäulengesundheit unser modernes Arbeitsumfeld mit Bewegungsmöglichkeiten bereichern, sollten wir einen Moment lang hochachtungsvoll all der Orthopäden gedenken, die möglicherweise ihre Yacht nicht werden abbezahlen können. Okay. Gedenkminute vorbei – lassen Sie uns Rücken heilen!

Stehpult, Bodenpult oder beides?

Tut mir leid, Ihnen das mitzuteilen zu müssen, aber es gibt für Bildschirm- und Schreibarbeit keine magische Position oder Haltung, die die Welt oder Ihren Körper retten könnte. Im Stehpult sieht man nun irrtümlich ein Wundermittel für einen gesunden Arbeitsplatz. In Wirklichkeit ist Stehen nur ein anderer Bewegungsmodus; wird es im Übermaß betrieben, verursacht es ähnliche Probleme wie der des Stuhlsitzens, den wir eigentlich vermeiden wollten. Bekanntlich ist die Stehhaltung im Yoga (Tadasana oder der Berg) eine technisch sehr schwierige Haltung. Wie sehr man von einem Stehpult profitiert, hängt direkt von der Qualität der Stehmechanik ab.

Ein schmerzfreier, beweglicher und gesunder Körper erfordert kontinuierliche Haltungsverschiebungen in einer ausgewogenen Vielzahl von Bewegungsspielräumen. Allen, denen es im Beruf möglich ist, empfehle ich *wärmstens*, die bereits besprochene Bodenkultur in den Arbeitsalltag einzuführen. (Zeigen Sie doch der Align Community Ihren ausgerichtet eingerichteten Arbeitsplatz mit dem Tag *#floorculture*!) Für diejenigen, die um des täglichen Brotes willen an einen herkömmlichen Schreibtisch gefesselt sind, habe ich im Folgenden einige wichtige Punkte zur Optimierung der Beweglichkeit aufgeführt.

Bildschirm höher

Ist der Bildschirm zu niedrig, trainieren Sie sich während der Arbeit sehr wahrscheinlich eine depressive Haltung an (Typ Trübselig, Kapitel 1, Seite 29). Eine ausgerichtete, aufrechte Position geht mit gehobener Stimmung und Selbstbewusstsein einher. Das Gegenteil gilt für eine zusammengesackte Position. Richten Sie sich im Sitzen oder Stehen (wenn Sie ein Stehpult haben) so aufrecht auf wie möglich und stellen Sie den Bildschirm auf Kopfhöhe oder sogar etwas darüber ein, um noch mehr Aufrichtung zu fördern (die meisten Menschen wachsen tatsächlich ein wenig, wenn sie ihre Haltung ausrichten). Ein hoher Bildschirm erinnert Sie immer wieder daran, den Körper in eine aufgerichtete, lotrechte Haltung zu bringen. Außerdem bringt es den Augen bei, nach oben statt immer auf den Boden zu schauen.

Becken über Kniehöhe

Für das Sitzen auf Stühlen sollten Sie sich die in Kapitel 6 auf den Seiten 96 und 97 beschriebenen Grundsätze zu Herzen nehmen – von nun an sind sie Ihre Richtlinien für alle sitzenden Tätigkeiten. Um funktionell auf einem Stuhl zu sitzen, müssen Sie zuallererst darauf achten, dass das Becken höher ist als die Knie, da dies das Becken und den unteren Rücken in eine ausgeglichenere Position bringt, indem Sie Ihr Gewicht auf die Vorderkante des Sitzbeins verlagern.

Was es für den unteren Rücken und das Becken bedeutet, sich in einer ausgeglicheneren Position zu befinden, fragen Sie vielleicht. Wie wir bereits wissen, sind die untersten Wirbel tatsächlich etwas keilförmiger und neigen das Becken von Natur aus im Sitzen ein wenig nach vorn. Diese Wirbelsäulenkrümmung sollten Sie sich beim Sitzen bewahren und die Sitzhöhe ist dafür entscheidend. So verhindern Sie, dass die Bandscheiben im Laufe des Arbeitstages kontinuierlich gequetscht werden, und fördern eine lange und gesunde Beziehung zu Ihrer Wirbelsäule.

Fensterplatz

Eine häufig zitierte Studie, die der Umweltpsychologe Roger Ulrich 1984 im *Journal of Science* veröffentlichte, wies eine starke Heilwirkung nach, wenn man Patienten nach einer Operation in einem Bett mit Ausblick auf belaubte Bäume legte, anders als beim Blick auf eine Ziegelmauer. Die Patienten mit Aussicht gesundeten schneller und konnten im Durchschnitt einen ganzen Tag früher entlassen werden, sie brauchten weniger Schmerzmittel und hatten weniger Komplikationen.[92]

Wenn Sie während Ihres Arbeitstages ruhig und zufrieden sind und sich in einem parasympathischeren Zustand befinden, sind Sie produktiver, glücklicher und gesünder. Falls es nicht möglich ist, Ihr Büro in einen Raum mit Fenster zu verlegen, sollten Sie regelmäßig unter freiem Himmel Erholungspause machen (oder vielleicht über einen Berufswechsel nachdenken). Als absolutes Minimum sollten Sie alle 20 Minuten eine »Augenpause« einlegen, um Punkte in unterschiedlichen Entfernungen anzuvisieren und den vollen Bewegungsumfang der Augenmuskeln zu trainieren. Weitere Informationen hierzu finden Sie in Kapitel 15.

Seitenwechsel

Würden Sie gern Ihre Kreativität bei der Arbeit steigern und gleichzeitig Handgelenkschmerzen vorbeugen? Eine interessante Studie, die Dr. Michael Slepian und andere Forscher im *Journal of Experimental Psychology: General* veröffentlicht haben, hat bei Menschen, die statt starrer, gerader Linien fließende Linien mit dem Finger auf ein Display zeichneten, eine gesteigerte Fähigkeit zu mehrgleisigem Denken festgestellt.[93] Nach mehrmaligem Zeichnen dieser Formen waren bei der Kurvengruppe eine größere Kreativität und kognitive Flexibilität messbar. Das kreative Potenzial wurde daran gemessen, wie diejenigen, die geschwungene Linien gezeichnet hatten, im Vergleich mit der rigideren Kontrollgruppe Probleme bewältigten, Lösungen vorschlugen und abstrakte Assoziationen herstellten.

Versuchen Sie jetzt gleich, Ihre Bewegung flüssiger zu gestalten, indem Sie öfter Ihre weniger dominante Hand verwenden. Handgelenkbeschwerden sind in unserer modernen Welt viel zu häufig geworden und wiederholte Überbelastung ist ein Hauptgrund dafür.

Solche Beschwerden können gelindert und/oder vollständig vermieden werden, indem man auf beiden Seiten des Körpers den Bewegungsspielraum erweitert. Nehmen Sie sich regelmäßig ein paar Minuten, um mit der nicht dominanten Hand die Computermaus zu klicken oder auf dem Smartphone zu scrollen. Machen Sie sich bewusst, wie viel Sie mit der dominanten Hand machen, und bemühen Sie sich um flüssige Bewegungen und damit um eine effektive Motorik – Gehirn und Körper werden sich freuen!

Steife Handgelenke? Mit der folgenden Übung können Sie Handgelenke und Schultern dekomprimieren, nachdem Sie zu lange am Computer gearbeitet haben.

Hausaufgabe für mehr Ausrichtung

Bewegungstipp: Handdekompression

Befestigen Sie das Align Band auf Schulterhöhe und legen Sie eine Hand in die Schlaufe am Ende des Bandes. Öffnen Sie Ihre Hand weit, damit das Band den Rand der Handfläche umschlingt, und gehen Sie von der Tür weg, um das Band, die Schulter und das Handgelenk zu dehnen. Strecken Sie aufrecht stehend den Arm aus, während das Band für Zug an Handgelenk und Schulter sorgt. So lindern Sie den durch andauerndes Tippen oder Scrollen entstandenen Stress. Halten Sie die Dehnung auf jeder Seite etwa 60 Sekunden (oder so lange, wie es sich gut anfühlt) und denken Sie daran, ruhig zu atmen und das Ausatmen zu betonen.

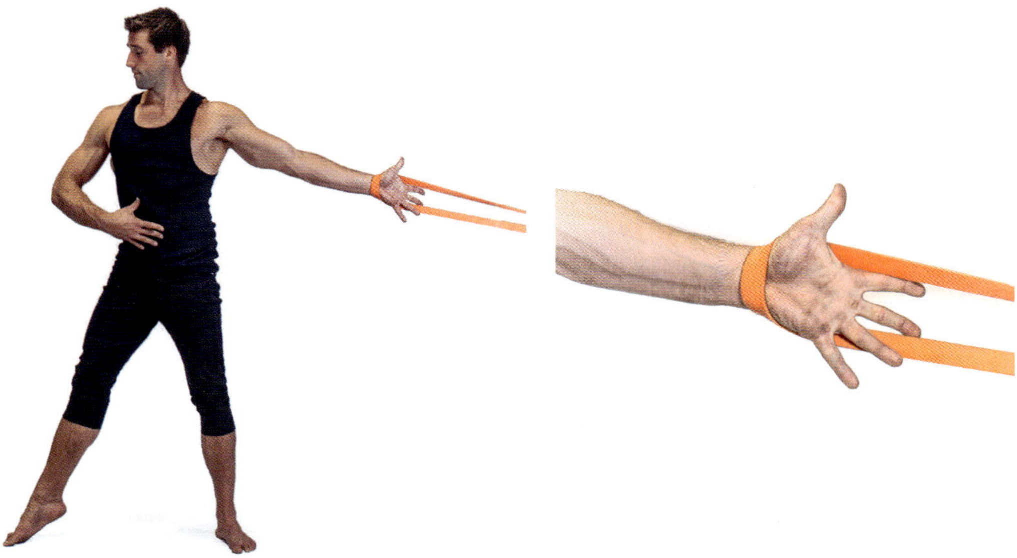

Gesundheitliche Vorteile von Unbequemlichkeit

Seien wir ehrlich, es ist ziemlich unbequem, in Form zu bleiben. Unbequem sind auch kalte Duschen, Blumen für einen geliebten Menschen zu kaufen, einen Garten anzulegen, den Weg bis zum schönsten Ort der Welt zurückzulegen und vieles mehr. Nur wer die Unbequemlichkeiten des Lebens hinnimmt, bekommt Zugang zu Dingen und Orten, die denen vorbehalten sind, die die Mühen nicht scheuen. Oft outsourcen wir alles Unbequeme an einfachen Alltagsbewegungen, indem wir uns beispielsweise Lebensmittel liefern lassen, um nicht im Supermarkt herumlaufen zu müssen, indem wir den Kofferraum per Knopfdruck öffnen statt mit den Händen, oder indem wir Möbel mit einer Höhe benutzen, die jede Beugung der Hüften über den rechten Winkel hinaus unnötig macht. Die Bewegungen, die wir in der westlichen Kultur so gründlich aus dem Alltag entfernt haben, sind ebenjene, für die wir in vieltausendjähriger Evolution gebaut wurden, und für das Funktionieren unseres Körpers sind sie von größter Bedeutung. Jetzt verschaffen wir uns diese Bewegungen durch komplizierte Workouts, aber vor allem deshalb, weil unserem Alltag alle essenziellen Bewegungsvarianten entzogen wurden.[94]

Eine gewisse Kraft liegt darin, Dinge auf die »langwierige, schwierige, dämliche Art« zu tun, wie David Chang empfiehlt, der gefeierte Gastronom und Inhaber der berühmten Restaurantkette Momofuku. Nehmen Sie sich Zeit für die Gesundheit von Geist und Körper, während Sie hier sind. Wer vom Leben etwas haben möchte, muss auch etwas hineinstecken. Und wer Freude am Wegesrand findet, für den wird das Leben zum Kinderspiel.

Was Sie für bequem oder unbequem halten, hängt mehr von Ihrer Einstellung ab als von der Tätigkeit an sich. Ihre Einstellung können Sie so ändern, dass Sie Freude an Bewegung haben, indem Sie nach und nach ein paar gesunde »Unannehmlichkeiten« in den Arbeitsalltag einbauen. Sie werden feststellen, dass sie dadurch sogar Zeit sparen, weil Sie anschließend mehr Energie und Konzentration für die Arbeit haben. Nutzen Sie jeden Vorwand, um während der Arbeit aufzustehen und spazieren zu gehen, und sei es noch so kurz, statt »effizient« sitzen zu bleiben und die Welt vom Stuhl aus zu konsumieren. Damit schaffen Sie die Voraussetzung für Langlebigkeit, physiologische Gesundheit und gute Hirnfunktion. In einer früheren Folge meines Podcasts hat Dr. Kelly Starrett ein einfaches Beispiel dafür gegeben, wie man sich zu Hause oder im Büro durch die Verwendung eines gemeinsamen Mülleimers mehr gesundheitsfördernde »Unannehmlichkeiten« verschaffen kann, die dem Tag ganz von selbst zusätzliche Schritte schenken. Eine andere Möglichkeit wäre, das Handy getrennt vom Arbeitsbereich aufzubewahren, sodass für jede Nutzung ein kurzer Gang nötig wird. Solche kleinen täglichen Schrittmengen vervielfachen sich übers Jahr und ergeben eine beachtliche Laufleistung, die sich in verbrannten Kalorien, metabolisiertem Fett und Muskelaufbau niederschlägt. Wie Kelly oft sagt: »Nur wenn du Regelmäßiges schaffst, schaffst du irgendwann auch Großes.«

Joan Vernikos, ehemaliger biowissenschaftlicher Leiter bei der NASA, meint, dass unser Körper bei kontinuierlichen Bewegungen mit geringer Intensität optimal funktioniert (zum Beispiel bei wiederholtem Hinhocken und Aufstehen oder beim Gehen im Alltag), aber weniger gut mit dem halsbrecherischen Wechsel zwischen vorwiegend sitzender Arbeit und einer knallharten CrossFit- oder Spinning-Einheit zurechtkommt, die man zum Ausgleich vornimmt. Einfache Hausarbeit oder Bewegung im Büro summieren sich, wenn sie regelmäßig und mit Sorgfalt und effizienter Mechanik ausgeführt werden, mit der Zeit zu dauerhaften strukturellen Veränderungen und einem erhöhten Energieniveau. Wichtig ist, den ganzen Tag über Bewegungen zu optimieren.

Der Arbeitsplatz als Spielplatz

»Nicht wenige Menschen warten ihr ganzes Leben darauf,
dass das Leben endlich anfängt.«
Eckhart Tolle

Viele Technologieunternehmen, die talentierte Millennials für sich gewinnen möchten, locken nicht mehr nur mit hohen Einstiegsgehältern und Sozialleistungen. Sie stellen auch Billard-, Airhockey- und Ping-Pong-Tische auf, legen Völkerballplätze an und bauen sogar Rutschen ein, über die die Mitarbeiter eine Etage tiefer gelangen, anstatt die Treppe zu nehmen. Oberflächlich betrachtet scheinen diese Angebote billige Tricks zur Anwerbung zu sein, aber vielleicht ist den Firmenchefs ja auch bewusst, dass sie nicht nur eine coole Unternehmenskultur schaffen, sondern auch die Leistung der Mitarbeiter verbessern. »Es hat sich herausgestellt, dass Spielen bei der Arbeit das Lernen beschleunigt, die Produktivität steigert und die Arbeitszufriedenheit erhöht«, sagte Lynn Barnett, Professorin für Freizeit, Sport und Tourismus an der Universität von Illinois, der *Washington Post*.[95]

Ausrichtung ganz praktisch

Wenn Sie Chef oder Führungskraft sind, sollten Sie darüber nachdenken, wie Sie Verspieltheit am Arbeitsplatz fördern können. Sie müssen nicht versuchen, mit den Googles und Facebooks Ihrer Branche zu konkurrieren – schon eine Dartscheibe oder Bewegungskurse zur Mittagspause machen einen großen Unterschied. Sie gehören im Betrieb nicht zu den Entscheidern? Dann gehen Sie zu Ihrer Vorgesetzten und machen Sie Vorschläge, wie mehr Bewegung und Spiel ins Büro zu bringen wären, und erwähnen Sie die dahinterstehenden Forschungsergebnisse. Sie wird Ihre Anregungen, dem Unternehmen mehr Leben einzuhauchen, wahrscheinlich zu schätzen wissen. Sollte sie dagegen sein, können Sie ihr dieses Buch geben, damit sie versteht, wie wichtig die Sache ist (schamlose Werbung, ich weiß).

Schwerelos im Büro

Zugegeben, als ich zum ersten Mal davon hörte, dass Leute im Büro Trampolin springen, fand ich die Idee bestenfalls niedlich. Erst als ich in Aubrey Marcus' Büro im Onnit-Hauptquartier in Austin ein gutes Trampolin ausprobierte, änderte ich meine Meinung komplett. Ein Trampolin jeglicher Art ist ein hervorragendes Mittel, um den Körper auf gelenkschonende und unterhaltsame Weise erhöhten G-Kräften auszusetzen. Dies geschieht gewiss auch beim Laufen, aber die traurige Realität ist, dass unsere modernen, schreibtischgewohnten Körper meist nicht die nötige Struktur haben, um laufen zu können, ohne die bereits bestehenden Gelenkprobleme zu verschärfen. Laufen ist durchaus eine wunderbare Bewegungsübung, aber die meisten Erwachsenen müssen erst neu lernen, wie man effektiv läuft, damit die Knie nicht leiden und die Hüften sich nicht noch mehr verspannen als ohnehin schon durch die sitzende Tätigkeit.

Astronauten, die aus dem Weltraum auf die Erde zurückkehren, haben während ihrer Auszeit von der Schwerkraft im Wesentlichen einen beschleunigten Alterungsprozess erlebt. Fehlende Schwerkraft schafft beispielsweise die Voraussetzungen für eine rasche Verringerung der Knochendichte. Auf der Erde verlieren Menschen in jedem Lebensjahr nach dem 20. Geburtstag etwa ein Prozent ihrer Knochendichte. Ohne die ständige Einwirkung der Schwerkraft sinkt dieser Wert auf ungefähr 1,6 Prozent pro Monat, in Einzelfällen sogar auf bis zu ein Prozent pro Woche! Laut Joan Vernikos lassen sich die schnellen Alterungseffekte der Schwerelosigkeit am besten dadurch simulieren, dass man Probanden untersucht, die ununterbrochen liegen, denn dabei wird die Zugwirkung der Schwerkraft über den ganzen Körper verteilt und wirkt nicht senkrecht vom Scheitel bis zur Sohle. Und darin liegt die magische Wirkung des Trampolinspringens: Man bringt den Körper ins Lot und belastet ihn auf heilsame Weise von unten bis oben mit G-Kräften, während man lächelt und sich selbst weniger ernst nimmt. (Auf einem Minitrampolin kann man nur schwer den ernsten, harten Kerl geben, das können Sie mir glauben.)

Regelmäßiges Trampolinspringen lässt auch die klare, farblose, Lymphe genannte Flüssigkeit zirkulieren, die für das Ausschwemmen von Giftstoffen aus dem Körper zuständig ist, was wiederum das Immunsystem stärkt und das allgemeine physiologische Wohlbefinden fördert.[96] Die regelmäßige Verwendung eines Minitrampolins verbessert nachweislich den Gleichgewichtssinn, die Kraft und die Propriozeption, also unsere Fähigkeit, Ausrichtung, Position und Bewegung der Körperteile zu erfassen. Es hat gedauert, bis ich überzeugt war, aber ich bin endgültig bekehrt und jedes Bürotrampolin hat meinen Segen. Falls Ihnen kein Trampolin zur Verfügung steht, taugt jede andere Art des Hüpfens als Ersatz, macht aber bei Weitem nicht so viel Freude wie ein Minitrampolin im Büro. Viel Spaß beim Hüpfen!

Hausaufgabe für mehr Ausrichtung

Mit dem Laptop können Sie bodennah arbeiten, indem Sie Ihren Rechner auf einen niedrigen Tisch, einen Stuhl, eine Couch oder auf den Boden stellen. Unterpolstern Sie Ihren Po mit Sitzkissen, damit Sie bequemer sitzen und die Wirbelsäule in eine besser ausgerichtete Position bringen. Achten Sie darauf, ungefähr alle zehn Minuten die Sitzposition zu wechseln, um den Körper während der Arbeit in Bewegung zu halten. Falls bodennahes Arbeiten für Sie nicht infrage kommt, können Sie sich auch einen Stuhl besorgen, dessen Sitzfläche so groß ist, dass Sie darauf mit einem Kissen unter dem Po im Schneidersitz sitzen können, sodass das Becken angehoben ist wie beim Bodensitzen.

Wenn Sie ein Stehpult verwenden, hilft die folgende Technik dabei, eine ausgerichtete Stehposition zu finden: Spreizen Sie zunächst die Zehen weit auseinander und stellen Sie sich vor, dass der große Zeh, der kleine Zeh und beide Seiten der Ferse subtil in alle vier Richtungen gezogen werden. Stellen Sie sich dann vor, dass eine magnetische Zugkraft den großen Zeh zur Innenseite der Ferse zieht und den kleinen Zeh zur Außenseite der Ferse, sodass sowohl die medialen (innenseitigen) als auch die lateralen (außenseitigen) Fußgewölbe aktiviert werden.

Heben Sie erst alle Zehen so hoch wie möglich vom Boden, krallen Sie sie dann in den Boden und wechseln Sie zwischen beidem, während Sie mit allen vier Ecken der Füße festen Bodenkontakt halten. Wenn Ihnen das leichtfällt, können Sie dies auch spielerisch auf einem Bein ausprobieren, indem Sie das Standbein in den Boden weiterdenken, bis in die Hüfte lang werden lassen und das Spielbein leicht anheben (stellen Sie sich vor, Sie lassen den Oberschenkelknochen aus dem Hüftgelenk herauswachsen). So können Sie in aller Öffentlichkeit ganz diskret Selbstfürsorge betreiben, ohne der peinliche Typ zu sein, der mitten in einer Hochzeitsfeier in den Herabschauenden Hund geht.

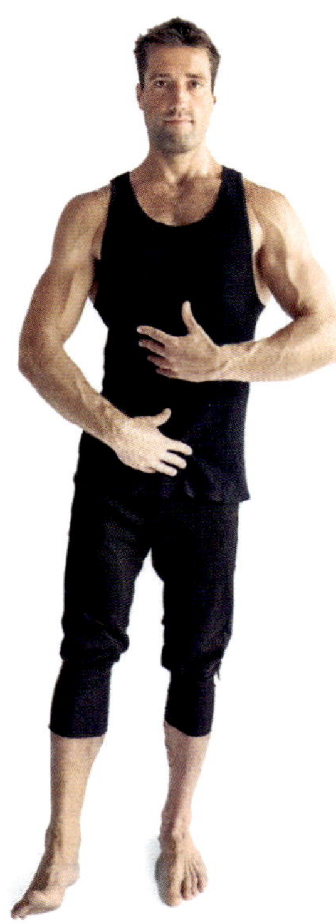

KAPITEL 12

Heilsame Bewegungen für unterwegs

»Wer sich nicht bewegt, bemerkt seine Ketten nicht.«
Rosa Luxemburg

Reisen müssen allzu schnell als Entschuldigung dafür herhalten, dass man den Körper vernachlässigt. Tatsächlich sind die Sitze, die das Gesäß in den meisten Autos, Flugzeugen, Zügen und Bussen am Platz halten, von ihrer Bauart her für Physiologie und allgemeines Wohlbefinden eher unzuträglich. Das ist nicht schlimm. Es gibt Hoffnung! Es gibt ein paar körperfreundliche Reisetipps, die Ihnen bei Pendelfahrten, Flugreisen oder Hotelaufenthalten buchstäblich den Hintern retten.

Autofahrten

Zu sagen, dass Amerikaner viel Zeit im Auto verbringen, wäre eine grobe Untertreibung. Laut AAA Foundation liegt der Durchschnitt bei 290 Stunden im Jahr. Das sind mehr als zwölf volle Tage hinter dem Lenkrad. Wer 290 Stunden im Jahr irgendetwas übt, müsste doch am Ende ziemlich gut darin werden.[97] Das Problem bei den vielen Stunden, die wir dem Autofahren opfern, besteht darin, dass in diesem Fall Übung nicht den Meister macht, sondern lediglich Fehlstellungen verstärkt. Autositze formen den Körper zu einem

Haltungstyp, in dem man sich depressiv oder defensiv fühlt, wie in Kapitel 1 besprochen. Der Kopf schiebt sich nach vorn, der Steiß wird eingezogen wie der Schwanz eines verängstigten Hundes und die Beine sind die meiste Zeit unbeteiligt, vor allem bei Automatikgetriebe. Insgesamt trainiert man also 16 700 Minuten lang den Haltungstyp der Trübseligkeit. Ob das wohl Auswirkungen aufs Gemüt hat (Sarkasmus)?

Kein Wunder, dass es einen Zusammenhang zwischen längerem Pendelweg und erhöhtem Risiko für körperliche und emotionale Beschwerden gibt! Mediziner der Washington University in Saint Louis und des Cooper Institute in Dallas haben festgestellt, dass Pendler mit einem Einfachweg von 16 Kilometern oder mehr häufiger unter Angstzuständen, Depressionen und sozialer Isolation leiden.[98] Ganz zu schweigen von erhöhtem Blutdruck und Blutzucker und den Rücken- und Nackenschmerzen, die möglicherweise vor dem großen Geschäftstreffen einsetzen. Eine Studie des britischen Statistikamts wies einen Zusammenhang zwischen längerer Pendelzeit und niedrigerer Lebenszufriedenheit und geringerem Glücksgefühl nach.[99]

Es ist ganz einfach: Der Körper passt sich in seiner Form den Haltungen an, in denen man die meiste Zeit verbringt, und das wirkt sich auf Gesundheit und Glücksempfinden aus. Wir verbringen viel Zeit damit, uns von Ort zu Ort zu transportieren, und passen uns daher an die Form des Transports an. Das lässt sich verbessern, und mit ein paar einfachen Tipps ist das gar nicht schwer!

Die Flasche immer dabei

Unterwegs eine Trinkflasche zur Verfügung zu haben ist immer eine gute Idee, aber nicht nur, um hydratisiert zu bleiben. Eine Flasche kann auch zum Mobilisieren und Ausrichten der Wirbelsäule dienen. Platzieren Sie die Flasche (für Ungeübte ist ein Kissen möglicherweise bequemer) vertikal oder horizontal zwischen Lehne und mittlerem Rücken und atmen Sie bewusst dorthin, während Sie fahren (Ihre Aufmerksamkeit gilt dabei natürlich der Straße). So bringen Sie die Wirbelsäule in eine stärkere und neutralere Haltung statt des traurigen Fragezeichens, in das uns Autositze und Sofas sonst zwingen.

Spiegel hoch

Nehmen Sie, wenn Sie sich das nächste Mal hinters Steuer setzen, eine aufrechte, selbstbewusste Haltung ein (ein Kissen oder eine Flasche im Rücken helfen, die Haltung mühelos zu bewahren) und stellen Sie Rück- und Seitenspiegel so ein, dass Sie zu Ihrem aufrechten Selbst passen. Fortan erinnert Sie jeder Blick in den Spiegel daran, den Rücken einigermaßen lang zu lassen. Sie können diesen einfachen Trick nicht nur beim Autofahren anwenden, sondern auch in anderen Bereichen. Verstauen Sie beispielsweise Gegenstände in höheren Schrankfächern, damit Sie sich regelmäßig in die Höhe recken müssen, was die Schultern mobilisiert, die Lungenkapazität erhöht und beim Aufblicken die Augenmuskeln fordert. Stellen Sie sich Ihren Körper als eine Pflanze vor, die der Sonne entgegenwächst und sich dabei zurechtbiegt. Auf ähnliche Weise passen Sie sich an die Form Ihrer Umgebung an!

Pressen!

Das Hauptproblem beim Fahren ist die anhaltende körperliche Passivität, die zwangsläufig dazu führt, dass sich Flüssigkeiten stauen, anstatt zu zirkulieren. Das andere große Problem beim Fahren ist die suboptimale Position, die dem Körper antrainiert wird (denn Training findet, wie Sie wissen, nicht nur im Fitnessstudio statt). Es ist von größter Bedeutung, dass Sie den Körper in eine aufrechte Position bringen, während Sie die im Folgenden beschriebenen isometrischen Übungen ausführen. Bringen Sie zunächst die Wirbelsäule in eine lotrechte und neutralere Position. Wie im letzten Abschnitt beschrieben, können Sie dazu ein Kissen, eine Flasche, eine kleine Rolle oder etwas Ähnliches verwenden. Nutzen Sie dann die Fahrertür, die eigenen Knie, das Lenkrad, den Sitz – alles, was Ihnen als »Trainingsgerät« unmittelbar in die Quere kommt.

Isometrisches Training habe ich zum ersten Mal als Teenager durch alte Bruce-Lee-Bücher kennengelernt und seitdem ist es mir nicht mehr aus dem Kopf gegangen. Isometrische Übungen waren ein fester Bestandteil seines Krafttrainings, was bedeutet, dass Sie nun in Bruce Lees Fußstapfen treten dürfen – beim Autofahren! Man kann im Wesentlichen drei grundlegende Arten der Muskelkontraktion üben: konzentrisch, exzentrisch und isometrisch. Konzentrische Kontraktion ist die Verkürzung des Muskelgewebes, exzentrisch ist die Längung und isometrisch nennt man die statische Anspannung. In einer 2001 durchgeführten Studie wurden alle drei Arten der Muskelkontraktion gemessen, bei der isometrischen Kontraktion wurde die größte Muskelaktivierung festgestellt. Zudem kann diese Kontraktionsweise auch in engen Räumen wie dem Auto durchgeführt werden …

In der Studie heißt es: »Das mittlere Aktivierungsniveau bei maximaler exzentrischer und maximaler konzentrischer Kontraktion betrug 88,3 Prozent beziehungsweise 89,7 Prozent und war im Vergleich zu maximaler isometrischer Kontraktion (95,2 Prozent) signifikant niedriger.«[100] Damit kann man einen erheblichen Kraftzuwachs erreichen, wenn man will, oder auch nur die Muskeln straffen und die Durchblutung unterstützen, während man auf dem Weg zur Arbeit ist! Ich ahne, was Sie denken: »Tolle Info, aber was zum Teufel hat das mit dem Autofahren zu tun?«

Wenn Sie Bruce Lee nacheifern wollen (das wollen wir doch alle, oder?), halten Sie Ihre isometrischen Kontraktionen mit maximaler Anstrengung am besten sechs bis zwölf Sekunden. Da Sicherheit immer vorgeht, sollten Sie dies eher als Gewebemassage betrachten denn als Training und die Sache ruhig angehen. Bitte nicht das Lenkrad abreißen und mir nachher die Schuld geben! Probieren Sie die Übungen mit Bedacht aus. Hauptzweck dieser Techniken ist, dass Blut und Lymphe in Fluss kommen. Nebenbei wird auch der Muskeltonus ein wenig verbessert.

Isometrische Übungen im Auto

Warnhinweis: Die folgenden Übungen nur im stehenden Auto ausführen!

Halten Sie bei jeder dieser Übungen die Kontraktion fünf bis acht Sekunden mit etwa 30 bis 40 Prozent Krafteinsatz (oder so, wie es sich angenehm und sicher anfühlt). Wiederholen Sie dies an jeder Ampel oder nach Belieben. Denken Sie daran, unangestrengt durch die Nase zu atmen, während Sie die Muskeln anspannen.

Pobacken zusammenkneifen

Der Hintern schläft ein? Bringen Sie wieder Leben in Ihre Gesäßmuskeln, indem Sie sie während langer Fahrten aktivieren. Pressen Sie einfach die Fersen gegen den Boden, bis Sie spüren, wie sich die Gesäßmuskeln aktivieren. Fünf bis acht Sekunden halten.

Hüfte abduzieren

Beleben Sie die »Poseiten« wieder, indem Sie die Knie auswärts gegen Fahrertür und Mittelkonsole drücken.

Hüfte adduzieren

Aktivieren Sie ganz einfach die Muskeln an der Innenseite der Beine, indem Sie die Knie zusammenpressen. Sie werden merken, wie die Adduktoren aktiv werden, und vielleicht spüren Sie sogar die Muskeln des Beckenbodens.

Lenkrad (mediale/externe Rotation, Protraktion/Retraktion)

Diese Übungsfolge ist für die Gesundheit des Schultergürtels während der Fahrt von unschätzbarem Wert. Fassen Sie das Lenkrad einfach bei neun und drei Uhr an und drehen Sie dann zunächst die Handgelenke abwechselnd nach außen und innen. Gehen Sie dann dazu über, das Lenkrad abwechselnd zu sich heranzuziehen und von sich wegzuschieben.

Wirbelsäule strecken

Rücken verspannt? Oft sind die Spannungsgefühle nicht darauf zurückzuführen, dass die Muskeln in verkürzter Stellung festsitzen, sondern vielmehr darauf, dass sie aufgrund von anhaltend vorgebeugtem Sitzen chronisch langgezogen sind. Sie können diese Muskeln wieder ins Gleichgewicht bringen, indem Sie den Kopf, die Schultern und den oberen Rücken gegen den Autositz drücken, als würden Sie sich im Fitnessstudio in die Rückenstreckermaschine lehnen.

Bauchmuskeln anspannen (gegen das Lenkrad)

Straffen Sie Ihre Bauchmuskeln und sorgen Sie für funktionierende Organe. Stützen Sie die Hände gegen das Lenkrad und kontrahieren Sie die Bauchmuskeln, indem Sie den Oberkörper gegen den Widerstand der Hände am Lenkrad nach vorn drücken.

Pause mit Kniebeuge und Ausfallschritt

»Fragen Sie Ihren Arzt, bevor Sie ein Programm körperlicher Inaktivität beginnen. Bewegungsmangel ist abnormal und gesundheitsgefährdend.«
Frank Forencich

Die Kniebeuge stellt in der Familie der funktionellen Bewegungen die Mutter dar, was Langlebigkeit und allgemeine Gesundheit angeht. Die Hocke wirkt als Druckentlastung für Hüftgelenke und Organe und ist von entscheidender Bedeutung für die Durchblutung und den Lymphkreislauf im Unterkörper. Der Ausfallschritt ist ebenso wichtig, da er eher dem Gehen, Laufen und vielerlei weiteren Bewegungsmustern nahekommt. Bei dieser Bewegung wirkt eine Rotationskraft auf die Organe, ähnlich wie beim Auswringen eines Lappens, wenn man die im Stoff enthaltene Flüssigkeit ausquetscht. Diese Bewegung ist die natürliche Flüssigkeitspumpe des Körpers und ein Massageprogramm für das Bindegewebe. Jedes Mal, wenn Sie diese Bewegungen ausführen, schalten Sie die Pumpe ein, um den Organismus zu reinigen. Stellen Sie sich vor, Sie wären ein Teich und benötigten eine Pumpe, die 1000 Liter pro Stunde bewältigt, um das Wasser zirkulieren zu lassen, damit die Qualität stimmt und die Wasserlebewesen gedeihen. Stellen Sie sich nun vor, was mit diesem Teich passieren würde, wenn Sie aus Geiz nur eine 300-Liter-Pumpe anschaffen würden und das Wasser nur in bestimmten Bereichen zirkulieren ließen. Dies würde Probleme für die Gesundheit und Homöostase Ihres Ökosystems mit sich bringen. Ihr Körper ist genau wie der Teich ein Ökosystem und verlangt nach ausreichender Durchblutung in Form von regelmäßiger Bewegung, um gedeihen zu können.

Denken Sie auf Reisen immer daran. Legen Sie ungefähr jede Stunde eine Pause zum flotten Spazierengehen ein. Fünf oder sechs Ausfallschritte und ein paar Kniebeugen reichen aus, um das körpereigene Pumpsystem nach der mühsamen Reise im Sitzen wieder einzuschalten.

Kniebeuge mit Fitnessband

Wenn Sie sich für Kniebeugen ein Fitnessband um die Knie wickeln, trainieren Sie bei dieser Übung auch die Gesäßmuskeln. Achten Sie darauf, dass Sie mit den großen Zehen festen Bodenkontakt halten, während Sie die Knie auswärts gegen das Band drücken. Halten Sie sich bei der Kniebeuge an die Prinzipien, die in Kapitel 6 für die Hocke festgelegt worden sind.

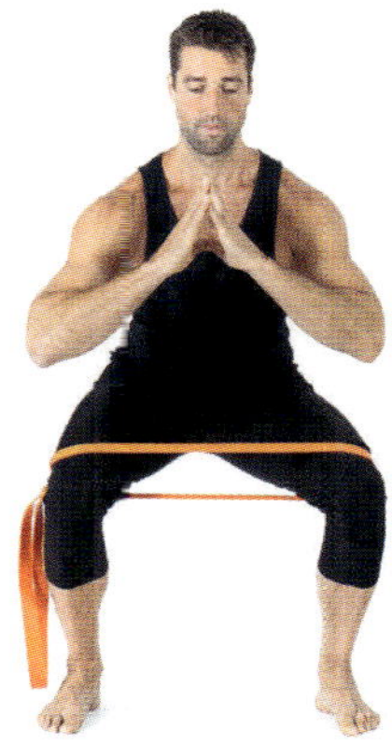

Ausfallschritt

Dieser Ausfallschritt ist eine Grundübung und eine tolle Chance, sich vom Stress und der Anspannung des Reisens zu erholen. Machen Sie mit einem Bein einen mittelgroßen Schritt nach vorn, wobei beide Füße geradeaus zeigen, als ob Sie auf Schienen laufen. Halten Sie festen Bodenkontakt mit allen vier Ecken der Füße und lassen Sie das Becken sinken, während sich die hintere Ferse vom Boden hebt. Stellen Sie sich vor, dass Sie mit

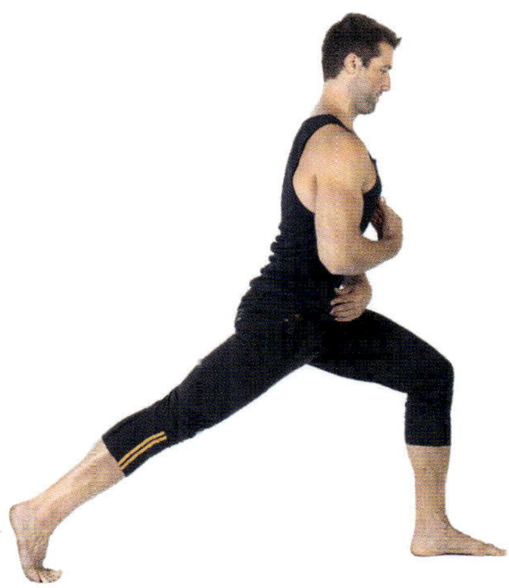

dem Rücken an einer Stange heruntergleiten, damit die Wirbelsäule während der gesamten Bewegung völlig neutral bleibt.

Ausrichtung ganz praktisch

Halten Sie nach jeder Stunde Autofahrt für mindestens fünf Minuten Muskelaktivierung und Gelenkmobilisierung an. Machen Sie einen flotten Spaziergang, gefolgt von fünf Ausfallschritten auf jeder Seite und fünf Kniebeugen. Um die Arme über den Kopf zu strecken, können Sie sich entweder etwas zum Festhalten und Hängen suchen oder die Arme einfach während des Ausfallschritts emporrecken (Videoanleitungen zu den Übungen für unterwegs finden Sie auf thealignbook.com). Wenn Sie sich trauen, können Sie auch ein Skateboard oder ein Paar Rollschuhe (Zeit, die Achtzigerjahre zu feiern!) in den Kofferraum schmeißen, das fördert nicht nur Balance und Verspieltheit, sondern dient auch als zusätzliches Fortbewegungsmittel am Zielort.

Flugreisen

Reisen kann im Leben und für den Körper eine starke Belastung sein, besonders, wenn man lange Strecken in unbequemer Haltung zurücklegt. Neben den Übungen in diesem Kapitel verrate ich Ihnen auch einige meiner Lieblingstricks, mit denen ich meinem Körper bewusst Entspannung verschaffe, damit die Anspannung des ewigen Schlangestehens vor der Sicherheitsschleuse nicht stundenlang in meinen Schultern andauert.

Der Bewegungsmangel ist eine der schwierigeren Nüsse, die es bei der Selbstfürsorge auf Reisen zu knacken gilt, aber es ist machbar. Es ist schwer für den Körper, viele Stunden in einem Flugzeug zu verbringen oder durch einen großen Flughafen zu schlurfen, wo die Strahlung ausreicht, um Popcorn zu machen. Es gibt jedoch einige einfache Reisetricks, die das Unterwegssein gesünder und angenehmer machen.

Flugmodus

Jedes Mobiltelefon sollte häufig im Flugmodus betrieben werden. Mir fallen kaum vernünftige Gründe ein, warum man eine Strahlungsquelle den ganzen Tag dicht neben den Geschlechtsorganen aufbewahren sollte. Im Auto ist es noch schlimmer, denn die Metallkarosserie reflektiert die Strahlung des Mobiltelefons zum Besitzer zurück. Dies verstärkt die Strahlung für alle Mitreisenden. Ich selbst lasse mein Telefon immer dann im Flugzeugmodus, wenn ich es in der Tasche habe (ab und zu vergesse ich es, das macht nichts). Ich schalte den Flugmodus nur ab, wenn ich Empfang benötige, was überraschend selten ist, solange man folgende Maßnahmen ergreift:

- Laden Sie Podcasts, Musik, Hörbücher und so weiter herunter, anstatt sie zu streamen. So können Sie auch im Flugzeugmodus Medien nutzen.
- Verwenden Sie beim Telefonieren Kopfhörer oder die Freisprechfunktion, statt das Telefon direkt ans Gesicht zu halten (meiden Sie nach Möglichkeit den Kontakt mit dem Mobiltelefon, solange es sich nicht im Flugmodus befindet).
- Stellen Sie die Farbdarstellung auf Graustufen um, das verringert die Suchtwirkung des Bildschirms. Wir schauen gern Farben an, und wenn der Bildschirm nicht knallbunt ist, wirkt er weniger verlockend.

Kompressionsstrümpfe

In der Läuferszene sind Kompressionsstrümpfe heiß begehrt. Angeblich verbessern sie die Ausdauer und reduzieren den Muskelkater beim Langstreckenlauf. Diese Begeisterung ist keineswegs neu. Kompressionstherapie wird schon im Edwin-Smith-Papyrus erwähnt, der in Ägypten entdeckt wurde, aus dem 17. Jahrhundert vor Christus stammt und als der älteste bekannte Text über Chirurgie gilt. Stützstrümpfe werden dann wieder von Hippokrates empfohlen, damit sich bei Patienten im 4. Jahrhundert vor Christus kein Blut in den Beinen sammelt.[101]

Kompression kann den Blutkreislauf fördern, die Schwellung der Beine während des Reisens verringern, die Symptome einer Venenerkrankung verbessern und Blutgerinnseln vorbeugen. Eine tiefe Venenthrombose (TVT) ist ein Blutgerinnsel, das sich tief im Körper in einer der Hauptvenen bildet. Davon sind in den USA jährlich bis zu 900 000 Menschen betroffen und es sterben zwischen 100 000 und 300 000 Menschen an dieser Erkrankung.[102] (In Deutschland sind laut Deutscher Gesellschaft für Phlebologie 100 Personen von 100 000 Einwohnern betroffen.) Mit dem Kreislauf ist nicht zu spaßen und bei andauerndem Sitzen kann Kompressionstherapie hilfreich sein.

Das Wandern ist des Reisenden Lust

Wie bereits erwähnt ist Gehen das Beste (und am wenigsten Alberne), was man während einer Flugreise für die Flüssigkeitszirkulation tun kann. Halten Sie sich an die gleiche Formel wie beim Fahren: Für jede Stunde Sitzen während des Flugs sollten Sie mindestens fünf Minuten gehen. Am besten behalten Sie diese Formel Stunde für Stunde bei, anstatt die Gehzeit hinten oder vorn anzuhängen. Seien Sie ruhig die peinliche Type, die im Toilettenbereich des Flugzeugs ein paar Ausfallschritte oder Kniebeugen runterreißt. Wenn Sie sich mitten im Flug ein bisschen Hüftbewegung gönnen, ermutigen Sie vielleicht andere ebenfalls dazu und bewahren sie womöglich vor einem gefährlichen Blutgerinnsel.

Blueblocker-Brillen

Mein eigenes Wohlbefinden auf Reisen haben solche getönten Brillen entscheidend verbessert, denn es gibt nichts Schlimmeres, als nach stundenlangem Dösen im Flieger ins grelle Licht des Flughafens zu stolpern. Nach Sonnenuntergang bereitet sich der Körper hormonell auf den Übergang in einen erholsamen Ruhezustand und auf die Regeneration nach den Anstrengungen des Tages vor. Die blauen Lichtfrequenzen, die von Handys und Laptops, von Straßenlaternen und der Beleuchtung von Flughäfen, Busbahnhöfen, Supermärkten und anderen Lichtquellen ausgehen, sind wie kleine künstliche Sonnen, die dem Körper vormachen, es sei Zeit aufzuwachen. Es wird Sie nicht wundern, dass dies den Hormonhaushalt und die Schlafzyklen durcheinanderbringen kann.

Herkömmliche Blaulichtfilterbrillen hatten den Nachteil, dass sie irgendwie doof aussahen. Empfehlen kann ich einige neuere Blaulichtfilterbrillen, die sowohl modisch als auch beim Schutz vor künstlichem Licht punkten: Swannies oder BLUBlox. Hören Sie auf Corey

Hart und seinen Hit *Sunglasses At Night*, schützen Sie am Abend Ihre Augen und schlafen Sie umso besser.

Ohrstöpsel

Ein ums andere Mal haben diese kleinen Dinger meine geistige Gesundheit auf Reisen gerettet. Wer weiß, welche potenziellen Störgeräusche auftreten können, kaum dass man die Sicherheit des eigenen Schlafzimmers verlässt. Ohrstöpsel sind sicherlich eine der billigsten Formen der Reiseversicherung, zumindest, was die Nachtruhe angeht. Ich rate zu wächsernen Ohrstöpseln, da sie maximale Geräuschunterdrückung bieten. Im Idealfall müssen Sie sie nie einsetzen, aber in dem seltenen Fall, dass Sie sie benötigen, werden Sie sehr froh sein, welche eingepackt zu haben. Mit einer Schlafmaske kombiniert sorgen Ohrstöpsel für einen recht gründlichen Entzug von Sinnesreizen. Sie ermöglichen Ihnen auch eine kurze Meditation in relativem Frieden, wenn Sie an einem turbulenten Ort wie einem Flughafen etwas Kraft sammeln müssen.

Ätherische Öle für unterwegs

Die heilsamen Eigenschaften von ätherischen Ölen werden seit Tausenden von Jahren genutzt. Heute haben wir die Wahl zwischen mehr als 300 verschiedenen ätherischen Ölen. Ätherische Öle sind insofern einzigartig, als ihre Moleküle tatsächlich in unsere Zellmembranen eindringen, durch Haut und Gewebe diffundieren und sogar in den Blutkreislauf gelangen können.

Innerhalb von Minuten können sie sich schnell im ganzen Körper ausbreiten, egal ob auf die Haut aufgetragen oder durch die Nase eingeatmet. Wie Nährstoffe werden ätherische Öle vom Körper verstoffwechselt. Hochwertige, lebensmittelechte ätherische Öle in Bioqualität reichern sich jedoch langfristig nicht im Körper an. Die heilenden Öle üben ihre Wirkung aus und werden dann ausgeschieden. Man verwendet diese natürlichen Öle problemlos für viele medizinische und gesundheitliche Zwecke. Das liegt an ihren entgiftenden, stimulierenden, antidepressiven, antibakteriellen, antiviralen, beruhigenden und lindernden Eigenschaften. Immer öfter werden sie bei zahlreichen Gesundheitsproblemen und -beschwerden als sicheres, wirksames und natürliches Alternativmittel eingesetzt.

Die drei wichtigsten ätherischen Öle für die Reise

Lavendel zur Beruhigung

Lavendelöl ist eines der am häufigsten verwendeten antimikrobiellen ätherischen Öle in unserer Zeit. Wenn man für eine Reise packt, lohnt es sich, Taschen und Koffer von innen und außen mit ein wenig Lavendelwasser zu besprühen. Dies verhindert, dass man Bettwanzen und andere unerwünschte »blinde Passagiere« mit nach Hause bringt. Aufs Hotelkissen gesprüht und vor dem Schlafengehen eingeatmet wirkt Lavendelwasser sehr beruhigend und entspannend. Man kann auch vor dem Schlafengehen einige Tropfen des ätherischen Öls in ein Wannenbad geben, um eine tiefere und bessere Schlafqualität zu erreichen. Oder man mischt Lavendel mit einem Trägeröl, um es nach dem Baden direkt auf die feuchte Haut aufzutragen. Dies hat eine besänftigende und beruhigende Wirkung auf die Haut, die während eines Fluges austrocknen kann.

Teebaumöl zur Reinigung

Teebaumöl wird oft als »Desinfektionsmittel der Natur« bezeichnet, da es antiseptische und antivirale Eigenschaften hat. Daher ist es meine Wahl, um auf Reisen sauber zu bleiben. Es lindert trockene Kopfhaut, Schuppen und durch Kopfläuse verursachten Juckreiz und hilft bei der Behandlung von Ekzemen und Dermatitis. Wenn Sie Teebaumöl verwenden, müssen Sie es unbedingt verdünnen, bevor Sie es auf die Haut auftragen. Verdünntes Teebaumöl kann auch direkt auf die Haut aufgetragen werden, um Nesselsucht zu bekämpfen oder den mit Ekzemen oder Dermatitis einhergehenden Juckreiz zu lindern. Auch bei Erkältungen, wie man sie sich leider schnell im Flugzeug zuzieht, kann Teebaumöl helfen.

Minzöl zur Belebung

Die Pfefferminze ist eines der ältesten europäischen Kräuter; sie wird seit Tausenden von Jahren wegen ihrer arzneilichen Eigenschaften verwendet. Einerseits kann Pfefferminze verwendet werden, um Übelkeit und Magenverstimmungen zu lindern. Äußerlich angewendet wirkt sie kühlend und lindert Muskelkater. Ätherisches Pfefferminzöl kann Infektionen bekämpfen, den Atem erfrischen und die Nase samt Nebenhöhlen von Verstopfung befreien. Studien zufolge wirkt Minzöl entzündungshemmend, antiviral und antioxidativ, was bedeutet, dass es bei der Bekämpfung einer unterwegs eingefangenen Atemwegsinfektion helfen kann.

Wenn jahreszeitliche Allergien ausbrechen, und das auch noch auf Reisen, können Sie Minze- und Eukalyptusöl mischen und zwei bis drei Tropfen auf Schläfen, Brust, Hals und Rücken auftragen. Ein weiterer Vorteil von Minzöl ist, dass es das Energieniveau erhöhen und die Trainingsleistung verbessern kann. Einfach vor der Aktivität oder Trainingseinheit ein paar tiefe Züge einatmen, und schon erhalten Sie einen natürlichen Energieschub. Genau so können Sie bei langen Autofahrten oder Lernphasen verfahren, oder immer dann, wenn Sie für eine bevorstehende Aufgabe zusätzliche Konzentration benötigen.

Sitzmechanik – Unterstützung fürs Rückgrat

Flugzeugsitze sind ohne jede Berücksichtigung der optimalen Hüft- und Wirbelsäulenmechanik konstruiert. Als verantwortungsbewusster Körperinhaber ist es Ihre Pflicht, einige Feinjustierungen vorzunehmen, um die Wirbelsäule während des Fliegens zu schonen. Platzieren Sie genauso wie im Auto auch im Flugzeug eine Trinkflasche, ein Kissen, eine Jacke oder etwas Ähnliches hinter Ihre Brustwirbelsäule, um den Rücken in eine ausgerichtetere Position zu bringen. Anschließend rücken Sie das Becken weit nach hinten in die Ritze des Sitzes, um die Wirbelsäule in eine »aufgestapelte« Stellung zu bringen. Mit dem Sicherheitsgurt halten Sie das Becken während des Fluges passiv in einer gesunden Ausrichtung. Zu guter Letzt empfehle ich die Verwendung eines Nackenkissens, um die Halswirbelsäule langgestreckt zu halten.

Align Band: Bewegung im Hotelzimmer

Ein Fitnessband ist leicht, flexibel und aus minimalistischer Sicht das Werkzeug der Wahl für die Selbstfürsorge auf Reisen. Es kann zum Yoga, zum Krafttraining und zur Gelenkmobilisation verwendet werden (wenn man einen Türanker zum Befestigen hat) und ist günstiger als eine Mitgliedschaft im Fitnessstudio. Auf thealignbook.com finden Sie ein paar einfache Übungen mit Fitnessband, die in jedem Hotelzimmer durchgeführt werden können (sowie Mobilisationsübungen, bei denen man das Band an der Autotür befestigt).

Hausaufgabe für mehr Ausrichtung

Bei Ihrer nächsten Reise können Sie diese einfache Übungsfolge ausprobieren und die üblen Nachwirkungen des Im-Auto-Sitzens beheben.

1. **Sechs Ausfallschritte:** Machen Sie gleich nach dem Aussteigen sechs lange Schritte vom Auto weg, um die Hüftgelenke zu öffnen, und gehen Sie dabei so tief wie bequem möglich in den Ausfallschritt.
2. **Ziffernblatt:** Machen Sie mit dem rechten Fuß einen Ausfallschritt in die Zwölf-Uhr-Position und kehren Sie dann in den Stand zurück. Wiederholen Sie dies auf ein Uhr und so weiter bis fünf Uhr. Fahren Sie dann von sechs bis elf Uhr mit dem linken Bein fort.
3. **Zehn Hampelmänner:** Stellen Sie sich aufrecht hin, die Füße zusammen und die Arme an den Seiten. Hüpfen Sie hoch und landen Sie mit gespreizten Beinen, während Sie die Arme über den Kopf heben. Vervollständigen Sie den Hampelmann, indem Sie Füße und Arme mit einem zweiten Hüpfer wieder in ihre Ausgangsposition bringen.
4. **Schulterdehnung mit Auto:** Legen Sie beide Hände auf den Rand des Autodachs, so wie bei einer Festnahme. Strecken Sie die Arme und treten Sie ein paar Schritte zurück, bis nur die Hände mit den Daumen nach oben am Auto lehnen. Beugen Sie sich aus den Hüften nach vorn (wie bei den Good Mornings in Kapitel 6 auf Seite 111), um die Schultern und Oberschenkelrückseiten zu öffnen. Halten Sie die Dehnung 30 bis 90 Sekunden und denken Sie daran, durch die Nase zu atmen.

KAPITEL 13

Ausgerichtet in den Tag

**»Wir sind das, was wir immer wieder tun.
Größe ist daher keine Tat, sondern eine Gewohnheit.«**
Aristoteles

Das Leben ist viel zu kurz, um die Tage vergehen zu lassen, ohne das Beste daraus zu machen; zu kurz, um zu zögern, jemand anderem seine Zuneigung zu zeigen; zu kurz, um sich über Kleinigkeiten aufzuregen. Wie würden Sie den Tag beginnen, wenn es der wertvollste Ihres Lebens wäre? Ich kann nur dazu raten, sich über diese Frage Gedanken zu machen und Ihren Morgen künftig so zu gestalten, dass er Ihrer Vision näherkommt. Falls Sie Anregungen dazu brauchen, finden Sie hier mein Grundrezept für einen grundsoliden Start in den Tag.

Schritt 1: Atem- und Körperarbeit

Vipassana-Meditierende beginnen jeden Tag mit einem fünfminütigen Körperscan. Ich habe die Erfahrung gemacht, dass man sich damit gut zentrieren und für die ersten wachen Momente des Tages öffnen kann, und ich bin froh, dass ich diese Technik gelernt habe. Sie können sie üben, bevor Sie schlafen gehen, gleich nach dem Aufwachen oder immer dann, wenn Sie sich sammeln möchten. Sie ist auch super einfach. Als Erstes richten Sie Ihre Aufmerksamkeit darauf, wie der Atem durch die Nasenlöcher nach oben strömt. Sobald Ihnen das leichtfällt, erkunden Sie die unterschiedlichen Empfindungen, die Sie an anderen Körperteilen wahrnehmen. Sie beginnen beispielsweise oben am Kopf und bewegen sich langsam an der Seite des Halses entlang über das Gesicht hinweg zum Nacken, dann die Wirbelsäule hinab und so weiter. Wenn Sie an den Fußsohlen angekommen sind, arbeiten Sie sich wieder bis zum Scheitel empor. Spüren Sie das Druckgefühl an den Stellen, an denen Sie aufliegen, fühlen Sie den Stoff auf Ihrer Haut und achten Sie auf die Temperatur der verschiedenen Körperteile.

Sich Empfindungen ganz bewusst zu machen, kann für Ungeübte etwas schwierig sein. Für mich persönlich fühlt es sich nach etwas an, das manchmal als *frisson* (das französische Wort für »Schauder« oder »Gänsehaut«) bezeichnet wird. Wer gern gehobener spricht, darf es auch »vorübergehende Parästhesie« nennen – jedenfalls geht es im Wesentlichen um das Prickeln, das man möglicherweise beim Anschauen von Gruselfilmen im Nacken verspürt. Mit ein wenig Übung können Sie diese Empfindung nach Belieben im ganzen Körper hervorrufen.

Haben Sie Geduld, wenn Sie an bestimmten Stellen oder Gliedmaßen erst einmal keine Empfindung verspüren. Es braucht einige Zeit und Übung, bis Ihr introspektives Bewusstsein stärker wird. Ich muss dazu sagen, dass die Fähigkeit, auf Befehl ein prickelndes Gefühl im Ellbogen zu erzeugen, bestenfalls ein netter Trick ist. In der Tat ist die Entsagung oder das Nicht-Anhaften an eine Empfindung oder ein Ergebnis eine wichtige Lehre des Buddhismus. Bei der Vipassana-Meditation erinnert der Lehrer die Schüler ständig an das Sanskrit-Wort *anitya*, welches »Unbeständigkeit« bedeutet. Da einzelne Empfindungen gewiss nicht ewig halten, ist es für das langfristige emotionale Wohlbefinden (was, wie wir zuvor erfahren haben, direkt mit dem körperlichen Wohlbefinden zusammenhängt) gut, vom Festhalten an »guten« oder »schlechten« Empfindungen abzulassen. Sonst wirken die Empfindungen nämlich wie ein sogenannter Mädchenfänger: Je stärker man den Finger aus diesem Scherzartikel hinauszieht, desto enger zwängt er ihn ein. Gehen Sie entspannt in die Empfindung, dann entsteht Raum und sie kann sich lösen. (Das ist weitaus leichter getippt als getan.)

Um die Empfindsamkeit zu optimieren, sollten Sie nach dem Aufwachen ein paar Minuten lang bewusst alles wahrnehmen, was um Sie herum und in Ihrem Körper vor sich geht. Denken Sie daran, dass Sie mit dem, was Sie morgens als Erstes tun, die Stimmung für den Rest des Tages festlegen. Wenn Sie gestresst aufwachen und voller Hektik aus der Tür stürmen, um pünktlich zur Arbeit zu kommen, setzt sich dieses Gefühl in allen Tätigkeiten des Tages fort wie umkippende Dominosteine. Beginnen Sie lieber mit ein paar Momenten der Wertschätzung dafür, dass Sie überhaupt einen funktionierenden Körper besitzen, der auf einem gemütlichen Bett liegt. Dankbarkeit und Selbstwertschätzung in solch kleinen Dosen mögen unwesentlich erscheinen, können aber durchaus eine sehr wirkungsvolle Art sein, diesen ersten Dominostein genau richtig aufzustellen, sodass er optimal mit dem nächsten interagiert.

Schritt 2: Meersalz, Wasser und Zitrone

Als Zweites schlendere ich morgens in die Küche und hole mir ein Glas Quellwasser mit einer Prise Meersalz und einem großzügigen Spritzer Biozitrone (ich füge gelegentlich einen Esslöffel Apfelessig hinzu, wenn ich etwas für die Verdauung oder Immunabwehr tun möchte). Salze werden von der Menschheit seit Jahrtausenden hochgeschätzt. Vom lateinischen *sal* für »Salz« leitet sich sogar das Wort »Salär« ab. Es erscheint logisch, dass unsere tiefe und Jahrtausende zurückreichende Wertschätzung für dieses kostbare Mineral ein Indiz für seine gesundheitlichen Vorteile ist.[103]

Ein Großteil des Wassers, das wir heutzutage trinken, ist der lebenswichtigen Mineralien beraubt, die als Elektrolyte bezeichnet werden und in Quellwasser von Natur aus vorkommen. Auf seinem mühsamen Weg durch das kaum durchdringliche Labyrinth bis hinauf in die Flasche nimmt das Wasser eine Vielzahl lebenswichtiger Mineralien auf. Aber wir modernen Menschen haben die schlechte Angewohnheit, fast alles zu sterilisieren, auch unser Wasser. Das lässt sich beheben, indem wir einfach eine Prise hochwertiges Meersalz hinzufügen. Rosa Himalaya-Salz und – am anderen Ende des Farbspektrums – schwarzes Hawaii-Salz enthalten beide mehr als 60 Spurenelemente, die für die Funktion des Nervensystems und der Zellen von entscheidender Bedeutung sind. Eines davon, Natrium, verbindet sich im Körper mit Wasser und unterstützt so die Aufnahme der morgendlichen Wasserration. »Aber Moment mal«, höre ich Sie sagen, »erhöht übermäßiger Salzverzehr nicht den Blutdruck?«

Theoretisch schon. Zwar gibt es eine Korrelation zwischen hohem Blutdruck und Herzerkrankung, aber eine Analyse von acht randomisierten kontrollierten Studien lieferte nur unzureichende Belege dafür, dass eine salzärmere Ernährung Herzerkrankungen und den dadurch verursachten Tod verhindert. Diese Ergebnisse haben zwei weitere epidemiologische Studien an 11 346 beziehungsweise 3681 Probanden bestätigt.[104] Wie bei vielen Dingen liegt auch beim Salz der Unterschied zwischen Gift und Medizin normalerweise in der Dosierung. Es ist Zeit, Salz von der Liste der Übeltäter zu streichen und das heilende Mineral wieder schätzen zu lernen.

Zitronen sind super sauer, oder? Unverdaut sind sie das mit ihrem pH-Wert von ungefähr 2 gewiss. Im Verdauungsvorgang entstehen aus Zitronensaft jedoch basische Nebenprodukte, so wie bei seiner Verbrennung basische Asche mit einem pH-Wert von über 7 entsteht. Es würde den Rahmen dieses Buches sprengen, wenn ich auf die Vorteile von basischer statt saurer Ernährung einginge. Hier sei nur gesagt, dass die meisten Zutaten der amerikanischen Ernährungsweise eher sauer sind. Zum Ausgleich ist es daher sinnvoll, zusätzlich etwas basische Nahrung zu sich zu nehmen.

Zitronen sind auch eine großartige Quelle für Vitamin C, das als starkes Antioxidans bekannt ist und enorm zur Stärkung des Immunsystems und zur Vorbeugung von Krankheiten (wie Skorbut) beiträgt. Tatsächlich liefern schon 30 Milliliter Zitronensaft fast ein Viertel des täglichen Bedarfs an Vitamin C. Wenn Sie also das nächste Mal einen längeren Segeltörn vorhaben, wissen Sie, was Sie einpacken müssen. (Limetten tun's auch – in Australien und Neuseeland nennt man die Briten manchmal *limeys*, weil englische Seeleute gern an Limetten lutschten, um Skorbut zu vermeiden.)

Zitronen, Limetten, Orangen, Grapefruits und andere Zitrusfrüchte (ja, auch ihr, liebe Tangelos) besitzen neben ihren immunstärkenden und pH-ausgleichenden Eigenschaften auch entzündungshemmende Antioxidanzien, die zur Vorbeugung von Herzkrankheiten wichtig sind, da sie die Blutgefäße stärken und die Bildung von Plaque und winzige Blutungen in den Arterien verhindern.[105] Interessant, dass die bitteren Dinge im Leben auf lange Sicht oft beeindruckende Vorteile bringen.

Schritt 3: Sonne zum Frühstück

»Mach's wie die Sphinx.« Diesen weisen Rat gab mir in einer Folge meines Podcasts Dr. Jack Kruse, einst renommierter Neurochirurg, jetzt exzentrischer Biohacker. Die Sphinx blickt stolz gen Osten, mit breiter Brust, offenen Augen und nackten Füßen. Seit Jahrtausenden wird die Sonne verehrt, womöglich noch hingebungsvoller als das Salz. Sie steht in einer Vielzahl religiöser Traditionen für Energie, Leben, Kraft, Stärke, Macht und Wiedergeburt. Sie kann Wasser reinigen, lebenden Wesen die zum Wachsen benötigte Energie spenden und dem Menschen natürlich auch eine ansehnliche Bräune schenken.

Wenn das Sonnenlicht ein Dirigent ist, sind die Hormone unterschiedliche Orchestermusiker. Das Morgenlicht stellt das innere Uhrwerk auf den Tag ein und spielt eine Schlüsselrolle bei der Aufrechterhaltung eines durchgehenden biologischen Rhythmus. Corey Hart hat mit seinem Song *Sunglasses At Night* tatsächlich recht: Sonnenbrillen sind abends viel gesünder, zumindest seit 1879 die Glühbirne auf den Markt kam. Seitdem weiß unser Körper nämlich nicht mehr so richtig, wie spät es ist.

Studien haben vielfach belegt, dass Störungen des Tagesrhythmus mit Gewichtszunahme, Impulsivität, Denkverzögerung und einer Vielzahl anderer suboptimaler Verhaltensänderungen einhergehen.[106] Unsere Vorfahren waren vielleicht gar nicht so dumm mit ihren mannigfaltigen Sonnengottheiten und immer neu erstehenden Sonnenkulten. Auf der ganzen Welt verbringen Menschen aller Kulturen ihre Morgen- und Abendstunden damit, sich in den regenerierenden Sonnenstrahlen zu baden, meiden sie jedoch zwischen etwa 10 und 15 Uhr, wenn Mittagshitze und UV-Strahlung am intensivsten sind (je nach Breitengrad und ethnischer Zugehörigkeit: Je weiter man vom Äquator entfernt ist und je stärker die Haut pigmentiert ist, desto mehr Mittagssonne verträgt man normalerweise). Vor und nach diesen Uhrzeiten sollte man hinaus ins Helle, wenn einem die Hormone lieb sind.

Gehen Sie also jeden Morgen mindestens ein paar Minuten lang an die frische Luft und machen Sie so viel Haut frei, wie es legal und angemessen ist – in der beruhigenden Gewissheit, dass Sie damit Ihrem Hormonhaushalt (und den anderen Körpersystemen) einen erfolgreichen Start in den Tag ermöglichen. Wenn Sie schon dabei sind, können Sie Ihre Haltung auch gleich aufrichten, indem Sie den Blick heben, um den Himmel, die Bäume und natürlich das Sonnenlicht zu genießen.

Schritt 4: Dankbarkeit

Dies ist eines der wirkungsvollsten mir bekannten Morgenrituale, und um die unzähligen dankenswerten Dinge zu würdigen, die Tag für Tag geschehen, muss man entgegen der landläufigen Meinung keine Schlaghosen tragen, keinen Regenbogen auf einen VW-Bus malen und keine Katze namens Kosmos besitzen.

Eine Studie von Robert Emmons und Michael McCullough aus dem Jahr 2003 hat ergeben, dass in einem Tagebuch schriftlich festgehaltene Dankbarkeit die Anpassung an Veränderungen erleichtert, körperliche Schmerzen lindert und mit besserem Schlaf korreliert.[107] Einer weiteren von Rollin McCraty durchgeführten Studie zufolge senkte die Kultivierung von Wertschätzung den Cortisolspiegel (ein Stresshormon) um 23 Prozent und erhöhte bei 80 Prozent der Teilnehmer die Herzfrequenzvariabilität, einen wichtigen Indikator für Gesundheit.[108] Reichern Sie Ihren nächsten Spaziergang mit Glück an, indem Sie an zwei oder drei Dinge denken, für die Sie jeden Tag dankbar sind. Lassen Sie sich etwas einfallen und werden Sie konkret: die Grübchen eines geliebten Menschen beim Lächeln oder die Sonnenwärme auf der Haut. Dankbarkeit zu üben hat noch mehr Vorteile:

- Gesteigertes Denkvermögen
- Mehr Wohlbefinden
- Schärfere Aufmerksamkeit
- Erhöhte Produktivität
- Bessere Fähigkeit zu analytischem und klarem Denken

Was wiegt wohl ein einzelner Gedanke? Ich habe keine Ahnung. Aber ein positiver, dankbarer wiegt offenbar schwer, das ist wissenschaftlich vielfach nachgewiesen. Mein Rat? Wir müssen mehr darauf achten, welche Gedanken durch unser Bewusstsein strömen. Schätzungen zufolge hat ein durchschnittlicher Mensch zwischen 60 000 und 80 000 Gedanken am Tag und die allermeisten davon gleichen denen des vorigen Tages, der vorigen Woche, des vorigen Monats – es sind sozusagen Denkgewohnheiten. William James bezeichnete Lebewesen als »Gewohnheitsbündel« – wir sind aus Mustern bestehende Organismen und wenn wir uns erst einmal auf einem Gleis festgefahren haben, kann es ein mühsames und dennoch lohnendes Unterfangen sein, einen Anschein von Kontrolle über die eigene innere Welt wiederzuerlangen.

Viele Leute finden es sehr nutzbringend, täglich ein paar dankbare Gedanken aufzuschreiben – probieren Sie es doch eine Woche lang, um zu sehen, wie es sich anfühlt! Ich persönlich schätze *The Five-Minute Journal*, das mein Freund Alex Ikonn, Mitbegründer von UJ Ramdas, produziert. Es fragt ab, wofür man dankbar ist, was den kommenden Tag großartig machen würde und lässt Raum für tägliche Affirmationen. Mir hilft daneben auch ein leeres Notizbuch für »Morgenseiten«, wie sie Julia Cameron in ihrem Buch *Der Weg des Künstlers* empfiehlt. Dort schüttet man im Wesentlichen alles aus, was im Kopf herumrappelt. Man holt es aus dem Hirn heraus und bringt es aufs Papier, damit man unbeschwert weitermachen kann. Dies ist auch eine großartige Gelegenheit, um vom Smartphone abzulassen und sich der sterbenden Kunst der Handschrift zu widmen, die nachweislich die Denkfähigkeit fördert (besonders Schreib- statt Druckschrift; wer beherrscht sie noch?).

Sie fragen sich vielleicht, was das mit der Verbesserung von Haltung und Bewegung zu tun hat. Darum geht es doch in diesem Buch, oder nicht? Stimmt genau, aber auf Dankbarkeit oder Selbstausdruck ausgerichtetes Tagebuchschreiben lindert nachweislich Angstzustände,[109] mindert Depressionsanzeichen[110] und stillt sogar körperliche Schmerzen.[111] Wie schon bei der Beschreibung der Haltungstypen *Trübselig* und *Nervös* erwähnt, zerren diese emotionalen Zustände den Körper weg von der Ausrichtung. Tagebuchschreiben kann eine sichere, erschwingliche und erholsame Methode sein, um den inneren Selbstgesprächen entgegenzuwirken, die mit chronischem Stress einhergehen und zu unausgeglichenen Haltungsmustern führen.

Schritt 5: Bewegung

Denken Sie sich den Körper als wiederaufladbare Kurbeltaschenlampen. Die einzige Möglichkeit, die Glühbirne zum Leuchten zu bringen, besteht darin, an der kleinen Kurbel zu drehen. Der menschliche Körper ist natürlich etwas komplexer und besitzt eine Vielzahl von Kurbeln, die gedreht werden müssen, damit das Licht angeht, aber das Grundprinzip ist das gleiche. Jeden Morgen wachen wir mit einer leeren Taschenlampe auf und erst, wenn wir die Kurbel drehen, kommt Leben in uns. Zwar ist es leicht zu verstehen, dass der Hund gleich morgens Gassi gehen muss, aber dass wir selbst mit dem gleichen Respekt behandelt werden müssten, scheint oft weit hergeholt.

Wie man die »Taschenlampe« auflädt

- Jeden Morgen 20 Kettlebell-Swings machen.
- Hören Sie beim Spazierengehen schwungvolle Musik und schwingen Sie ruhig die Hüften, denn: *Hüften lügen nie*.
- Drehen Sie Ihre Lieblingshits auf und machen Sie Disco im Wohnzimmer.
- Gehen Sie ins Fitnessstudio oder zum Yoga.
- Gehen Sie schwimmen.
- Verabreden Sie sich mehrmals in der Woche mit Bekannten zum Workout.

Bewegungstipp: Beinheben im Hängen

Ich mag diese Übung besonders am Morgen, weil sie nicht nur die Schultern öffnet (was, wie in Kapitel 1 beschrieben, mit mehr gefühlter Energie und Selbstbewusstsein einhergeht), sondern auch die Rumpfmuskulatur aktiviert und den Atem mit der Bewegung synchronisiert. Besorgen Sie sich eine Klimmzugstange oder suchen Sie sich einen niedrigen Ast. Hängen Sie sich daran und heben Sie die Beine sechs- bis zwölfmal mit gebeugten oder gestreckten Knien. Atmen Sie (durch die Nase) ein, während die Beine sinken, und lassen Sie die ganze Luft hinaus, während Sie die Beine so hoch wie beschwerdefrei möglich heben.

Schritt 6: Der Reiz der Kälte

In der buddhistischen Lehre liegt die Wurzel allen Leidens in Verlangen und Unwissenheit. Wir begehren Wärme, Sicherheit, materielle Güter und andere Segnungen und gehen gleichzeitig Mühsal und Entbehrung um jeden Preis aus dem Weg. Ironischerweise haben die glücklichsten Menschen eine ordentliche Portion Leiden hinter sich. Dem japanischen Bestsellerautor Haruki Murakami wird der Spruch zugeschrieben: »Schmerz ist unvermeidlich, Leiden ist freiwillig.« Niemand steht gern draußen in der Kälte, aber solche unangenehmen Momente stärken den Organismus (und den Charakter) am meisten.

Wissen Sie was? Sie haben zu Hause ein mächtiges Hilfsmittel, mit dem Sie sich jeden Tag zu einem bescheidenen Kämpfchen herausfordern und sich heldenhaft darin beweisen können. Ganz einfach: Stellen Sie sich unter die Dusche und drehen Sie den Hahn ganz auf kalt. Die Kälteerfahrung trainiert das autonome Nervensystem darauf, gelassener auf die unvermeidlichen Widrigkeiten des Lebens zu reagieren. Das bedeutet, dass Sie in Körper und Geist ruhiger, entspannter und ausgeglichener werden. Anfangs ist es sicherlich unangenehm, aber schneller, als Sie glauben, wird es zur täglichen Gewohnheit werden. (Die ganz Harten können ihre Kälteerfahrung noch verschärfen, indem Sie sich eine Gefriertruhe zulegen, sie zur Hälfte mit Wasser füllen und das Wasser für das tägliche Tauchbad auf etwa 10 Grad Celsius abkühlen. Wie genau ich mein Tauchbecken eingerichtet habe, zeige ich Ihnen auf thealignbook.com.)

Eine britische Studie ist zu dem Schluss gekommen, dass regelmäßiges kaltes Duschen die Anzahl der weißen Blutkörperchen (der krankheitsbekämpfenden Ninjas im Blut) bei den Probanden im Vergleich zu Warmduschern erhöht. In kleinen Dosen bewirkt Kälte auch Wunder für den Geisteszustand. Eine an der Virginia Commonwealth University durchgeführte Studie hat ergeben, dass kalte Duschen Depressionsgefühle deutlich und dauerhaft reduzieren.[112] Diese Wirkungen sind der Stimulation der Hirnregion des *Locus coeruleus* zuzuschreiben, was auf Lateinisch »blauer Fleck« bedeutet und das Zentrum des Noradrenalinsystems darstellt. Diese Region ist maßgeblich für die Freisetzung von Noradrenalin im Körper verantwortlich, einem Stoff, der Depressionen entgegenwirkt.[113] Mit ihrer Warnung, dass wir uns bei Kälte erkälten, meinten es unsere Mütter gewiss gut, lagen aber offenbar falsch. Tägliches kaltes Duschen kann tatsächlich eine äußerst segensreiche Arznei sein.

Hausaufgabe für mehr Ausrichtung

Während des morgendlichen Sonnenbades können Sie gleich die folgenden Übungen ausprobieren:

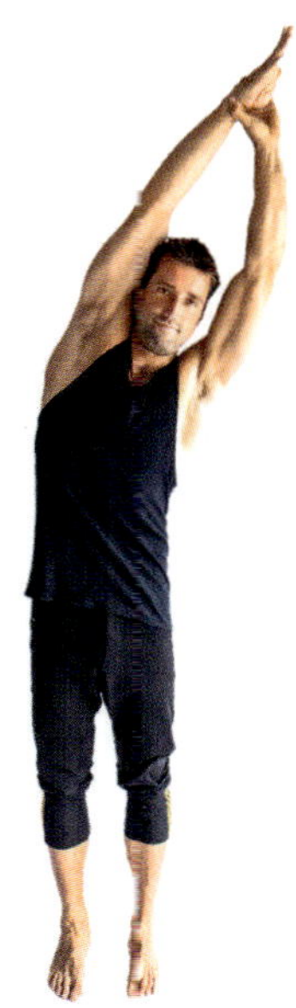

1. **Seitbeuge im Stehen:** Beginnen Sie im ausgerichteten Stand, heben Sie die Arme über den Kopf und halten Sie dabei die Wirbelsäule bewusst lang und neutral. Umgreifen Sie mit der linken Hand das rechte Handgelenk und beugen Sie sich nach links, um die ganze rechte Seite zu

längen. Halten Sie die Dehnung etwa 60 Sekunden und wechseln Sie dann die Seite. Denken Sie daran, in beide Flanken hineinzuatmen.

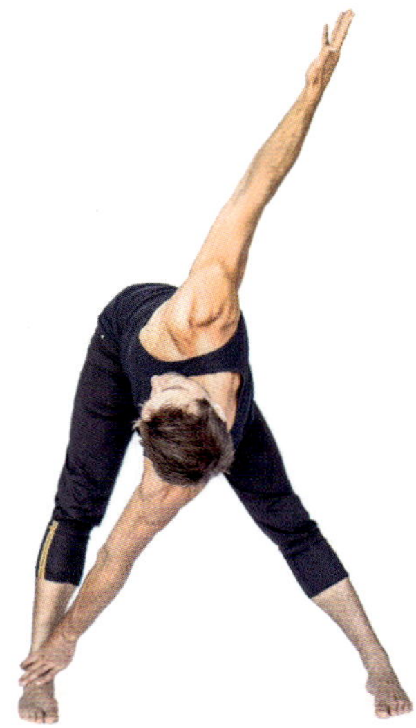

2. **Rückendrehung im breiten Stand:** Beginnen Sie mit breit aufgestellten Beinen und neigen Sie sich aus den Hüften nach vorn, bis die Hände den Boden berühren (legen Sie Bücher oder einen Yogablock auf den Boden, falls Sie nicht so beweglich sind). Lassen Sie die Wirbelsäule lang und wenden Sie sich nach links. Heben Sie die linke Hand in die Höhe, während der rechte Arm zum Boden gestreckt bleibt. So entsteht eine Längung zwischen den Schultern. Atmen Sie drei Atemzüge durch die Nase in die Brustwirbelsäule (mittlerer Rücken) ein und wechseln Sie dann die Seite.

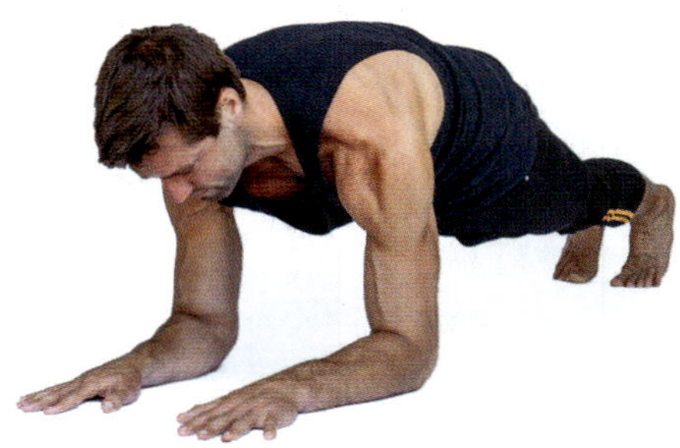

3. **Planks (mit optionaler Hüftdrehung):** Diese Übung ist eine tolle Möglichkeit, um zum Start in den Tag die Körpermitte zu aktivieren. Beginnen Sie in der Planke, indem Sie die Unterarme abstützen und die Fußspitzen aufstellen, und ziehen Sie den Bauch leicht ein, damit der untere Rücken nicht einsackt. Schieben Sie die Schultern nach vorn (Protraktion), als wollten Sie die Ellbogen in den Boden bohren, und drücken Sie gleichzeitig die Zehen gegen den Boden, sodass der ganze Körper steif wie ein Brett ist. Halten Sie diese Position 30 Sekunden und denken Sie daran zu atmen. Zusätzlich können Sie versuchen, das Becken so hin und her zu drehen, dass die Hüften auf jeder Seite fünfmal den Boden berühren.

KAPITEL 14

Ausgerichtet in den Abend – die Superkräfte des Schlafes wecken

»Das ungeprüfte Leben ist nicht lebenswert.«
Sokrates

Was ist Ihrer Meinung nach die am meisten unterbewertete Substanz im Körper, die uns ein großartiges Gefühl verschaffen kann? Vielleicht ist es ja ein Überbleibsel meiner Bodybuildingvergangenheit, aber ich tippe auf anabole Steroide – natürlich meine ich die körpereigenen, nicht die skandalöse Sorte, die bei vielen Profisportlern beliebt ist. Eine dieser kraftaufbauenden Substanzen, das menschliche Wachstumshormon (*human growth hormone* oder HGH), ist ein komplexes Protein, das von der Hypophyse im Gehirn produziert wird. Es spielt eine große Rolle in der kindlichen Entwicklung, bei der Gewebequalität von Erwachsenen, für einen gesunden Stoffwechsel und es verlängert möglicherweise sogar die Lebensdauer. Achtung: Experten gehen davon aus, dass 75 Prozent des Wachstumshormons im Schlaf freigesetzt werden!

Möchten Sie ein schmutziges kleines Geheimnis der Fitnessbranche hören? Im Fitnessstudio baut man gar keine Muskeln auf. Der Körper wird nämlich erst in den kostbaren Schlafstunden aufgebaut und das Gehirn wird dann repariert. Diesen Sachverhalt unterschätzt die Mehrheit der übereifrigen Workaholiker, die auf ihren Schlummer verzichten, um möglichst alles aus jedem Tag herauszuholen. Sie erkennen nicht, dass man den Tag nur dann wirklich nutzen kann, wenn man die Nacht mit optimaler Ruhe zubringt. Schauen wir uns als Erstes an, wie und wo man schlafen sollte.

Wie man sich bettet …

Nach all meinen ketzerischen Forderungen nach mehr Zeit auf dem Boden erwarten Sie wahrscheinlich von mir nun den Vorschlag, dass Sie am besten auf einer auf dem nackten Boden ausgebreiteten Strohmatte schlafen. Aber Sie dürfen sich entspannen. Auch ich mag Betten. Egal, ob Sie eine Handbreit über dem Boden auf einer traditionellen japanischen Tatami-Matte oder auf Kniehöhe in einem traditionellen westlichen Bett liegen, am wichtigsten ist mir Ihr Komfort.

Streng genommen bringt ein niedrigeres Bett viel mehr Kniebeugen in Ihr Leben, und das lohnt sich für die Gesundheit der Wirbelsäule und der Hüft-, Knie und Fußgelenke. Aber wissen Sie, was für die Gelenke noch gut ist? Schlaf. Und deshalb schlage ich vor, dass Sie sich so viel wie möglich davon gönnen und Ihr Schlafzimmer wirklich als einen erholsamen Rückzugsort betrachten. Ich rate dazu, in eine Biomatratze aus natürlichen Materialien wie Wolle oder Baumwolle zu investieren sowie in Biobettwäsche (niemand sollte im Schlaf synthetische Chemikalien einatmen). *Welche Festigkeit soll ich wählen?*, höre Sie fragen. Dr. Michael Breus, Experte für Schlaf und Biorhythmus und Autor von *Gutes Timing ist alles*, rät zu einer Kombination aus Unterstützung und Weichheit.

Schlafmechanik

Ein faszinierender Physiotherapeut namens Michael Tetley hat sich eingehend mit dem Thema Schlafposition im Vergleich mit anderen Primaten und Naturvölkern befasst und herausgefunden, wie unsere Vorfahren wahrscheinlich ihre Nächte verbracht haben. In einem Artikel zeigt er die unheimlichen Ähnlichkeiten zwischen einem Berggorilla und einem kenianischen Mann, die beide schlummernd auf der Seite liegen. Die Seitenlage ist auch die Position, auf die wir uns im Rahmen dieses Buches konzentrieren werden, da mir die Rotationskräfte, die beim Schlafen auf dem Bauch die ganze Nacht über auf den

Hals wirken, ebenso missfallen wie die andauernde Streckung des unteren Rückens in Rückenlage (bei den meisten Menschen). Viele Schlafexperten halten jedoch das Schlafen auf dem Rücken ebenfalls für vorteilhaft. Als Bauchschläfer sollten Sie also versuchen, entweder auf die Seite oder auf den Rücken zu wechseln. Dazu verwenden Sie bei Bedarf mehrere zusätzliche Kissen, um sich in der gewünschten Position zu fixieren.

Letzten Endes ist es das Wichtigste, dass Sie schlafen – wenn Sie sich für eine ausreichende Nachtruhe wie ein Käfer einrollen oder auf den Kopf stellen, soll mir das recht sein. Es folgen einige Grundsätze, die ich aus den verfügbaren Forschungen zur optimalen Schlafmechanik für Gehirn und Körper abgeleitet habe.

Ausgerichtete Seitenlage

Wonach wählen wir überhaupt die beste Schlafposition aus und spielt sie überhaupt eine Rolle? Es gibt überzeugende Belege dafür, dass das Schlafen auf der linken Seite das Auftreten von Sodbrennen verringert, das den Nachtschlaf ruinieren kann. Eine Erklärung dafür könnte sein, dass das Liegen auf der linken Seite die Verbindung zwischen Magen und Speiseröhre über dem Magensäurespiegel hält. Es könnte auch sein, dass sich beim Schlafen auf der rechten Seite der untere Schließmuskel der Speiseröhre zwischen Magen und Speiseröhre entspannt. Was auch immer der Grund sein mag, falls Sie nachts mit Reflux zu kämpfen haben, sollten Sie auf der linken Seite schlafen und prüfen, ob das hilft.[114]

Kreislauf

Der Schlafspezialist Dr. W. Chris Winter, medizinischer Leiter des Schlafmedizinzentrums im Martha Jefferson Hospital in Charlottesville, Virginia, und Autor des Buches *The Sleep Solution*, rät auch aus Gründen der Herz-Kreislauf-Gesundheit dazu, auf der linken Seite zu schlafen. In einem Interview mit *CNN*[115] erklärt er, dass das Blut, nachdem es mit Sauerstoff angereichert und durch den Körper gepumpt wurde, von rechts zum Herzen zurückkehrt. Wer auf der rechten Seite schläft, übt daher möglicherweise mehr Druck auf die Blutgefäße aus, die das Blut zum Herzen zurückführen. Linksseitiges Liegen müsste zu einem effizienteren Kreislauf beitragen und den Blutfluss zum Herzen hin während des Schlafs verbessern (die ayurvedische Medizin empfiehlt die linke Seite auch wegen der besseren Lymphzirkulation).

Gehirngesundheit

Eine im *Journal of Neuroscience*[116] veröffentlichte Studie legt zudem nahe, dass die Seitenlage für das Gehirn vorteilhaft ist, da sie die glymphatische Entsorgung im Gehirn verbessert: Das bedeutet, dass der Körper während des Schlafs effizienter Abbauprodukte aus den Zwischenräumen im Gehirn entfernt (Gehirnmüll wie Tau-Proteine und amyloide Plaques, wie sie sich im Gehirn von Menschen mit Alzheimer und anderen degenerativen Hirnkrankheiten ansammeln). Da diese Studie an Mäusen durchgeführt wurde, kann man ihre Ergebnisse nicht mit Sicherheit auf den Menschen übertragen, aber sicher ist sicher.

Mechanik der Seitenlage

Dann lassen Sie uns zur Sache kommen und einige wichtige Punkte für die Ausrichtung der Schlaflage durchgehen. Oft gibt es die Tendenz, zum Ausruhen eine Embryohaltung einzunehmen. Ich würde stattdessen ausprobieren, wie sich eine eher neutrale Wirbelsäulenkrümmung und ein lang gestreckter Hals anfühlen – die gleichen Winkel wie beim Stuhlsitzen, nur im Liegen. Hier einige wichtige Punkte:

- Bewahren Sie die Längung zwischen Kreuzbein und Scheitel, indem Sie sich eine Achse vom Kreuzbein bis zum Hinterkopf vorstellen.
- Verwenden Sie ein festes Kissen, das hoch genug ist, um den Kopf in einer neutralen Position zu halten. Das bedeutet, dass der Hals gerade bleibt und nicht zu sehr gebeugt oder gestreckt wird (was passiert, wenn das Kissen zu dick oder zu flach ist).
- Legen Sie ruhig ein Kissen zwischen die Arme und Beine, um die Schulter- und Hüftgelenke zu stützen. Aber üben Sie gelegentlich, ohne diese Kissen zu schlafen, damit Sie sich nicht davon abhängig machen. Irgendwann müssen Sie möglicherweise ohne sie auskommen und es ist ratsam, sich weiterhin an vielerlei Schlafumgebungen anpassen zu können.
- Denken Sie daran, nur durch die Nase zu atmen (Kapitel 5 ab Seite 82).

- Schließlich und endlich ist es das Wichtigste, dass Sie gut schlafen, in welcher Weise auch immer. Dies hier sind größtenteils Ideale und einige sind hypothetisch. Wenn Ihr individueller Körper etwas anderes braucht, sollten Sie auf ihn hören!

Mit einem besseren Gespür für die mechanischen Komponenten eines guten Schlafes können wir uns nun mit einem einfachen Sechs-Stufen-Plan zur Optimierung der Nachtruhe befassen.

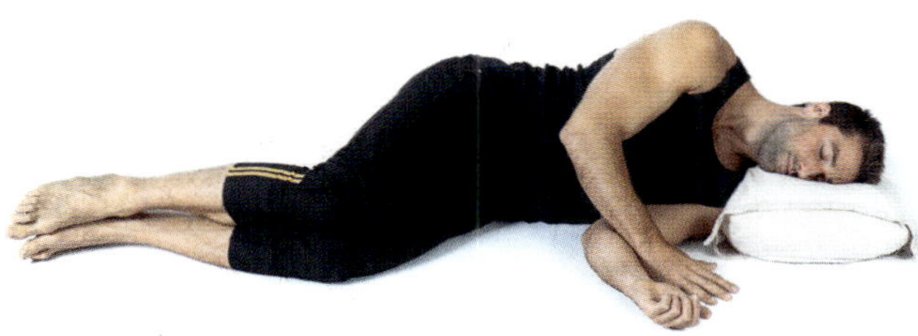

Schritt 1: Schlafhygiene

In einer alten Podcast-Folge mit Robb Wolf bemerkt er scherzhaft, dass er seinen Schlaf mit Zähnen und Klauen verteidigt. Persönliche Grenzen lassen sich allzu leicht verschieben oder völlig auflösen, und schon reicht das nicht erledigte Tagwerk bis in den Abend hinein. In unserer Kultur wird spätabendliches Schuften viel zu sehr honoriert, statt als falsche Priorität erkannt zu werden. Hin und wieder kann man eine verkürzte Nacht wegstecken. Es sollte nur nicht zur Gewohnheit werden.[117]

Verteidigen Sie Ihre Schlafhygiene, indem Sie am Abend gesunde Grenzen ziehen. Beispielsweise können Sie eine Schlafenszeit festlegen, die Ihrem Chronotyp entspricht (Chronotypen wären »Morgenlerchen« oder »Nachteulen«, nur etwas differenzierter – mehr dazu in Michael Breus' Buch *Gutes Timing ist alles*). Halten Sie sich möglichst oft an Ihre Bettzeit und gönnen sich vor dem Schlafengehen regelmäßig zehn Minuten Selbstfürsorge. Ihr neues Abendritual könnte Folgendes umfassen:

- **Fünf Runden abgewandelte 4×4-Atmung:** Vier Sekunden einatmen, vier Sekunden anhalten, sechs Sekunden ausatmen, vier Sekunden anhalten. Fünfmal in aufrechtem Sitz und nur durch die Nase atmend.

- **Bauchmassage mit Fäusten:** Während Sie sich nach der Atemübung noch in der Sitzposition befinden, drücken Sie mit den Fäusten direkt über den Hüften sanft in den Bauch, sodass der Bauch leicht gehoben wird. Lehnen Sie den Oberkörper beim Ausatmen tief über die Fäuste und atmen Sie etwa 90 Sekunden in sie hinein.

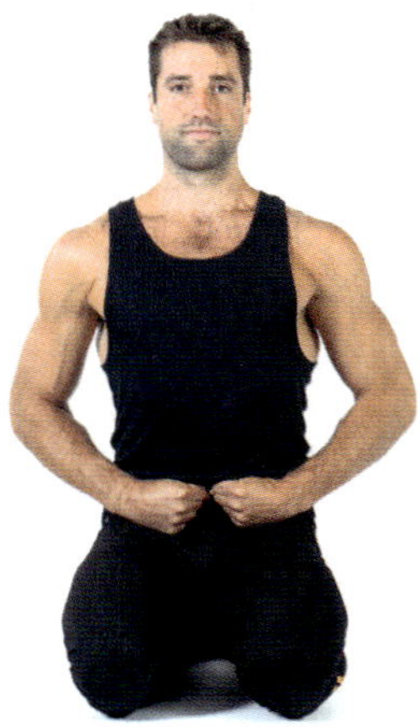

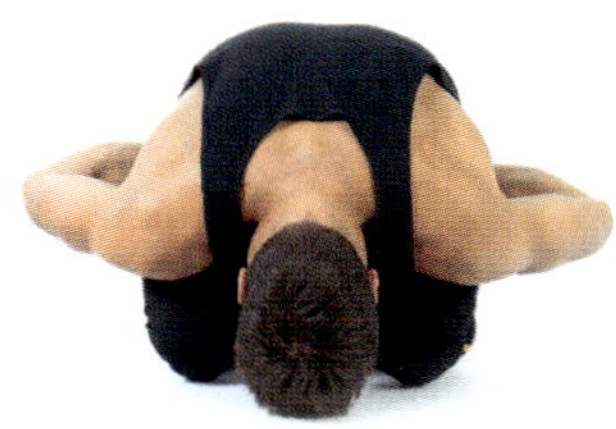

- **Wirbelsäulendrehung:** Legen Sie sich mit zur Seite ausgestreckten Armen auf den Rücken und heben Sie das rechte Knie langsam an, bis der rechte Fuß einige Zentimeter von Ihrem Po entfernt auf dem Boden steht. Schieben Sie das Becken ein paar Zentimeter nach rechts und legen Sie dann das rechte Bein quer über den Körper nach links, während beide Schultern auf dem Boden bleiben. Sollte es schwierig sein, die Schultern auf dem Boden zu halten, können Sie das rechte Knie gebeugt lassen oder sogar beide Knie beim Drehen beugen, um die Drehung etwas einfacher zu gestalten. Atmen Sie ungefähr 90 Sekunden in die Brustwirbelsäule (hinter dem Herzen) hinein, bevor Sie die Übung auf der anderen Seite wiederholen.

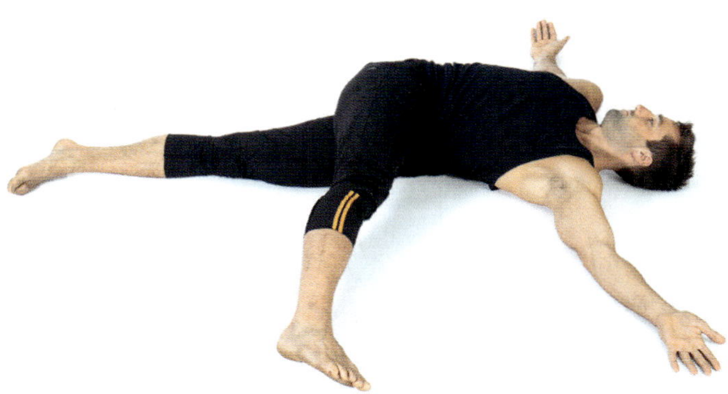

Schritt 2: Keine Snacks und Betthupferl

Dieser Abschnitt betrifft mich persönlich, denn von keiner anderen Angewohnheit konnte ich mich bisher schwerer lösen. Bevor mir die Auswirkungen des späten Essens bewusst wurden, hatte ich die schlechte Angewohnheit, »Gefühle wegzufuttern«, besonders in den Abendstunden. Am Abend, wenn sich der Trubel des Tages legt, kommen oft die unbearbeiteten emotionalen Altlasten der Woche, des Monats oder des Lebens zum Vorschein. Ich kenne eine schöne Definition von Erfolg aus unbekannter Quelle: »Einschlafen können, sobald der Kopf abends ins Kissen sinkt, ohne Sorgen um Vergangenheit oder Zukunft.«

Viele Menschen kennen diesen abendlichen Drang gar nicht. Schön für Sie, wenn Sie dazugehören – Sie gewinnen beim Spiel des Lebens. Denn unabhängig von den Beweggründen hat sich herausgestellt, dass Fressanfälle vor dem Schlafengehen biologisch ungünstig sind. Forscher der Universität Dokuz Eylül in Izmir haben mehr als 700 Erwachsene mit hohem Blutdruck im Hinblick auf die gesundheitlichen Auswirkungen verschiedener Diäten und Essenszeiten untersucht.[118] Sie stellten fest, dass ein spätes Abendessen einen signifikanten Einfluss auf den Blutdruck während der Nacht hatte. Die Forscher fanden auch heraus, dass das Essen innerhalb von zwei Stunden vor dem Schlafengehen zu einem erhöhten Blutdruck führte. Die Essenszeit wirkte sich sogar noch stärker aus als der Verzehr von Salz, das in Wirklichkeit auf unserer Seite ist. Offenbar wird Gesundheit nicht nur von dem beeinflusst, *was* man isst, sondern auch davon, *wann* man es isst.

Eine andere Studie, durchgeführt an der brasilianischen Univers dade Federal de São Paulo, hat die Auswirkungen von spätem Nachtessen auf 52 erwachsene Probanden im Alter von 19 bis 25 Jahren untersucht. Diese Studie ergab, dass abendliches Essen die Schlafeffizienz (die tatsächliche Schlafdauer im Verhältnis zur im Bett verbrachten Zeit) durchweg verringert, das Einschlafen verzögert und die REM-Schlafphasen verkürzt.[119] Es kommt noch schlimmer! Das spätabendliche Essen führt zu einem Teufelskreis aus übermäßigem Essen am nächsten Tag, was die Wahrscheinlichkeit eines erneuten abendlichen Fressanfalls erhöht, da die Sättigungshormone durch den gestörten Schlaf aus dem Gleichgewicht geraten.

Fazit: Was Sie essen, ist wichtig, aber der Zeitpunkt ebenso. Gesunde momentane Entscheidungen bilden die Grundlage für nachhaltiges Wachstum. Ihr gegenwärtiger Seinszustand ist kein Produkt der letzten fünf Minuten, sondern eher die Summe der letzten fünf Wochen, Monate oder Jahre. Der Körper registriert all die subtilen, scheinbar winzigen Entscheidungen, die wir treffen, und ein Schlüssel zur Gesundheit sind konsistente, langfristig vorteilhafte Handlungen, die durch Wiederholung zu Mustern werden.

Wenn Sie sich angewöhnt haben, spätabends zu essen, dann achten Sie genau darauf, ob die Gewohnheit ein unerwünschtes Gefühl maskiert. Überlegen Sie, ob Sie Ihren Stress nicht besser bewältigen können als mit einer nächtlichen Tiefkühlpizza. Bei mir hat es sich bewährt, innezuhalten und fünf Minuten Meditation oder Atemarbeit einzulegen, sobald sich des Nachts der Heißhunger meldet. Rumi sagt: »Die Heilung für den Schmerz verbirgt sich im Schmerz.« Leider sagt er nicht, dass sich die Heilung in der Keksdose verbirgt. Als Alternative zum nächtlichen Naschen können Sie eine sanfte Übungsfolge wie die im vorherigen Abschnitt beschriebene durchführen, um diese Gelüste teilweise loszuwerden.

Zwar sollten Sie Junkfood meiden, aber ein bisschen Zucker kann tatsächlich beim Durchschlafen helfen, denn das Gehirn verbraucht während des REM-Schlafs so viel Glukose wie im Wachzustand. Wenn Sie kein Diabetiker sind und keine Keto- oder Paleo-Diät einhalten, kann es vorteilhaft sein, eine halbe Stunde vor dem Schlafengehen etwas kaltgeschleuderten, regionalen Honig in eine Tasse koffeinfreien Tee einzurühren. Falls Sie in eine der genannten Kategorien fallen, sollten Sie die Finger von Süßkram lassen und lieber Guavenblatt-Tee trinken.

Übrigens kann auch Fasten und zeitlich eingeschränktes Essen (Begrenzung der Nahrungsaufnahme auf ein Acht-, Zehn- oder Zwölf-Stunden-Fenster) einen besseren Schlaf fördern. Eine 2017 in *Cell Metabolism* veröffentlichte Studie kam zu dem Schluss, dass regelmäßiges Fasten zu einem gesunden und stabilen Biorhythmus beitragen kann.[120] In einem anderen Artikel aus der Zeitschrift *Sleep & Breathing* steht, dass Studienteilnehmer während des intermittierenden Fastens im Ramadan nachts weniger aufwachten.[121]

Schritt 3: Blaulicht blocken

Unser Körper ist auf gesunde Zyklen aller Art angewiesen, auch auf den Rhythmus von Hell und Dunkel im Tagesverlauf. Eine gesunde Nachtruhe lässt sich zuallererst dadurch gewährleisten, dass man sich tagsüber ausreichend dem Sonnenlicht aussetzt. Wir sind biologische Pendel, und je weiter wir am Tag in die eine Richtung »schwingen«, desto mehr wirkt sich das nachts in der Gegenrichtung aus.

Auf der Nachtseite werden Sie einen robusteren Ausschlag des Pendels erleben, wenn Sie während der Tagesstunden alles dafür tun, um den Körper reichlich dem Sonnenschein auszusetzen (wie in Kapitel 13 beschrieben). Beginnen Sie früh damit, denn morgendliche Sonnenbestrahlung lässt den Körper mehr Bausteine für Melatonin erzeugen, jenen Stoff, der nach Sonnenuntergang Schläfrigkeit hervorruft. Denken Sie daran, dass je nach Sonnenstand unterschiedliche Strahlen eintreffen und dass die gesamte Bandbreite wohltuend ist.

Gleich nach Sonnenuntergang oder spätestens ein paar Stunden vor dem Zubettgehen sollten Sie daran denken, die Lichter im Haus auszuschalten und Leuchtmittel zu verwenden, die keine blauen Lichtfrequenzen abgeben. Diese Frequenzen lassen die biologischen Alarmglocken läuten und signalisieren den Drüsen, dass der Morgen gekommen ist und sie schnellstens aktiv werden sollen! Ihr Körper setzt dann einen Cocktail aus stimulierenden Stresshormonen frei, der Sie darauf vorbereitet, in die aufgehende Sonne zu galoppieren, ohne zu wissen, dass Sie eigentlich beim Netflix-Gucken eindösen wollten.

Ausrichtung ganz praktisch

Hier ein paar Tipps, mit denen Sie Ihre Beleuchtung für besseren Schlaf optimieren können:

- Besorgen Sie sich Salzlampen für die Räume, in denen Sie sich am Abend aufhalten. Das orangefarbene Licht, das sie abgeben, schont die Augen und das Salz reinigt die Luft.
- Verwenden Sie warmweiße LEDs, deren Lichtspektrum dem erholsamen Schlaf zuträglicher ist als grelle, kaltweiße Leuchtmittel.
- Besorgen Sie sich eine Blaulichtfilterbrille und setzen Sie sie auf, wenn Sie nicht über die abendliche Lichtqualität bestimmen können, beispielsweise auf Reisen.

Tricks für die Technik

- Installieren Sie Apps wie *f.lux* auf Ihren Endgeräten, die abends das blaue Licht aus dem Display filtern. Oder drehen Sie einfach die Bildschirmhelligkeit herunter.

- Setzen Sie zu Hause mindestens eine Stunde vor dem Schlafengehen ein Bildschirmverbot durch.
- Schalten Sie mittels Routereinstellung oder Zeitschaltuhr am Abend das WLAN automatisch aus und erst wieder ein, wenn Sie es am Morgen benötigen. Das betrifft mehr als nur die Beleuchtung, aber wenn die Verlockungen des Internets fehlen, kann sich die Schlafhygiene enorm bessern.

Schritt 4: Ankerpunkte

Beim neurolinguistischen Programmieren (NLP) bedeutet der Begriff »Ankern« die Assoziation eines externen Reizes mit einer internen Reaktion. Mit Zeit und Wiederholung kann so ein Anker zu einem mächtigen Werkzeug werden, das nach Belieben abgerufen werden kann. Ein Beispiel: Als ich elf Jahre alt war, spielte eines meiner Eishockey-Idole, Jaromír Jágr, für die Pittsburgh Penguins und signierte mir einen Hockey-Puck (ich bin in Pennsylvania aufgewachsen und war von Eishockey besessen). Vor jedem Spiel rubbelte ich fortan den Puck in einem bestimmten Muster über meinen eigenen Hockeyschläger, um ein bisschen mehr wie der tschechische Superstar zu spielen.

Das klingt vielleicht nach kindlichem Aberglauben, aber tatsächlich habe ich NLP praktiziert, lange bevor ich den Begriff jemals hörte. Ich *ankerte* mich in einem Zustand der Bereitschaft, indem ich vor dem Spiel den gesegneten Gummiklotz an meinem Schläger wetzte. Solche Rituale sind kein Unfug. Es wurde wiederholt nachgewiesen, dass man die Botenstoffe, die im Körper zirkulieren, durch Außenreize beeinflussen kann (wie beim Pawlow'schen Hund, der sabbert, sobald die Glocke zur Fütterung läutet), und es passiert, ob man es merkt oder nicht.

Ab jetzt sollten Sie um die Schlafenszeit herum Gewohnheiten Ihrer Wahl ankern, die den physiologischen Ruhezustand herbeiführen. Extrapunkte gibt es, wenn diese Rituale von sich aus schlafinduzierend wirken. Sie können entspannende Aromen einsetzen, eine behutsame, tiefe Massage genießen, eine Übungsfolge wie die zuvor beschriebene machen – oder sich etwas Eigenes ausdenken. Diese Vorgehensweise wird auch als klassische Konditionierung bezeichnet und der Trick dabei liegt, wie Sie wahrscheinlich vermuten, in der regelmäßigen Wiederholung. Die Reize, die Sie setzen, werden zu Superkräften, die bei

Bedarf abgerufen werden können. Wenn Sie ihnen genügend Zeit gegeben haben, um Wurzeln zu schlagen, bleiben sie Ihnen ein Leben lang erhalten (solange Sie sie pflegen).

Zu den abendlichen Ankerpunkten, die ich für mich durch klassische Konditionierung mit dem Einschlafen in Verbindung gebracht habe, gehören:

- Eine Tasse heißen Kamillen- oder Reishi-Tee trinken
- Tagebuch schreiben
- Meditation
- Aufsetzen einer Schlafmaske
- Lesen (am besten Belletristik), dann Licht aus
- Meine Geheimwaffe sind alte Tonaufnahmen eines meiner Lieblingsphilosophen, Alan Watts. Jemandem beim Sprechen zuzuhören hält viele Menschen wach, aber für mich ist es nach vielen Jahren der Gewöhnung eines der besten Mittel, um einzuschlafen.

Schritt 5: Rückblick und Ausblick

Es gibt keine wertvollere Ressource als die eigene Zeit. Ich wiederhole, es gibt keine wertvollere Ressource als die eigene Zeit. Jeder Tag verdient zumindest einen flüchtigen Blick darauf, was gut gelaufen ist, was man besser hätte machen können und was man sich für den nächsten Tag vornimmt.

Dazu eignet sich meiner Ansicht nach die Struktur eines *Fünf-Minuten-Journals*, und mir persönlich bringt es viel, meine Gedanken in ein leeres Notizbuch zu kritzeln. Finden Sie heraus, was für Sie funktioniert, und bleiben Sie dabei. Der ganze Trick liegt, wie im Abschnitt über Verankerung erläutert, in der Regelmäßigkeit. Das Tagebuchführen gewinnt wie jede Gewohnheit durch Wiederholung an Kraft. Es ist auch insofern ein wirksames Schlafmittel, als es mäandernde Gedanken aus dem Kopf aufs Papier bringt, wo sie ein physisches Zuhause finden und weitaus weniger störend wirken. Und das zeigt sich auch in Bewegung und Haltung, denn wenn man von rasenden Gedanken bedrückt ist oder unter Schlafmangel leidet, zeigt sich das ganz bestimmt dadurch im Körper, dass an allen Schwachstellen Verspannungen festsitzen.

Ausrichtung ganz praktisch

Rückblick und Ausblick

- Organisieren Sie Ihre häusliche Umgebung so, wie Sie sich mental organisieren wollen.
- Geben Sie sich Zeit und Raum für eine 5- bis 20-minütige Meditation oder Selbsterkundung.
- Schreiben Sie täglich auf, was gut gelaufen ist und was Sie besser hätten machen können. Schreiben Sie drei Dinge auf, mit denen Sie den morgigen Tag zu einem besonderen Tag machen wollen.
- Seien Sie dankbar für drei Dinge.

Schritt 6: Alles wird schwarz

Wer die Schwärze kennenlernt, lernt sie lieben. Ich spreche natürlich von der Dunkelheit im Schlafzimmer. Wussten Sie, dass die Haut Fotorezeptoren besitzt, dass sie also tatsächlich Licht spüren kann? Es erscheint irgendwie sinnvoller, dass Tintenfische oder Regenwürmer mit der Haut Licht erkennen können, aber Menschen können es auch. In den letzten Jahrzehnten haben Wissenschaftler extraokulare Fotorezeptoren (lichtempfindliche Zellen außerhalb der Augen) im Zentralnervensystem, in den Organen und auf der Haut entdeckt. Glauben Sie also bloß nicht, dass Sie an Verdunkelungsvorhängen sparen können, nur weil Sie eine Schlafmaske aufsetzen (wobei ich durchaus eine verwende, vor allem auf Reisen).[122] Sollte Ihnen allerdings wie manchen anderen Menschen das morgendliche Aufwachen in pechschwarzer Umgebung schwerfallen, können Sie es gern bei der Schlafmaske belassen.

Ein dunkles Zimmer erleichtert nicht nur das Einschlummern – es wirkt sich auch auf die allgemeine Schlafqualität aus und ist ein wichtiger Faktor bei der Prävention von unausgeglichenen psychischen Zuständen wie Depressionen. Eine im *American Journal of Epidemiology* veröffentlichte Studie hat ergeben, dass selbst eine geringe nächtliche Lichtbestrahlung negative Auswirkungen auf die psychische Gesundheit hat. In der Studie wurde in den Schlafzimmern von 863 japanischen Probanden die Helligkeit gemessen und festgestellt, dass alle, die mehr als fünf Lux Licht abbekamen (zehn Lux entsprechen dem Licht einer Kerze aus etwa 30 Zentimetern Entfernung), signifikant häufiger an Depressionen litten.[123] Laut einer im *Journal of the American Medical Association* (JAMA) *Internal Medicine* veröffentlichten Studie nehmen Frauen bei nächtlichem Lichteinfall oder laufendem Fernseher im Schlafzimmer an Gewicht zu.[124]

Hausaufgabe für mehr Ausrichtung

Probieren Sie diese beruhigenden Bewegungen aus, um sich vor dem Schlafengehen zu entspannen.

1. **Happy Baby:** Legen Sie sich auf den Rücken und ziehen Sie die Knie an die Brust. Ergreifen Sie die Außenkanten der Füße und ziehen Sie die Füße sanft in Richtung Boden. Wiegen Sie sich von einer Seite zur anderen oder von vorn nach hinten und achten Sie dabei auf eine langsame, tiefe Nasenatmung in die Flanken von Brustkorb und Bauch. Halten Sie diese Position etwa 90 Sekunden.

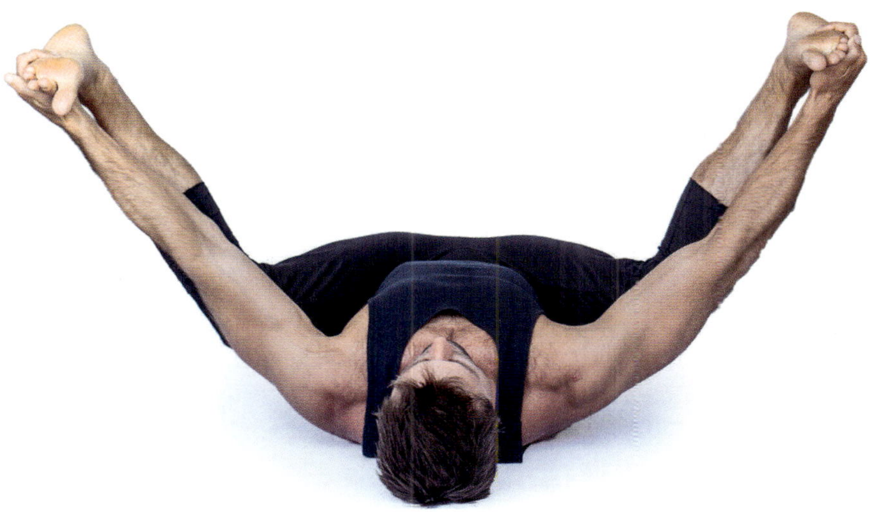

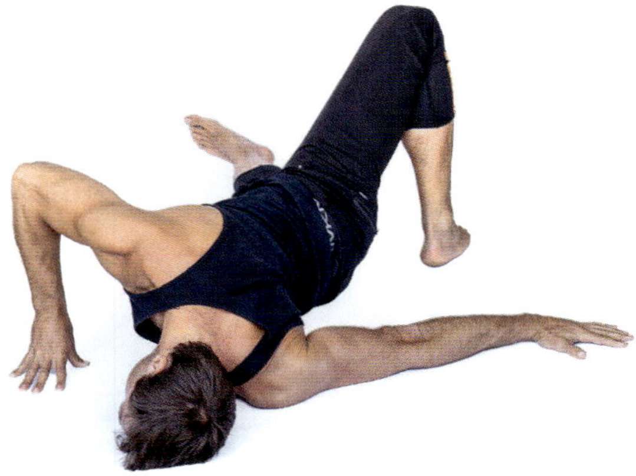

2. **Wirbelsäulenrotation mit Schulteröffnung:** Dies ist eine meiner Lieblingsübungen zur Öffnung der Schultern mit gleichzeitiger Mobilisierung der Wirbelsäule. Legen Sie sich mit zur Seite gestreckten Armen und gestreckten Beinen auf den Bauch. Öffnen Sie die Hände weit und drücken Sie sie gegen den Boden. Heben Sie das rechte Bein über das linke Bein und stellen Sie den rechten Fuß ab – dies führt zu einer Längung der Wirbelsäule und einem Dehnungsgefühl in der linken Schulter. Halten Sie diese Position etwa 30 bis 60 Sekunden und wiederholen Sie sie auf der anderen Seite.

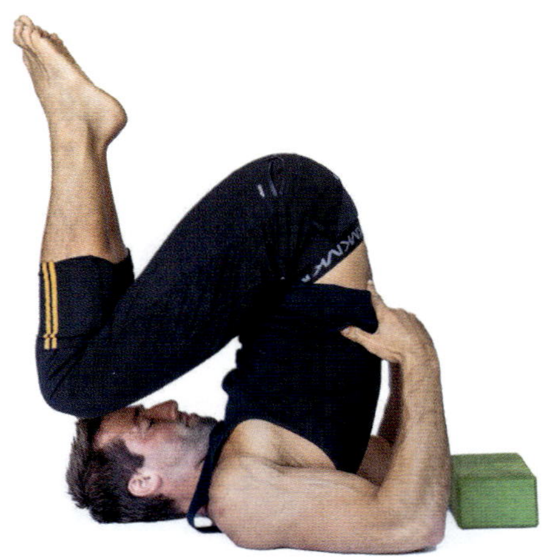

3. **Gestützter Pflug:** Beginnen Sie in Rückenlage und legen Sie einen Yogablock oder eine Schaumstoffrolle unter das Kreuzbein, sodass es angehoben und in Richtung Kopf gekippt wird. Ziehen Sie die Knie an die Brust und atmen Sie in dieser Position zwei Minuten in den Bauch, den unteren Rücken und die Flanken des Brustkorbs (möglichst mit Nasenatmung). Wenn Sie sich gelenkig fühlen, können Sie das Becken vom Block oder der Schaumstoffrolle heben und die Knie näher an die Schläfen bringen (wie abgebildet).

TEIL 4

Bewegung für die *Sinne*

KAPITEL 15

Sichtweite – auch die Augen brauchen Bewegung

»Schönheit in der Welt zu sehen ist der erste Schritt zur geistigen Reinigung.«
Amit Ray

Das landläufige Verständnis von Fitness umfasst das Dehnen und Kontrahieren von Muskeln zur Verbesserung der körperlichen Konstitution und Leistungsfähigkeit. Seltener hört man von Sportlern, die ihre Sehschärfe trainieren, oder von Managern, die um des mentalen Vorteils willen das Frequenzspektrum ihrer Ohren erweitern. Dabei sind die Sinne die Grundlage für körperliches und geistiges Wohlbefinden. Man kann sie als Hilfsmittel nutzen, um Stress abzubauen, sich wach zu machen, sich zu beruhigen oder fast jeden anderen gewünschten Zustand herbeizuführen. In diesem Teil des Buches wird erläutert, warum dies so ist und wie Sie im Alltag mit den Sinnen umgehen können, um mehr Energie und weniger Stress zu haben.

Augenblick mal!

Eines der größten aufkommenden Gesundheitsprobleme unserer Generation ist die Überanstrengung unserer Augen und die damit einhergehenden Beschwerden, die dadurch verursacht werden, dass wir unser Sichtfeld im Durchschnitt fast elf Stunden pro Tag auf direkt vor uns positionierte Bildschirme beschränken. So unangenehm ermüdete, gerötete Augen auch sind, die eingeschränkte Sicht lässt darüber hinaus auch ernstere Schäden wie Kurzsichtigkeit entstehen. Kurzsichtigkeit tritt auf, wenn die Augäpfel weiterwachsen, als sie von Natur aus sollten. Immer mehr Augenoptiker und Augenärzte glauben, dass das vermehrte Aufkommen von Kurzsichtigkeit durch die gesteigerte Verwendung von Smartphones, Tablets und anderen Bildschirmen verursacht wird.

Andrew Bastawrous, Augenexperte und Mitbegründer von PEEK Vision, hat gegenüber der britischen Ausgabe von *Wired* geäußert: »Mit ihren Smartphones lesen die Menschen mehr im Nahbereich, und das bringt das Auge dazu, kurzsichtig zu werden, um diesen Umweltansprüchen gerecht zu werden. Es gibt auch Hinweise darauf, dass dies schneller geschieht, als es bei einer rein umweltbedingten oder genetischen Reaktion der Fall wäre. Neuere Daten deuten darauf hin, dass ein wichtigerer Faktor darin besteht, dass wir weniger Zeit im Freien verbringen als früher.«[125] Wenn man draußen ist, ändert sich nicht nur das räumliche Sehen, da die Augenmuskeln einen breiteren Bewegungsumfang durchmachen. Forscher haben Hinweise dafür gefunden, dass auch die regelmäßige Sonneneinstrahlung eine entscheidende Komponente für die Gesundheit der Augen ist. Wenn Ihnen Ihr Sehvermögen (und Ihre Körperhaltung) lieb ist, sollten Sie die Sonnenbrille abnehmen und sich beim Spaziergang mit erhobenem Kopf fortbewegen, statt aufs Smartphone zu starren.

Zwar hat das zwanghafte Starren auf Bildschirme einen wesentlichen Anteil an den Augenproblemen, die in manchen Ländern epidemische Ausmaße erreichen – in Südkorea sind 90 Prozent aller Oberschüler kurzsichtig –, aber eine andere Hauptursache ist auch fehlender Aufenthalt im Freien. Solange man im eigenen Heim als Tagesmutter arbeitet, sind Innenräume in der Regel statischer als Außenräume. Dort gibt es weniger Reize, die die Aufmerksamkeit auf sich ziehen und den Blick wie in freier Natur wandern lassen. Innenräume sind auch weitaus vorhersehbarer, da ihre Vertrautheit weniger visuelle Stimulation hervorruft, als wenn wir zum ersten Mal einen neuen Raum betreten. Bastawrous in *Wired*: »Man kann einen bereits vertrauten Raum betreten, und was man tatsächlich sieht, sind keine neuen Informationen, sondern die auf der inneren Festplatte zwischengespeicherten Daten dieses Raums.«

Im Gegensatz dazu bietet ein Aufenthalt im Freien jedes Mal ein einzigartiges visuelles und akustisches Erlebnis, wenn man sich darauf einlässt – vorausgesetzt natürlich, dass man nicht aufs Smartphone starrt. In seinem Bestseller *The Rise of Superman* stellt Steven Kotler fest, dass man bei schwierigen Outdoor-Aktivitäten wie Skifahren, Mountainbiken oder – mein persönliches Hobby – Surfen schnell in einen Flow-Zustand gerät, weil die Neuheit, Unvorhersehbarkeit und Variabilität der Naturkulisse, durch die man sich schnell bewegt, das Gehirn dazu zwingt, sich ganz auf das gegenwärtig zu Tuende zu konzentrieren. Dies ist das genaue Gegenteil davon, stundenlang auf der Couch abzuhängen, Tweets rauszuhauen oder *Game of Thrones* zu glotzen. Das beste Mittel gegen die Augenprobleme, die auftreten, wenn man drinnen festsitzt und auf Displays starrt, scheint also einfach darin zu bestehen, den Blick öfter nach draußen wandern zu lassen.

Ausrichtung ganz praktisch

Nutzen Sie unbedingt jede Möglichkeit, zu Fuß oder mit dem Fahrrad irgendwohin zu gelangen, statt mit dem Auto oder öffentlichen Verkehrsmitteln zu fahren. Planen Sie im Kalender Ihres Smartphones (Ironie vermerkt) kurze Pausen im Freien ein, und seien es auch nur wenige Minuten. Fixieren Sie mit den Augen, sobald Sie draußen sind, verschiedene Punkte in der Nähe, in mittlerer Distanz und in der Ferne. Und wenn es Ihnen schwerfällt, ohne fremde Hilfe Ihre Bildschirmzeit einzuschränken (ich schaff's auch nicht), sollten Sie eine App wie Freedom, Moment oder RescueTime installieren, um sich strengere Grenzen zu setzen. Nutzen Sie die wiedergewonnene Zeit, um aktiver zu werden und mehr vor die Tür zu gehen.

Aufschauen, hinausschauen

»Die Gesundheit der Augen scheint auf einen Horizont angewiesen zu sein. Wir werden nicht müde, solange wir weit genug sehen können.«
Ralph Waldo Emerson

Nach Angaben der Environmental Protection Agency verbringen amerikanische Erwachsene neun von zehn wachen Stunden in Innenräumen. Das wäre vielleicht nicht ganz so schlimm, wenn wir uns bemühten, häufiger hinaus ins Grüne zu blicken, aber auch wenn 43 Prozent der Amerikaner mindestens einen Tag in der Woche von zu Hause aus arbeiten, sind viele von uns immer noch den größten Teil ihrer Arbeitszeit in Bürogebäuden eingezwängt wie Käfighennen.[126] Und wer nicht zufällig zur obersten Führungsriege gehört und ein Büro mit Fensterfront hat oder bei einem esoterischen Start-up mit Dachgarten und Außenbereichen wie beim neuen Hauptsitz von Apple arbeitet, bekommt möglicherweise zwischen der Ankunft am Arbeitsplatz und dem Feierabend am Spätnachmittag kein bisschen Sonne ab (es tut meinen Augen schon weh, das nur hinzuschreiben). Zu bestimmten Jahreszeiten kann dies noch belastender wirken, beispielsweise im Winter, wenn es noch vor Büroschluss dunkel wird.

Stattdessen setzt man die armen Augen von Montag bis Freitag von 9 bis 17 Uhr einer ununterbrochenen Flut von künstlichem Licht aus grellen Leuchtquellen aus, die man als »Junkfood des Lichtspektrums« bezeichnen könnte (man kann solches Licht auch mit künstlichem Süßstoff vergleichen – schmeckt okay, hinterlässt aber ein flaues Gefühl). Der gleiche Lichtmüll wie aus Fernsehgeräten, Smartphones und Tablets sickert auch aus diesen höllisch hellen LEDs im Büro (und wahrscheinlich auch zu Hause).

Dr. Alexander Wunsch, ein renommierter Experte für Photobiologie, drückt es so aus: »Ich nenne diese LEDs trojanische Pferde, weil sie uns so praktisch erscheinen. Sie scheinen so viele Vorteile zu haben. Sie sparen Energie, enthalten kein Gas und sind sehr robust. Deshalb waren sie in unseren Wohnungen willkommen. Wir merken jedoch gar nicht, dass sie viele verborgene, gesundheitsschädliche Eigenschaften haben, die für die Physiologie, die geistige Gesundheit, die Netzhautgesundheit und auch die hormonelle Gesundheit schädlich sind.«[127]

Ausrichtung ganz praktisch

Wenn es in Ihrer Firma noch freie Büros gibt, können Sie vielleicht einen Raum finden, der eine bessere Aussicht bietet. Das Eckbüro werden Sie wohl nicht kriegen (das gebührt Ihrem Chef – vielleicht ein Grund mehr, Ihr eigener Chef zu werden), aber vielleicht ergattern Sie ja einen Schreibtisch mit mehr Tageslicht. Wenn das nicht gelingt, sollten Sie Besprechungen möglichst in Räumen mit Aussicht stattfinden lassen. Bitten Sie Ihren Chef, kaltweiße LEDs im Büro durch warmweiße zu ersetzen, die die Augen nicht schädigen. Falls er dies nicht tut, sollten Sie sich eine Blaulichtfilterbrille anschaffen.

Augenblicklich Stress abbauen

»Man sieht nicht etwas anderes, man sieht anders.«
Carl Jung

Wie wäre es, wenn Sie chronischen Stress im Keim ersticken könnten, indem Sie einfach Ihren Blick wenden? Zugegeben, das klingt sehr nach der Superkraft einer X-Men-Figur (auch wenn Wolverines Krallen wahrscheinlich mehr hermachen), aber ich rede hier nicht von Science-Fiction oder Comicheften. Forschungen des Stanford-Neurowissenschaftlers Dr. Andrew Huberman haben gezeigt, dass Stress und Sehvermögen eine Rückkopplungsschleife bilden. Wenn wir Stress erleben, prägt dies einerseits unsere visuelle Wahrnehmung und verändert die Form unserer Augen. »Stress und Erregung im autonomen Nervensystem verändern die Art und Weise, wie man die Welt um sich herum sieht«, so Huberman. »Es gibt eine Veränderung im Körper, die es einfacher macht, einzelne Gegenstände zu fixieren, aber schwieriger, mehrere Dinge in der Umgebung im Blick zu behalten.«[128] Dies liegt an der Kampf-oder-Flucht-Reaktion des sympathischen Nervensystems, die evolutionär dazu da ist, dass wir Angriffe von Raubtieren und rivalisierenden Stämmen überleben. Wenn wir eine Bedrohung wahrnehmen, bekommen wir einen Tunnelblick wie Chris Kyle in *American Sniper*. Dies kann eine tatsächliche Bedrohung sein wie bei dem Mann, der im Februar 2019 mit bloßen Händen einen Berglöwen getötet hat, oder eine imaginäre Bedrohung wie ein Verkehrsstau oder Panik machende Fernsehnachrichten.

Glücklicherweise ist die Verbindung zwischen dem visuellen und dem autonomen Nervensystem keine Einbahnstraße. Da es sich um eine offene Schleife handelt, können wir mithilfe des Sehens unser Stresslevel herunterregeln und den Blick wieder für die Welt weiten. Ziemlich cool, oder? Egal, wie gestresst Sie sind, Sie haben immer die Superkraft des Panoramablicks, die Sie in einen ruhigeren Zustand zurückversetzt.

Ausrichtung ganz praktisch

Sollten Sie sich einmal gestresst fühlen, dann blicken Sie einfach hinaus ins Grüne, am besten auf einen Baum oder Hügel in mittlerer oder größerer Entfernung. Es dauert dann keine 40 Sekunden, und schon kippt die Wippe des autonomen Nervensystems ins Parasympathische (entspannen, ruhen, verdauen). Falls Ihnen eine schöne Aussicht verwehrt ist, ist es auch schon hilfreich, regelmäßig aus dem Fenster zu schauen (öffnen Sie das Fenster, damit das gesamte Lichtspektrum in den Raum gelangt). Als letztes Mittel können Sie auch ein oder zwei Fotos aus den Bergen oder vom Strand drucken lassen und aufhängen. Das ist immerhin eine kleine Dosis Natur und besser für die Augen (und den Geisteszustand), als immer nur auf den Bildschirm zu starren.

Tunnelblick

Käme ein Löwe mit wütendem Blick hereingerannt, würden Sie gewisse körperliche Reaktionen zeigen, indem Sie beispielsweise aufsprängen, zum nächstgelegenen Ausgang liefen, nach einer provisorischen Waffe greifen würden und womöglich sogar dieses Buch fallen ließen. (Keine Sorge, das macht mir nichts. Überleben Sie ruhig erst den Raubtierangriff, bevor Sie dieses Kapitel zu Ende lesen.) Aber es gäbe auch weniger sichtbare Reaktionen. Eine davon wäre, dass die periphere Sicht schrumpft, während sich die Augen nur auf das konzentrieren, was vor Ihnen liegt – mit anderen Worten, der Tunnelblick. Ihr Überleben hängt jetzt davon ab, dass Sie jede Bewegung des Löwen wahrnehmen und jeden Muskel, jede Sehne und jedes Quäntchen Energie mobilisieren, um entweder das Tier zu töten, ihm zu entkommen oder bei dem Versuch zu sterben. Und zu dieser maximalen Anstrengung gehört, dass Sie Ihre Augen auf das 200 Kilo schwere Muskelpaket fixieren, das Sie zerfetzen möchte.

Vielleicht ist das ein albernes, übertrieben dramatisches Szenario. Aber schon weitaus geringere Stressfaktoren bewirken, dass sich das visuelle System so ändert, als ob man einer knurrend heranrückenden prähistorischen Todesmaschine entkommen müsste. Wenn wir uns in einer Umgebung voller Hektik befinden, etwa in einem belebten Stadtzentrum oder in der U-Bahn von New York oder London, sind wir ständig wachsam und jederzeit bereit, auf mögliche Gefahren durch schnellen Verkehr, laute Geräusche (siehe Kapitel 16) und verpasste Termine zu reagieren. Einem im *International Journal of Environmental Research and Public Health* veröffentlichten Artikel zufolge haben Forscher festgestellt, dass Studienteilnehmer, die erst einem Stressor ausgesetzt wurden und anschließend Fotos von Städten betrachten sollten, entweder noch verängstigter wurden oder sich nicht von dem Reiz erholten. Bei denjenigen dagegen, denen man Naturbilder zeigte, ließ die Angst nach. Der Unterschied? Das Stadtbild aktivierte das sympathische Nervensystem (Sei auf der Hut!), während Fotos vom Wald eine parasympathische Reaktion auslösten (Entspanne dich).[129]

Nicht nur reagieren die Augen ständig auf die Umwelt, auch unsere Handlungen und Verhaltensweisen können Veränderungen in der Sehweise hervorrufen, die untrennbar mit dem Zustand des autonomen Nervensystems verbunden sind. Eine Verhaltensweise wäre, stundenlang auf einen Bildschirm zu starren. Dabei reduzieren wir freiwillig die ganze Welt auf ein sehr enges Sichtfeld, das sich nicht mehr als ein paar Zentimeter vor unserem Gesicht erstreckt. Die Abhängigkeit von elektronischen Geräten führt also zu physischen Veränderungen in den Augen. Eine Studie hat ergeben, dass lange Bildschirmzeiten die Blutgefäße in den Augen von Kindern verengen, was ein Warnzeichen für eine früh auftretende Herz-Kreislauf-Erkrankung ist. Im Gegensatz dazu besitzen Kinder, die ohne Handy oder Tablet mehr Zeit im Freien verbringen, gesunde Blutgefäße in der Netzhaut.[130]

Die meisten von uns können Bildschirmen nicht völlig aus dem Weg gehen oder wollen es gar nicht. Aber auch wer kein Technikasket werden will, kann die eigenen Augen besser behandeln und die Spannkraft des autonomen Nervensystems verbessern (so wie die Spannkraft der Haare, aber wichtiger). Halten Sie als Erstes Abstand vom Nachrichtenrummel oder beschränken Sie sich wenigstens darauf, nur einmal am Tag die Schlagzeilen zu überfliegen. Fassen Sie als Nächstes Ihre ganze E-Mail- und Social-Media-Nutzung an bestimmten Tageszeiten zusammen, statt rund um die Uhr verfügbar zu sein.

Ausrichtung ganz praktisch

Falls Sie längere Zeit am Rechner sitzen müssen, stellen Sie einen Timer auf 25 Minuten ein. Jedes Mal, wenn er summt, stehen Sie auf (hoffentlich vom

Boden) und legen eine dringend nötige Augenpause ein, indem Sie einen fünfminütigen Spaziergang machen und dabei verschiedene Entfernungen anschauen, einschließlich des Horizonts. Machen Sie zwischendurch ruhig auch ein paar Ausfallschritte, Kniebeugen oder Hampelmänner, um in Schwung zu kommen.

Es werde dunkel

»Schlimmer als blind zu sein ist nur,
Sehkraft zu haben, aber keine Vision.«
Helen Keller

Im Tschechischen gibt es einen Begriff, den man in keinem Reiseführer findet: *terapie tmou*. Der Ausdruck klingt zwar wie ein leckeres Schokodessert – vielleicht bin ich auch nur hungrig –, bedeutet aber tatsächlich »Dunkeltherapie«. Richtig gelesen, es geht um Heilung durch die Abwesenheit von Kunstlicht. Beim Rehazentrum Beskid und in vielen anderen tschechischen Wellness-Oasen glaubt man, dass ein bis zu einwöchiger Aufenthalt in völliger Dunkelheit allerlei Beschwerden lindern kann, darunter Schlafstörungen, Depressionen und sozialen Jetlag (Verschiebung zwischen innerer Uhr und äußerem Lebensrhythmus). Marek Malůš, Professor für Psychologie an der Universität von Ostrava, sieht die Dunkeltherapie als eine Form von REST-Therapie (*restricted environmental stimulation therapy*, »Therapie durch eingeschränkte Umweltstimulation« – ein schicker Name für Reizentzug).[131] Seine Untersuchungen haben ergeben, dass bei Menschen, die eine Woche Dunkeltherapie mitmachen, eine signifikante Verringerung von Angstzuständen und Depressionsgefühlen auftritt.

Eine im Westen populärere Form dieser Technik sind Floating- oder Samadhi-Tanks, die Lichtentzug mit Hydrotherapie kombinieren. Psychonauten wie Joe Rogan, Profisportler wie der Basketballstar Steph Curry oder Biohacker wie Ben Greenfield schwärmen von der entspannenden Erfahrung, herbeigeführt durch die Abschottung von der Außenwelt, das Fehlen von Licht und das Schweben auf mineralisiertem Wasser, das den Auftrieb des Toten Meeres nachahmt. Aber dafür müssen Sie nicht nach Israel fliegen, denn einen

Floating- oder Samadhi-Tank finden Sie gewiss in der nächstgelegenen Spa- oder Wellnesseinrichtung. Und die Wirkungen sind nicht nur anekdotisch – ein Artikel im Fachjournal BMC *Complementary and Alternative Medicine* zieht das Fazit: »In der Floating- beziehungsweise REST-Gruppe nahmen Stress, Depressionen, Angstzustände und Schmerzen signifikant ab, während Optimismus und Schlafqualität signifikant anstiegen.«[132]

Ausrichtung ganz praktisch

Sie müssen nicht nach Tschechien fliegen und eine Woche in der Finsternis verbringen oder in einem Floating-Tank an ihre klaustrophobischen Grenzen gehen, um die Vorzüge der Dunkeltherapie zu genießen. Günstiger ist es, einen stillen Rückzugsort im eigenen Heim zu finden. Legen Sie sich einfach in einen abgedunkelten Raum (ziehen Sie die Vorhänge zu, entfernen Sie sämtliche Elektronik, decken Sie alle Lichtquellen ab), setzen Sie eine Schlafmaske auf, falls doch noch Licht einfällt, schließen Sie die Augen und hören Sie 20 bis 40 Minuten lang entspannende Musik (Stille ist ebenfalls eine gute Wahl). Dies ist auch eine fantastische Gelegenheit, um eine Atemtechnik zu üben (Kapitel 5, Seite 82 – Nasenatmung) oder einfach stille Introspektion zu betreiben (Kapitel 18, Seite 247 – Achtsamkeit).

Aufgepasst

Wie weicht man einem Eimer aus, den Bauarbeiter netterweise auf dem Bürgersteig stehen gelassen haben, wie geht man Passanten auf quirligen Flughäfen aus dem Weg und wie verhindert man überhaupt, dass man über die eigenen Füße stolpert? Adaptive Fortbewegung. Die Augen überwachen ständig die Umgebung und veranlassen winzige Anpassungen am Gleichgewicht und an der Positionierung des Körpers im dreidimensionalen Raum. Die meisten davon sind nicht wahrnehmbar, es sei denn, man hechtet beiseite, weil ein Rottweiler auf einen zuspringt oder ein heranrollender SUV doch nicht vor dem Zebrastreifen abbremst. Sehsinn, Gleichgewichtsorgan und Bewegungsapparat greifen ständig ineinander wie die verschiedenen Instrumente eines gut dirigierten Orchesters. Leider funktioniert das nicht, wenn man wie ein Zombie aufs Smartphone glotzt. Wir alle mussten schon Leuten ausweichen, die daherstapfen, ohne zu merken, was um sie herum vor sich geht, weil Instagram anscheinend nicht warten kann.

Aber solche verwirrten Smartphone-Süchtigen gefährden nicht nur ihre eigene momentane Sicherheit und bringen den Rest der Welt um den letzten Nerv – womöglich schränken sie auch ihre Bewegungskapazität ein. Forscher der University of Columbia haben festgestellt, dass sich Menschen, die beim Gehen SMS schreiben, langsamer fortbewegen und, was kaum überraschen wird, wenig trittsicher sind.[133] Schlimmer noch, laut einer in *Frontiers of Psychology* veröffentlichten Studie erhöhen der Verlust der Vorausschau und die daraus folgende Änderung der adaptiven Fortbewegung das Sturzrisiko bei älteren Menschen auf eine Weise, die der destabilisierenden Wirkung der Parkinson-Krankheit ähnelt.[134] Nicht vergessen: Sie trainieren ständig Ihre Bewegungsmuster (und Denkmuster) – jeder Schritt ist eigentlich eine Chance zum Üben und zum Ausbalancieren, bei Smartphone-Nutzung jedoch eine Gelegenheit, um noch abgelenkter und instabiler zu werden.

Das Gegenmittel ist naheliegend. Konzentrieren Sie sich auf Ihre Schritte, nicht auf Ihr Telefon, und blicken Sie nach Möglichkeit empor, herab und um sich herum, anstatt nur das zu sehen, was Sie vor der Nase haben. Achten Sie mal auf Ihre Kinder, Enkelkinder, Nichten oder Neffen, wenn sie draußen spielen, und Sie werden wahrscheinlich bemerken, dass sich deren Köpfe und Hälse wie ein Gyroskop bewegen – immer drehend, schwenkend und kippend, um Neues und Aufregendes zu entdecken. Vergleichen Sie dies damit, wie die meisten von uns Erwachsenen herumlaufen, den Blick starr auf den Weg vor uns oder auf unser kostbares Handy gerichtet.

Mit zunehmendem Alter scheinen wir das Gefühl des Staunens über die Welt zu verlieren. Gewinnen Sie Ihr Staunen wieder, indem Sie einfach Ihren Sichtbereich erweitern. Florence Williams, die für *Outside* schreibt und das Buch *The Nature Fix* verfasst hat, meint: »Am lohnendsten [für unseren Kontakt zur Natur und zur Wiederherstellung des Sehvermögens] ist es, wenn wir elektronische Geräte ausschalten« und »den Vögeln zuhören, die Wolken und den Sonnenuntergang betrachten.«[135]

Ausrichtung ganz praktisch

Machen Sie einen Spaziergang und schalten Sie das Handy in den Modus *Nicht stören*, damit nur Ihr nächstes Umfeld Sie im Notfall kontaktieren kann (ich persönlich bevorzuge den Flugmodus, aber das ist Ansichtssache). Achten Sie auf das, was um Sie herum vor sich geht – dass Sie zwei Dinge gleichzeitig tun können, heißt noch lange nicht, dass das sinnvoll ist. Das gilt vor allem dann, wenn Sie auf unebenen Pfaden oder entlang eines Gewässers spazieren. Wenn Sie in den vollen Genuss der stressabbauenden Wirkung der Natur kommen möchten, sollten Sie sich ihr ganz aussetzen und Ihre technischen Spielzeuge wegpacken. Ziehen Sie vielleicht auch die Schuhe aus, denn die hohe Nervendichte in den Füßen kann die Propriozeption zusätzlich steigern. Richard Louv schreibt in seinem Buch *Vitamin N*: »Da Barfußgänger eher nach unten schauen, weil sie sich darum kümmern, wohin sie treten, stürzen sie weniger häufig. Barfußgehen stärkt das Bewusstsein für die Beschaffenheit von Boden und Gelände.«[136]

Vorteile von Augenübungen

Bisher ging es in diesem Kapitel viel über Theorie. Jetzt ist es Zeit für praktische Tipps. Dafür bekommen wir Hilfe von meinem guten Freund Ryan Glatt, Hirngesundheitscoach und Psychometriker beim Pacific Brain Health Center. Er stellt seine Augenübungen zur Verbesserung der Hirngesundheit vor. Wer sie jeden Tag durchführt, tut nicht nur etwas für die Sehkraft, sondern auch für die körperliche Gesundheit, die Geistesschärfe und das emotionale Wohlbefinden. Bevor wir zu den Übungen selbst kommen, befassen wir uns mit der Frage, warum sie hilfreich sind.

Biomechanik

Da wir täglich stundenlang auf Bildschirme starren – auf Laptop, Handy, Fernseher oder sonstige Geräte –, nehmen wir normalerweise eine Haltung ein, die nicht optimal und oft asymmetrisch ist. Viele schauen zum Beispiel an der Stelle auf ihr Handy, wo sie es aus der

Tasche gezogen haben: unten rechts. Dabei drehen sie Brustkorb und Kopf in dieselbe Richtung, was zu einem »Kampf« mit der Muskulatur auf der gegenüberliegenden Körperseite führt. Einige Muskeln längen sich möglicherweise, andere können sich verkürzen. Der Punkt ist, dass man einen Streit im Bewegungsapparat lostritt, wo eigentlich alle gut miteinander auskamen, bevor man sich schräg hinab zum Telefon wand. (Übrigens sieht es nicht einmal cool aus, so aufs Handy zu schielen.)

Dies kann in bestimmten Körperteilen zu Torsionen führen (nicht dauerhaft, aber möglicherweise entwickelt sich eine neuromuskuläre Verspannung), die sich in Verspannungen an seltsamen Stellen manifestieren können, etwa seitlich am Hinterkopf oder im Nacken oder an einer unbekannten Stelle im unteren Rückenbereich. Eine ähnliche Störung tritt auf, wenn man im Gehen eine Kaffeetasse oder ein Handy hält, sodass das wichtige »kontralaterale Pendeln« der Arme eingeschränkt wird, das für eine gesunde Gangart so wichtig ist (siehe die *Seinfeld*-Folge, in der Elaines Kollegin beim Gehen nicht die Arme schwingen lässt und deshalb wie ein Höhlenbewohner torkelt). Egal, ob es sich um eine statische Haltung oder eine dynamische Bewegung handelt, ipsilateral-visuelle Fixierungen können sich im Laufe der Zeit zu störenden Beschwerden summieren und sogar das Verletzungsrisiko erhöhen oder Schmerzen verursachen.

Nervensystem

Wie bereits in diesem Kapitel erläutert, kann das autonome Nervensystem durch Sehgewohnheiten beeinträchtigt werden. So stecken wir oft in einer zentralen »starren« Sehweise fest, auf ein einzelnes Ziel vor uns fixiert, das oft mittig oder in der Nähe der Mitte positioniert ist. Verbringt man zu viel Zeit mit mittig ausgerichtetem Blick, wirkt dies nicht nur ermüdend, sondern erhöht möglicherweise auch den Tonus des sympathischen Nervensystems und löst den Kampf-oder-Flucht-Mechanismus mit all seinen neurochemischen und psychologischen Mitbringseln aus. Dazu gehören anhaltende Angstzustände, chronisch erhöhtes Cortisol, das zu krankmachenden Entzündungen führt, und Schlafstörungen.

Auf der anderen Seite kann der Panoramablick – ein »ausgedehnteres« Sichtfeld – den gegenteiligen Effekt haben und uns durch Aktivierung des parasympathischen Systems dem ersehnten Ruhe-Verdauungs-Modus näherbringen, den so viele von uns mit ihrer immer unter Strom stehenden Lebensweise unterdrücken. Dies ist wahrscheinlich der Grund, warum der Blick auf eine wunderschöne, weitläufige Landschaft einen tiefen Seufzer der Erleichterung, des Staunens und der Entspannung hervorrufen kann, wie ihn viele von uns herbeisehnen – vielleicht ist unsere Sehweise zu oft zu mittig fixiert. Einige Ideen zur praktischen Umsetzung:

- Beim Essen nicht aufs Handy starren; das ist ein mittig fixierter Blick und löst möglicherweise eine sympathische Reaktion aus, die der Verdauung nicht zuträglich ist.
- Beim Kacken nicht aufs Handy starren (mein Lieblingspunkt), weil es aufgrund der mittigen Fixierung das Gegenteil vom Ruhe-Verdauungs-Modus bewirkt.
- Nicht nur zum Sport nach draußen gehen, sondern auch wegen der visuellen Abwechslung.
- Menschen, die »abgespaced« wirken, scheinen ihre Augen auf einem Panorama ruhen zu lassen. Wer sich spacig fühlt, sollte Ablenkungen meiden und den Blick zur Mitte lenken.
- Menschen, die sehr konzentriert oder sehr gestresst sind, sollten wahrscheinlich mehr »abspacen«. Blicken Sie ein paar Minuten ins Leere oder zum Horizont und achten Sie darauf, wie Sie sich fühlen.
- Nervöse Menschen lassen die Augen viel umherirren. Vielleicht hilft es, den Blick auf etwas Beruhigendes zu fixieren oder das Gefühl des Panoramablicks zu genießen.

Visuelle Gesundheit

Mit zunehmendem Alter verlieren wir nach und nach das sogenannte »allgemeine Sichtfeld«. Die Folgen sind Defizite im räumlichen Sehen, der Verlust von Alltagstüchtigkeit und Selbstständigkeit und sogar der Widerruf der Fahrerlaubnis aufgrund von fehlender Sehstärke und unzureichender Wahrnehmungsfähigkeiten, die die Reaktion auf das dynamische, sich ständig ändernde Verkehrsgeschehen beeinträchtigen. Darüber hinaus ist die häufigste neurodegenerative Erkrankung die Makuladegeneration, die um ein Vielfaches mehr Menschen befällt als Demenz. Zwar gibt es zu diesem Thema unterschiedliche Meinungen (weitgehend einig ist man sich darüber, dass eine gesunde Lebensweise altersbedingte visuelle Defizite verhindert), aber es kann nicht schaden, den Augen etwas abwechslungsreiche Bewegung zu verschaffen und sie »frisch« zu halten! Es folgen sechs einfache Übungen zur Stärkung und Mobilisierung der Augenmuskulatur; man sollte sie sich als Yoga für die Augäpfel vorstellen! (*Sakkaden* sind übrigens Blicksprünge.)

1. Horizontale Sakkaden

Halten Sie den Kopf im Sitzen oder Stehen ruhig und strecken Sie einen Arm nach vorn, als würden Sie begeistert »Daumen hoch« signalisieren. Bewegen Sie den Arm (und damit den Daumen) vor dem Körper horizontal nach links und rechts, hin und her. Stellen Sie sich ein Metronom vor, das im gleichmäßigen Rhythmus von einer Seite zur anderen pendelt. Folgen Sie mit den Augen der Daumenspitze, sodass Sie die Augen gleichmäßig hin und herbewegen, als würden Sie den Horizont absuchen. Wenden Sie die Augen nicht von der Daumenspitze ab; es geht darum, sich darauf zu konzentrieren und nicht von äußeren Einflüssen abgelenkt zu werden. Beim Hin- und Herschwenken des Arms sollten Sie ihn ganz gestreckt halten, sodass die Hand so weit wie möglich vom Gesicht entfernt ist. Wiederholen Sie diese und die folgenden Übungen eine Minute lang. Sollten während einer dieser Übungen Augenschmerzen, Kopfschmerzen, Schwindel, Übelkeit oder Müdigkeit auftreten, können Sie die Geschwindigkeit, Distanz oder Dauer der Übung verringern.

2. Vertikale Sakkaden

Halten Sie den Kopf im Sitzen oder Stehen ruhig und strecken Sie einen Arm nach vorn wie bei den horizontalen Sakkaden. Bewegen Sie den Arm (und damit den Daumen) vertikal auf und ab. Folgen Sie mit den Augen der Daumenspitze, sodass Sie die Augen gleichmäßig auf und ab bewegen, als würden Sie zum Himmel und dann zu Boden schauen, ohne den Kopf zu bewegen.

3. Gekreuzte Sakkaden

Halten Sie den Kopf im Sitzen oder Stehen ruhig und strecken Sie einen Arm nach vorn wie bei den horizontalen Sakkaden. Bewegen Sie den Arm (und damit den Daumen) in diagonaler Richtung, sodass Sie vor dem Körper ein X beschreiben. Folgen Sie mit den Augen der Daumenspitze, sodass Sie die Augen gleichmäßig diagonal bewegen, als würden Sie in die obere linke (oder rechte) Zimmerecke und dann auf den Boden hinter Ihrer rechten (oder linken) Hüfte blicken, ohne den Kopf zu bewegen.

4. Nah-fern-Blickwechsel

Halten Sie den Kopf im Sitzen oder Stehen ruhig und strecken Sie den Arm nach vorn wie bei den horizontalen Sakkaden auf Seite 221. Wählen Sie dann einen Punkt in einiger Entfernung (einen Fleck auf der Wand, einen Baum vor dem Fenster, ein Straßenschild, einen Türgriff auf dem Flur oder Ähnliches), am besten ein paar Meter entfernt. Blicken Sie dann den Daumen vor sich an, bevor Sie wieder das weiter entfernt gewählte Ziel (genau!) fixieren. Wechseln Sie zwischen diesen beiden Punkten hin und her.

5. Panorama-Mitte-Blickwechsel

Halten Sie den Kopf im Sitzen oder Stehen ruhig und strecken Sie den Arm nach vorn, als würden Sie begeistert »Daumen hoch« signalisieren. Wählen Sie dann ein Stück Landschaft in der Ferne oder am Horizont (eine Parallelstraße, einen Berg, eine Autobahn in der Ferne oder Ähnliches), am besten so weit wie möglich entfernt. Wenn Sie jemals vor einer schönen Aussicht gestanden und vor Bewunderung tief durchgeatmet oder geseufzt haben, sollten Sie genau diesen Vorgang jetzt replizieren. Schauen Sie auf den Daumen vor sich und dann auf das Panorama. Wechseln Sie weiter zwischen den beiden Sehweisen Panorama und Mitte. Wenn Sie möchten, dürfen Sie beim Panoramablick auch gern länger verweilen.

Wenn Sie keine anständige Aussicht finden (beispielsweise in Innenräumen), dann tun Sie so als ob! Stellen Sie sich vor, Sie blickten von einer wunderschönen Bergkette hinab aufs Meer hinaus und richten Sie den Blick auf einen Wald oder auf das, was Ihnen gerade einfällt. Natürlich sollen Sie dieses Gefühl heraufbeschwören, ohne die Augen zu schließen. Womöglich fühlt es sich »abgespaced« an oder so, als ob sich die Sicht von der Nase entfernt. Lassen Sie sich möglichst bei keiner der beiden Sehweisen von irgendwelchen Bewegungen ablenken. Üben Sie dies eine Minute lang. Nicht vergessen: Sollten Augenschmerzen, Kopfschmerzen, Schwindel, Übelkeit oder Müdigkeit auftreten, können Sie die Geschwindigkeit, Distanz oder Dauer der Übung verringern.

6. Ball gegen die Wand

Stellen Sie sich mit einem Tennisball in der Hand etwa einen Meter vor eine Wand. Halten Sie den Ball auf Schulterhöhe und werfen Sie ihn mit Überhandgriff (oder Unterhandgriff, wenn es leichter fällt) sachte gegen die Wand, am besten ein kleines Stück über Kopfhöhe. Fangen Sie den Ball am besten mit schnellem, kräftigem Zupacken, sobald er zurückprallt. Der Ball sollte in flachem Bogen fliegen, also ungefähr ein Viertel eines kleinen Regenbogens beschreiben. Werfen Sie von Mal zu Mal schneller, wenn Sie können, und folgen Sie dem Ball mit den Augen, um sie zu trainieren. Trauen Sie sich näher an die Wand und lassen Sie sich nicht entmutigen, wenn Sie sich erst an die Übung gewöhnen müssen. Führen Sie auf jeder Seite 50 Wiederholungen durch.

Mehr Spaß macht es, wenn Sie die Wand durch eine Person ersetzen und gemeinsam ein schnelles, dynamisches, augengesundes Ballfangspiel spielen. Erschweren Sie sich das Ganze, indem Sie zwei Tennisbälle benutzen und sie mit beiden Händen entweder gleichzeitig oder auch abwechselnd werfen und fangen (ist das schon Jonglieren?). Manche Kämpfer und Boxer stellen sich weiter weg von der Wand und spielen sogar »Wandballboxen«, indem sie den Ball nur mit der Faust gegen die Wand spielen (schwer, aber sehr dankbar). Falls Sie mit einem Ball nicht zurechtkommen, aber diese Übung trotzdem machen möchten, können Sie dazu auch einen Luftballon verwenden.

Hausaufgabe für mehr Ausrichtung

Um den Blick zu heben, die Haltung offener zu machen und Stress abzuschütteln, sollten Sie jedes Mal, wenn Sie einen Raum betreten, auf die Decke achten. Gewöhnen Sie sich an, jeden Tag regelmäßig zum Horizont zu blicken, und tun Sie dies mit der gehörigen Portion Dankbarkeit.

Probieren Sie in der kommenden Woche jeden Tag eine der beschriebenen Augenübungen aus, bis Sie alle erfolgreich durchgeführt haben. Wenn Ihnen eine davon besonders schwierig vorkommt, sollten Sie sie vermehrt üben, bis sie leichter wird. Sobald Sie die Übungen beherrschen, denken Sie daran, beim Üben zu lächeln

KAPITEL 16

Die eigene Stimme finden – wie Klang uns bewegt

»Ohne Musik wäre das Leben ein Irrtum.«
Friedrich Nietzsche

Neurowissenschaftler glaubten jahrelang, dass Musik genauso verarbeitet wird wie jede andere Art von Geräuschen. Aber neuere von Steve Connor in *The Independent* zitierte Forschungsergebnisse zeigen, dass es eine bestimmte Gruppe von Neuronen im akustischen Kortex gibt, die nur beim Musikhören aktiviert wird. Auf zellulärer Ebene unterscheiden wir also zwischen Musik und nichtmusikalischen Klängen wie Sprache (welche die Autoren der Studie auch mit bestimmten Neuronen assoziieren).[137] Daraus lässt sich schließen, dass Musik möglicherweise noch andere, bisher unentdeckte Reaktionen in Körper und Gehirn hervorruft.

Natürlich ist Musik kein *rein* neurologisches Phänomen. Hat ein Lied Sie schon einmal in ein schluchzendes, zitterndes Häuflein verwandelt? Waren Sie schon einmal mit Freunden auf einem Konzert und haben ein überwältigendes Gefühl der Entrückung verspürt, das nicht nur Sie zu überfluten schien, sondern die gesamte Menge zu einem tanzenden Organismus zusammenschmolz? Die emotionale Wucht rhythmischer Klänge ist einer der Gründe, warum sie universell sind und zu buchstäblich jeder Kultur auf der ganzen Welt gehören, unabhängig von Geografie, Ökonomie, Ethnizität und Ähnlichem.

Musik ist eine Lebenskraft, die wirklich jede Gesellschaft durchdringt. Sie spielt als kulturelles Motiv eine ebenso wichtige Rolle wie das Essen. Das Schöne an Musik ist, dass sie auch eine robuste, erneuerbare Ressource ist, die in Notlagen noch tiefgründiger wird. Rhythmische Klänge sind in schamanistischen Kulturen seit Tausenden von Jahren ein Katalysator für das optimale Funktionieren der menschlichen Biologie. Archäologen haben Instrumentenfunde auf bis zu 43 000 Jahre zurückdatiert, so zum Beispiel die in Slowenien gefundene Divje-Babe-Flöte, eine Knochenflöte aus dem Oberschenkelknochen eines Höhlenbären. Das muss man sich mal vorstellen: Unsere Urahnen verkrochen sich vor mehr als 40 000 Jahren in Höhlen, um nicht selber zur Beute zu werden, und verspürten dennoch den inneren Drang, aus dem Knochen eines wilden Tieres eine Klangquelle für ihr eigenes Wohlbefinden zu schnitzen.

In der Musik lässt sich die Erfahrung des Menschseins am besten ausdrücken, frei von den Zwängen und möglichen Täuschungen, die der gesprochenen Sprache innewohnen. Fühlt man sich auf der tiefen, viszeralen Ebene verstanden, die nur undefinierte Kommunikation wie Berührung, Tanz und Musik erreichen kann, entspannen sich der physische Körper und die Psyche und ermöglichen eine emotionale Reise, bei der man nicht immer am Steuerrad sitzen muss.

Dazu kommen die nichtmusikalischen Klänge wie das erbauliche Plätschern eines Bergbachs oder die Kakophonie aus Polizeisirenen, Autohupen und Baumaschinen in der Stadt. Die Klangkomponente jeder Umgebung wirkt sich auf unser Nervensystem, unsere Stimmung und sogar auf unsere Zellbiologie aus – ebenso wie die Musik. In diesem Kapitel werden verschiedene akustische Umgebungen miteinander verglichen und gegenübergestellt. Außerdem erhalten Sie Anleitungen, wie Sie Ihr Zuhause und Ihr Inneres so optimieren, dass Sie von beruhigenden Geräuschen profitieren und sich von belastenden erholen können.

Ein Wort zur Stille

Am anderen Ende des Geräuschespektrums liegt die Stille. Mitten im Trubel des modernen Lebens stoßen wir selten durch Zufall auf wahre Stille und die wenigsten von uns bemühen sich im Alltag auch nur um ein paar Sekunden dieser unverfälschten Stille. Dabei ist das Stillhalten und Ruhigwerden eine mächtige Disziplin, die uns einen geistigen Reset, körperliche Entspannung und bessere Stimmung verschaffen kann, auf dass wir stärkere Menschen werden. Sind Sie schon einmal tief in der Wildnis gewesen, kilometerweit entfernt von anderen Menschen, und haben diese fast unheimliche Stille bemerkt? Es ist, als wäre man auf einem anderen Planeten. Die enorme Leere kann sich unangenehm und sogar ein bisschen gruselig anfühlen, wenn man es nicht gewohnt ist, ganz ohne Ablenkung in die Gegenwart einzutauchen.

Als Gesellschaft haben wir die Stille schon so lange verdrängt, dass es uns unheimlich erscheint, auch nur kurzzeitig mit unseren Gedanken allein zu sein. Dabei kann es tiefgreifende Auswirkungen auf unser emotionales, physisches und spirituelles Wohlbefinden haben, wenn man sich ein wenig Zeit für Stille und Einsamkeit nimmt. Mit den nächsten paar Hundert Worten zeige ich Ihnen, warum Musik, Klänge und Stille wichtiger sind, als Sie wahrscheinlich ahnen, und wie Sie Ihr Leben in Zukunft damit bereichern können.

Heilende Klänge

Eine Studie an 6000 erwachsenen Amerikanern hat ergeben, dass 51 Prozent der Frauen und 60 Prozent der Männer in ihrem Leben mindestens ein schicksalhaftes traumatisches Ereignis erlitten haben, wobei acht Prozent mit chronischer posttraumatischer Belastungsstörung (PTBS) zu kämpfen haben.[138] In den letzten zehn Jahren finden sowohl in der Militär- als auch in der Zivilbevölkerung alternative, nichtmedikamentöse Behandlungsmethoden immer mehr Anklang. Eine der beliebtesten und wirksamsten ist die musikalische Intervention. Zwar gibt es bisher nur vier große Studien, in denen die klinischen Auswirkungen von Klängen empirisch untersucht wurden, aber alle von ihnen legen nahe, dass Musik PTBS-Patienten dabei hilft, sich weniger auf die Erinnerung an ihre traumatischen Erlebnisse zu fixieren, Stress und Angstgefühle spürbar zu verringern, das Selbstvertrauen zu stärken und den Spiegel des Stresshormons Cortisol zu senken. Zudem verbessert gruppenbasierte Musiktherapie nachweislich die sozialen Verbindungen und das verstärkte Gefühl der Zugehörigkeit zu einer fürsorglichen Gemeinschaft sorgt für mehr inneren Frieden.[139]

Wie genau funktioniert das alles auf neurologischer Ebene? Ein vermuteter Wirkmechanismus besteht darin, dass Musik die Amygdala beruhigt, die für die Regelung von Angst und Wut zuständige Hirnregion. Diese Region kann bei wiederholtem Erleben von stark belastenden Situationen hypersensibel werden, beispielsweise bei Soldaten, die in langen Einsätzen Tag für Tag Feuergefechte durchstehen müssen, oder auch bei Anwälten mit 80-Stunden-Woche. Rhythmische Klänge scheinen die Amygdala in ihren Anfangszustand zurückzuversetzen, indem sie den ständigen Alarmzustand abschalten.[140]

Nachgewiesen ist auch, dass das Hören und Spielen von Musik die Durchblutung des ventralen Striatums, des orbitofrontalen Kortex und anderer Hirnregionen erhöht, die an der Steuerung von Emotionen und Belohnungsmechanismen beteiligt sind. Gleichzeitig löst sowohl die Erzeugung als auch die Aufnahme von Klängen eine Freisetzung von Dopamin, Endorphinen, Serotonin und anderen Glückshormonen aus, die zur Verdrängung von Traurigkeit durch Freude beitragen.[141] Eine Metaanalyse hat sogar ergeben, dass das Hören von Musik und das Spielen eines Instruments die sogenannte Neurogenese auslösen kann, sprich: die Schaffung neuer Gehirnzellen.[142]

Ausrichtung ganz praktisch

Wenn Sie sich gestresst oder überfordert fühlen, sollten Sie sich bewusst etwas Zeit für das Spielen Ihres Lieblingsinstruments nehmen (dazu gehört auch das älteste Musikinstrument des Menschen, der Kehlkopf). Sie können auch mehrere Entspannungstechniken »aufeinanderstapeln«, indem Sie beispielsweise an der frischen Luft spazieren gehen und sich dabei Ihre Lieblingsmusik in die Kopfhörer holen. Der Körper freut sich über einen ganzen Stapel von Wellnessvariablen; nutzen Sie das aus und nehmen Sie sich Musik mit nach draußen. Wer weiß, vielleicht ziehen Sie auch noch Ihre Schuhe aus und werden am Ende noch so verrückt, dass Sie einem anderen Menschen ein Lächeln schenken (klingt ganz nach einem Musikfestival; kein Wunder, dass die Dinger so beliebt sind).

Ihre emotionale Fernbedienung

»Wusstest du, dass unsere Seele
aus Harmonie besteht?«
Leonardo da Vinci

Singen verwandelt eine passive Erfahrung – Musikhören – in aktives Teilnehmen, das einen buchstäblich zu einem Teil des Lieds werden lässt. Singen trägt dazu bei, dass man sich besser in das Gefühl hineinversetzt, das der oder die Singende vermittelt, oder dass man eine ganz eigene emotionale Haltung zum Lied entwickelt. Manchmal singen wir, um unsere Laune zu heben wie in dem Film *A Night at the Roxbury*, manchmal dagegen ist uns besinnlicher zumute, dann entspricht womöglich Amy Winehouse besser unserem inneren Terrain.

Die verschiedenen Töne eines Lieds sind wie Tasten, die bestimmte Geisteszustände freischalten. Hier ist ein interessanter Auszug aus *Die Polyvagal-Theorie in der Therapie* von Deb Dana über die Art und Weise, wie Klänge den Zustand des Nervensystems bestimmen:

> Aus polyvagaler Sicht wissen wir, dass das autonome Nervensystem auf Klang reagiert. Bestimmte Frequenzen aktivieren Sicherheitsfunktionen des ventralen Vagusnervs, andere signalisieren Gefahr und mobilisieren Überlebensreaktionen des Sympathikus oder des dorsalen Vagus. Niederfrequente Geräusche lassen Gefahr ahnen, da sie das autonome Nervensystem an längst vergangene Raubtiere erinnern. Der Fokus des Klienten verlagert sich vom Sozialverhalten auf aktive Überlebenssicherung. Hochfrequente Klänge stören die Verbindung mit dem Klienten und rufen Sorge hervor, da sich die Aufmerksamkeit auf die Klangquelle verlagert. Unvorhergesehene Geräusche von außerhalb des Therapieraums können Schutzreaktionen auslösen.[143]

Auch wenn sich dieser Absatz an Therapeuten richtet, gilt das Gesagte für alle menschlichen Interaktionen. Die Kraft des Klangs kann man als emotionale Fernbedienung sehen und den gegenwärtigen Geisteszustand als das Bild auf dem Bildschirm. So funktioniert die Fernbedienung: Wählen Sie Ihren gewünschten Zustand, suchen Sie ein Lied aus, das diesem Zustand entspricht, schmettern Sie es lauthals (tanzen Sie dazu, dann empfangen Sie ein Bild in HD) und achten Sie darauf, wie Ihr inneres Programm wechselt.

Eine Stimme mit angenehmem Tonfall und Rhythmus nennt Dr Stephen Porges »prosodische Stimme«. So gut es tut, einer solchen Stimme zuzuhören, alle wohltuenden Klangwirkungen erzielen Sie nur, indem Sie die Prosodie der eigenen Stimme einsetzen. Die Aktivierung der Rachenmuskulatur beim Singen stimuliert den Vagusnerv, was über das parasympathische Nervensystem eine Entspannungsreaktion (Ruhe-Verdauungs-Modus) auslöst. Und dieses glückselige Gefühl, das manchmal auftritt, wenn man so singt, als würde niemand zuhören? Es kommt von der Freisetzung des Hormons Oxytocin, das sprudelt, sobald man trällert wie eine Lerche am Morgen.[144]

Mechanik des Singens und Sprechens

Erinnern Sie sich an Kapitel 1, in dem wir besprochen haben, dass die Haltung damit zusammenhängt, wie man sich fühlt? Nun, sie bestimmt auch die Art und Weise, wie man singt und spricht. Der Körper ist sozusagen ein Ausdrucksmittel und die Bandbreite der hervorgebrachten Töne ist ein Produkt der Form und Stimmung des Instruments (also der Haltungsmuster).

Anhand von Klang, Rhythmus, Tonhöhe und Tempo der Sprache kann die Stimme verraten, dass man stark, selbstbewusst und standfest ist oder schwach, unsicher und wackelig. Wie wir erfahren haben, wirkt sich dies nicht nur auf die Art und Weise aus, wie andere Menschen über einen denken – während man spricht (oder singt), bringt man buchstäblich das eigene Nervensystem in Stimmung. Nur wenn der Körper ausgerichtet ist, sind die Stimmbänder so konfiguriert, dass sie einen großen Raum füllen oder im Zwiegespräch Selbstvertrauen ausstrahlen können.

Das Gute daran: Sie müssen keine spezielle Gesangshaltung erlernen, da der in Kapitel 6 auf Seite 101 besprochene ausgerichtete Stand mit dem übereinstimmt, was Ihnen ein Gesangslehrer beibringen würde. Falls Sie es noch nicht bemerkt haben: Die in Teil 2 besprochenen Grundprinzipien der Bewegung gelten für die meisten Bewegungsarten, einschließlich Sprechen und Singen. Hier noch einige Hinweise zur Ausrichtung der Stimme:

- Öffnen Sie die Füße etwa schulterbreit.
- Beugen Sie die Knie ganz leicht.
- Halten Sie das Becken neutral. (Versuchen Sie, die Gesäßmuskeln zusammenzudrücken und achten Sie darauf, was mit dem Becken passiert: Es ist jetzt näher an der neutralen Position. Versuchen Sie dann, den Po zu entspannen, die Position jedoch beizubehalten.)
- Richten Sie die Rippen über dem Becken aus. Sie sollten nicht nach oben schwenken.
- Entspannen Sie Schultern und Hände. (Nutzen Sie die Hände als Mittel zur Steuerung des Stimmausdrucks, wie ein Dirigent, der mit dem Taktstock ein Orchester führt.)
- Stellen Sie sich vor, Ihr Hinterkopf würde an einem Faden in die Höhe gezogen, sodass sich die Wirbelsäule längt.

Ausrichtung ganz praktisch

Diese Übung habe ich kürzlich während einer Gesangsstunde bei meiner Freundin Carrie Manolakos gelernt, die am Broadway ein Star ist. Um das Atemvolumen zu trainieren und Töne länger halten zu können (was sie besser kann, als ich es je gehört habe), empfiehlt sie diese Technik: Beginnen Sie im ausgerichteten Stand und legen Sie die Hände seitlich auf die Rippen. Atmen Sie so tief es geht durch die Nase ein, indem Sie die Rippen zur Seite weiten, und atmen Sie dann so langsam wie möglich die gesamte Luft aus, wobei Sie mit dem Mund ein Schschsch-Geräusch machen. Bei dieser Übung können Sie auch die Wirbelsäule langsam in eine Vorbeuge rollen und dann wieder aufrichten.

Summ, summ, summ

Manche Meditationstechniken, die Summen oder Singen beinhalten, können auch durch die Resonanz der erzeugten Schwingungen positive physische und emotionale Effekte auslösen. Eine indische Studie mit bildgebenden Verfahren hat ergeben, dass das »Om«-Singen beim Yoga die mit Depressionen assoziierte Hirnregion beruhigt.[145] Bei einer anderen Yoga-Übung namens *Bhramari* summt man wie eine Biene. Einem im *Journal of Traditional and Complementary Medicine* veröffentlichten Artikel zufolge senkt summendes Pranayama den Blutdruck, fördert parasympathische Erholung und baut Stress ab.[146]

Im selben Fachjournal wurde festgestellt, dass Menschen, die summen, sich nach eigenen Angaben glücklich fühlten und danach eine mentale Erfrischung verspürten. Dies liegt zum großen Teil daran, dass das Summen die Dauer jeder Ausatmung verlängert und die Anzahl der Atemzüge pro Minute verringert; es hilft, das autonome Nervensystem wieder ins Gleichgewicht zu bringen und erleichtert den Übergang vom Stress- zum Entspannungszustand.[147] Um diese positiven Wirkungen zu erzielen, müssen Sie nur durch die Nase einatmen und beim Ausatmen durch die Nase summen.

Technik

Bhramari Pranayama

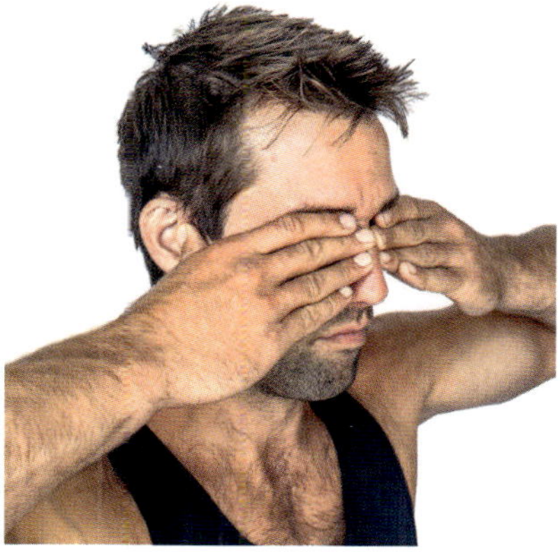

Warnung: Diese Übung sieht ein bisschen komisch aus – okay, ziemlich komisch –, aber sie wirkt Wunder. Sie beruhigt das Nervensystem und führt einen sanften mentalen Reset herbei. Sie erinnert an das, was Kinder manchmal von sich aus tun, wenn sie sich überfordert fühlen und sich beruhigen müssen (interessant, wie oft die natürliche Selbstfürsorge von Kindern und Tieren dem entspricht, was sich Erwachsene für viel Geld beibringen lassen). Die Übung ist ganz einfach. Schließen Sie zunächst mit den Daumen beide Ohren, indem Sie den Knorpel des Ohrs sanft über den Gehörgang schieben. Schließen Sie dann die Augen, atmen Sie ganz tief durch die Nase ein und machen Sie beim Ausatmen ein Mmm-Geräusch, solange die Luft reicht. Wiederholen Sie dies sechsmal und achten Sie darauf, wie Sie sich fühlen.

Das ominöse Om

Haben Sie sich jemals gefragt, warum zu Beginn und am Ende einiger Yoga-Kurse so ein langgezogenes »Om« gesungen wird? Nun, es soll den Urklang des Universums darstellen. Schön und gut, aber woher will man das wissen und was hat das mit mir, meiner Stromrechnung und meinem Handstand zu tun?

Um es für den Alltagsgebrauch greifbarer zu machen: Durch die betont lange Ausatmung und die Entleerung der letzten Luftreste aus der Lunge aktiviert man exakt die richtigen erholsamen parasympathischen Schalter im Körper. Der Ton wird tatsächlich A-U-M ausgesprochen, wobei das M mit geschlossenem Mund getönt wird, gefolgt von Stille. Ja, jeder der verschiedenen Laute (einschließlich der anschließenden Stille) hat eine tiefe symbolische Bedeutung, aber um dieses Buches willen bleiben wir bei den physiologischen Wirkungen. Durch die Erzeugung der einzelnen Laute werden Resonanzen an unterschiedlichen Stellen im Kopf und im Brustkorb erzeugt, als hätte der Körper ein eingebautes Schallmassagegerät. Ganz zu schweigen davon, dass dieser Brauch, ebenso wie andere Formen der Atemarbeit (im Yogajargon: *Pranayama*), erwiesenermaßen die Lungenfunktion verbessert, die geistige Wachsamkeit erhöht, Stress abbaut und sogar Depressionen durch Stimulation des Vagusnervs löst.[148]

Ausrichtung ganz praktisch

Wenn Ihr Liebster oder Ihre Liebste Sie das nächste Mal zum Yoga-Kurs mitschleppt, wissen Sie die wissenschaftlich erwiesenen Vorteile zu schätzen, falls es zu langgezogenem und womöglich ein bisschen peinlichem Summen in der Gruppe kommt. Nutzen Sie ebendiese Wirkweise beim Autofahren oder in Stresssituationen: Lassen Sie einfach ein langes Summen oder »Om« ertönen, probieren Sie dabei ruhig verschiedene Tonhöhen aus, und achten Sie darauf, wie Sie sich hinterher fühlen.

Musik und Gedächtnis

Schon mal mitbekommen, wie irgendein Song im Café erklingt und irgendein Pärchen »Das ist ja unser Lied« vermeldet? Klar, das kennt jeder. Und auch Sie haben wahrscheinlich mehrere Songs, die Sie für sich beanspruchen. Jeder davon gehört wahrscheinlich zu einer anderen Zeit, einem anderen Ort und/oder einer anderen Person. Wir verbinden Musik im Kopf mit positiven Lebensabschnitten – der Festivalbesuch mit den Schulfreunden (man erinnert sich besonders gut und gern an die Jugend- und frühen Erwachsenenjahre) – oder mit traurigen Ereignissen wie Trennungen oder Todesfällen. Wir wissen, dass Songs an Emotionen, Orte, Jahreszeiten und anderes gebunden sind. Aber im Unterbewusstsein gehen die Assoziationen noch viel tiefer, wie ein unterirdischer Fluss.

Das Anhören und Spielen von Musik bezieht nicht nur einen Teil der grauen Zellen ein, sondern befeuert weitreichende neuronale Netze und lässt riesige Teile des Gehirns aufleuchten wie ein Satellitenfoto, auf dem sich die funkelnden Lichter großer Städte vor der weiten Schwärze des Nachthimmels abheben. Im fMRT-Scan wird sichtbar, dass der präfrontale Kortex zum Leben erwacht, wenn das Hören eines wohlbekannten Oldies in uns eine Erinnerung hervorruft. Je lebhafter die Erinnerung, desto mehr Aktivität entsteht in diesem Teil des Gehirns. In einem Artikel für *Psychology Today* erklärt Daniel Bergland, dass Musikhören auch in Bereichen, die für Kreativität, Denkarbeit und sogar Motorik zuständig sind, eine starke Reaktion auslöst.[149] Letzteres lässt ahnen, warum Musik und Tanz von Natur aus zusammenpassen – sie sind im dynamischen neuronalen Netzwerk unseres Gehirns fest miteinander verdrahtet.

Kollektives Singen kann genauso stark wirken. Es hat sich herausgestellt, dass das gemeinsame Singen in der Gruppe, sei es in einem Chor, bei einem Konzert oder während einer Autofahrt mit Freunden à la Harry und Lloyd in *Dumm und Dümmer*, die Herzfrequenzvariabilität (HRV) erhöht. Mehr Variabilität ist besser, da dies auf eine größere Erholung nach Stressphasen und mehr Ausgeglichenheit im autonomen Nervensystem hinweist als eine geringe Variabilität. Interessanterweise finden nicht nur die Stimmen der Sänger zueinander, auch ihre Herzfrequenz und HRV geraten in Einklang.[150] Chorgesang ist auch gut für die Stimmung. Eine sechsmonatige Studie in England hat ergeben, dass die Teilnehmer einer wöchentlichen Gesangsgruppe ihre allgemeine psychische Gesundheit verbesserten, sich nach eigenen Angaben positiver fühlten und ihre Probleme besser bewältigen konnten.[151]

Zu meinen liebsten, eher schrägen Aktivitäten gehört das montägliche Mantrasingen hier in Santa Monica, wobei in einem Call-and-Response-Schema gesungen und auch getanzt wird. Nach ein paar Stunden spürt man die reinigende Wirkung, die viele spirituelle Praktiken haben, aber es ist schweißtreibender. Gesang scheint religiöse Grenzen zu sprengen und uns tiefer anzurühren, als es das intellektuelle Denken vermag – er mutet wie ein namenloses, gesichtsloses, tiefes Netz an, das die ganze Menschheit verbindet. Wir müssen ihm nur vertrauen und uns hineinfallen lassen.

Ausrichtung ganz praktisch

Suchen Sie fünf Lieblingssongs aus, die Ihnen Energie spenden, und machen Sie eine Playlist daraus. (Sie dürfen sie sogar »Align Playlist« nennen!) Hören Sie sie jeden Morgen und immer dann, wenn Sie Übungen aus diesem Buch ausführen. Ändern und ergänzen Sie sie, wenn Sie neue Musik für sich entdecken, aber Sie sollten eine positive Assoziation zwischen den Übungen und dem Musikerlebnis herstellen, das hilft beim Festigen der Gewohnheit und macht mehr Freude. Übrigens rät der genannte Artikel aus *Psychology Today* unbedingt dazu, zu tanzen, denn das beschert ein noch reicheres Musikerlebnis.

Mensch, lerne tanzen!

»Tanz ist die verborgene Sprache der Seele.«
Martha Graham

Nicht ohne Grund ist Tanz ebenso universell wie Musik: Er bietet die Möglichkeit, nonverbal starke Emotionen zu kommunizieren, kulturelles Flair zu zeigen (man denke nur an den eleganten Wiener Walzer oder den feurigen Flamenco) und abzufeiern. Eine über 20 Jahre laufende Studie des Albert Einstein College of Medicine in New York hat ergeben, dass man die Wahrscheinlichkeit, an Demenz zu erkranken, durch Lesen um 30 Prozent senkt und durch Kreuzworträtsel und ähnliche Denkspiele um 47 Prozent, dass aber das

Tanzen als wirksamste Vorbeugungsmaßnahme das Demenzrisiko um satte 76 Prozent reduziert.[152]

Richard Powers, Tanzlehrer an der Stanford University, liefert in einem Kommentar zu dieser Studie eine Erklärung für die hirnrettende Wirkung von Polka, Walzer und anderen Tanzstilen: »Tanzen integriert mehrere Gehirnfunktionen – kinästhetische, rationale, musikalische und emotionale Fähigkeiten – und erhöht dadurch die neuronale Konnektivität.«[153]

Ein weiterer im *British Journal of Sports Medicine* veröffentlichter Aufsatz kommt zu dem Schluss, dass körperliches Training und Unterricht in freiem Tanz zwar beide die Stimmung um rund 25 Prozent heben, Letzterer allerdings die Kreativität der Teilnehmer stärker beeinflusst. Die Autoren vermuten: »Die etwas größere Verbesserung der Kreativität nach dem Tanz-Aerobic liegt möglicherweise an der Art des Trainings, die mehr Bewegungsfreiheit ermöglicht als das strenge Aerobic-Training.«[154] Mit einem strukturierten Trainingsprogramm macht man also nichts falsch, aber hin und wieder lohnt es sich, loszulassen und hemmungslos abzutanzen.

Ausrichtung ganz praktisch

Sie müssen es nicht Fred Astaire oder Shakira gleichtun, um die positiven Wirkungen des Tanzens für Körper und Hirn zu nutzen. Ich habe die Erfahrung gemacht, dass Tanzkurse sehr offen sind und Menschen aller Begabungen und Körpertypen willkommen heißen. Partnertänze wie Bachata oder Tango betonen das Zwischenmenschliche, während Zumba, afrikanischer Tanz, Dancehall, Breakdance oder Hip-Hop körperlich fordernder sind.

Der Klang der Stille

Alle religiösen Traditionen kennen und schätzen die Kombination von Stille und Einsamkeit. Die Bibel erzählt von Jesus: »Es begab sich aber zu der Zeit, dass er auf einen Berg ging, um zu beten; und er blieb über Nacht im Gebet zu Gott. Und als es Tag wurde, rief er seine Jünger …« (Lukas 6: 12–13) Auch in buddhistischen Texten finden sich oft Hinweise auf Stille und Einsamkeit. So sagt der Buddha in der *Sutta Nipata*: »Allein mag wandern man, dem Nashorn gleich.«[155] An anderer Stelle in der buddhistischen Literatur begegnet uns der *Bodhisattva Avalokiteshvara* – der »tief in die Welt Hineinhorchende«. Wie er die Klänge der Welt erlauschen kann? Durch die Stille.[156]

Allzu leicht werden Einsamkeit und Alleinsein verwechselt. Nehmen wir uns also einen Moment Zeit, um zwischen ihnen zu unterscheiden. Alleinsein entsteht, wenn jemand absichtlich Zeit mit sich selbst verbringen möchte, und ist eine positive Erfahrung. Im Gegensatz dazu ist Einsamkeit ein Zustand der Isolation, der typischerweise mit negativen Emotionen wie Traurigkeit und Depression verbunden ist.

Wer im eigenen Leben Raum schafft für müßige Momente der Beobachtung und Wertschätzung, der beweist Selbstbestimmung und befreit sich von dem Zwang, ständig vor sich selbst und der Außenwelt als »geschäftig« dazustehen. Man kann sich natürlich zeitweise ins Kloster begeben, um Stille zu garantieren. Ich garantiere Ihnen aber auch, dass Sie sich, egal wie hektisch und laut Ihr Leben ist, an den meisten Tagen wenigstens kurzzeitig in eine stille Ecke verkriechen können oder auch die stillen Nischen mitten im Alltagslärm wahrzunehmen lernen. Ich habe den weltberühmten Cellisten Yo-Yo Ma einmal sagen hören: »Musik passiert zwischen den Noten.« Können wir es schaffen, im Tagesgeschehen so sensibel auf unsere Umgebung zu reagieren, dass wir die Zwischenräume zwischen den Klängen bemerken und Trost in ihnen finden?

Ausrichtung ganz praktisch

In einem Interview hat Dan Rather einmal Mutter Teresa gefragt: »Was sagen Sie während des Gebets?« Sie antwortete: »Ich höre zu.« Dan fragte dann: »Und was sagt Gott?« Ihre Antwort: »Er hört zu.« Horchen Sie einmal beim Spazierengehen oder auch beim Warten im Stau auf den Rhythmus der Umgebungsgeräusche, die Sie wahrscheinlich vorher als gegeben hingenommen haben. Hören Sie ein Muster im Zwitschern der Vögel (Biophonie), im Hupen der Autofahrer (Anthrophonie) oder im Wehen des Windes (Geophonie)? Lauschen Sie auch einmal in die Geräusche und Empfindungen im Körper hinein. Das ist fast so, als würden Sie den Shavasana-Teil Ihres Yoga-Kurses (das

Beobachten von Atem und Körper im Liegen gegen Ende) auf den Rest des Tages ausdehnen. Wenn Sie ganz genau hinhören, klingt die Welt vielleicht melodischer, als Sie zuvor dachten. Wie schade wäre es doch, wenn Sie am Ende des Lebens feststellen müssten, dass Sie nie aufmerksam genug zugehört haben, um wirklich die Musik zu hören.

Mehr Meer

Nicht nur Musikmachen entspannt uns. Das Anhören des in die Natur eingebauten Soundtracks kann ähnliche positive Auswirkungen haben. Ich erinnere mich, dass die Mutter einer lieben Freundin, als sie mit Schlaflosigkeit wegen ihrer arthritischen Schmerzen zu kämpfen hatte, zwei Natur-CDs kaufte – eine mit Meeresbrandung und eine mit Gewitter – und sie jeden Abend vor dem Schlafengehen hörte. Das Ergebnis? Keine Schlaflosigkeit mehr. Die Wissenschaft bestätigt ihre Erfahrung, besonders was die Meeresklänge angeht. »Da langsame, rauschende Klänge Geräusche der Gefahrlosigkeit sind, tragen sie zur Beruhigung bei«, meint Orfeu Buxton, Lehrbeauftragter für gesundes Verhalten an der Pennsylvania State University im Gespräch mit dem Blog *Live Science*. »Solche Geräusche sagen quasi: Keine Sorgen, keine Sorge, keine Sorge.«[157]

Ausrichtung ganz praktisch

Das beruhigende Geräusch von fließendem Wasser können Sie sich ganz einfach in die eigenen vier Wände holen, indem Sie in einen Zimmerbrunnen investieren – mit 30 Euro bei Amazon sind Sie dabei. Auch bei Spotify finden Sie beruhigende Playlists, oder Sie machen's altmodisch und kaufen sich auf dem nächsten Trödelmarkt Natur-CDs, wie ich sie bereits erwähnt habe. Wollen Sie mehr Klangvielfalt? Dann gönnen Sie sich ein Paar Bose Sleepbuds; mit der dazugehörigen App können Sie zwischen verschiedenen Naturklängen wählen und Ihre Ohren die ganze Nacht damit beschallen, um noch erholsamer zu schlafen.

Hausaufgabe für mehr Ausrichtung

Achten Sie im Gespräch darauf, wie sich Ihre Haltung auf Ihren Tonfall auswirkt. Erkunden Sie diesen Zusammenhang erst mal zu Hause mit Singen oder Summen, damit Sie Ihre Mitmenschen nicht verstören. Erforschen Sie Ihren Stimmklang in diesen drei Positionen:

1. Überstreckt: Die Wirbelsäule krümmt sich nach hinten, sodass ein Hohlkreuz entsteht und sich der Kopf hebt (protziger oder biegsamer Typ, Seiten 32 und 33).
2. Zusammengesackt: Die Schultern hängen, das Rückgrat ist krumm, die Knie zeigen nach innen (trübseliger Typ, Seite 29).
3. Ausgerichtet: aufrecht im ausgerichteten Stand, wie in Kapitel 6 beschrieben (ausgerichteter Typ, Seite 34).

KAPITEL 17

Bitte nicht berühren!

»Nichts heilt so gut wie menschliche Nähe.«
Bobby Fischer

Der Tastsinn – oft als »Mutter aller Sinne« bezeichnet – ist für die menschliche Entwicklung grundlegend.[158] Ohne ihn können Babys nicht gedeihen, ohne ihn legen sie nicht richtig an Gewicht zu und sind in ihrem physischen und emotionalen Wachstum gehemmt. Menschliche Nähe und Berührung können als lebenswichtige Nährstoffe gesehen werden: Könnte man ihre Wirkung in Flaschen abfüllen, würde diese Arznei alle leistungssteigernden Mittel auf dem Markt übertreffen. Tatsächlich wurde nachgewiesen, dass Frühgeborene, die dreimal täglich nur 15 Minuten massiert werden, bis zu 47 Prozent schneller an Gewicht zunehmen als solche, die im Brutkasten ohne Berührung bleiben. Und das Verrückte daran: Die massierten Säuglinge nahmen nicht mehr Nahrung zu sich als die anderen! »Ihre Gewichtszunahme scheint die Auswirkung des Körperkontakts auf ihren Stoffwechsel zu sein«, glaubt Studienleiterin Dr. Tiffany Field, Psychologin an der medizinischen Fakultät der Universität von Miami. Dr. Field hat auch festgestellt, dass der Hautkontakt die Babys aktiver und reaktionsfähiger machte. Durchschnittlich konnten sie sechs Tage früher aus dem Krankenhaus entlassen werden als die Kinder, die die tägliche Massage nicht erhielten.[159]

Ähnliche Folgen lassen sich auch im gesamten Tierreich beobachten, bei Ratten wie bei Rhesusaffen. Berüchtigt ist auch der Skandal um das rumänische Waisenhaus in Cighid

Ende der 80er-Jahre, in dem unerwünschte und behinderte Kinder absichtlich verwahrlosten. Menschliche Berührungen mussten sie erst erlernen.

Eine mögliche Erklärung für dieses Phänomen hat der inzwischen verstorbene Neurowissenschaftler und Arzt Dr. Saul Schanberg zusammen mit seinen Kollegen von der pharmazeutischen Fakultät der Duke University geliefert. Er stellte die Hypothese auf, dass Berührung Teil eines primitiven Überlebenssystems ist, das bei allen Säugetieren existiert. Das andauernde Fehlen von mütterlicher Berührung löst beim Kind eine Verlangsamung des Stoffwechsels aus, um dessen Nahrungsbedarf zu verringern. Kurzfristig erhöht dies die Überlebenswahrscheinlichkeit, bremst jedoch das Wachstum, wenn der Kontaktmangel länger anhält.[160] Dr. Schanberg und seine Kollegen haben herausgefunden, dass die Berührungen einer Rattenmutter, die ihre Jungen ableckt, auf das Wachstum des Wurfes wie ein Ein/Aus-Schalter wirkt. Das Tolle daran: Es ist nicht nur die Fürsorge des Muttertiers, die das Wachstum bewirkt. Die Berührung lässt sich replizieren, indem man Rattenbabys mit einem feuchten Pinsel massiert, der die Zunge der Rättin nachahmt. Vielleicht kann dies als Beweis dafür gelten, dass der Tastsinn wirklich »die Mutter aller Sinne« ist.

Es gibt unzählige Gründe dafür, warum Berührung für die physiologische Entwicklung so wertvoll ist, und dennoch befindet sich die westliche Kultur auf einem stetigen Marsch in die taktile Isolation. Lassen Sie uns untersuchen, welchen Einfluss menschliche Nähe auf unser Gefühlsleben hat.

Ausrichtung ganz praktisch

Diese einfache und effektive Technik sollte ursprünglich Kindern helfen, die Kontrolle über ihre Gefühle zu erlangen. Sie funktioniert bei Erwachsenen ebenso und beruhigt das Nervensystem, indem sie den Tastsinn mit dem Atem verbindet. Sie heißt »Take Five« und kann jederzeit und überall durchgeführt werden. Probieren Sie sie aus, wenn Sie einmal nervös sind!

1. Spreizen Sie die Finger der rechten Hand wie einen Stern.
2. Streichen Sie mit dem linken Zeigefinger am rechten Daumen empor, während Sie durch die Nase einatmen, und streichen Sie beim Ausatmen auf der anderen Seite des Daumens zur Handfläche hinab.

3. Streichen Sie auf diese Weise über die restlichen Finger der rechten Hand, bis Sie den kleinen Finger erreichen.
4. Wiederholen Sie diesen Vorgang drei- bis sechsmal. Noch beruhigender wird es, wenn Sie es mit geschlossenen Augen versuchen.

Emotionale Intelligenz 2.0

»Berühren kann Leben schenken bedeuten.«
Michelangelo

Körperkontakt wird als Teilbereich von Achtsamkeit oft übersehen, dabei überbrückt er die Kluft zwischen uns und unseren Mitmenschen. In einer Podcast-Folge behauptet mein Freund, der Bestsellerautor Dr. Chris Ryan: »Der Körper ist die Brücke zum Geist.« Beim Überqueren dieser Brücke ist Körperkontakt ein wichtiger Vermittler. Wenn wir uns bewusst machen, wie wir berühren und berührt werden, sind wir emotional besser im Einklang und haben kommunikativere Beziehungen. Matthew Hertenstein, Psychologe an der DePauw University, hat entdeckt, dass wir allein über Berührung die Emotionen anderer erkennen können. Das klingt vielleicht ein bisschen abgefahren, aber es stimmt. In einer Studie von Hertenstein und seinen Kollegen sollten die Teilnehmer einem Fremden, dessen Augen verbunden sind, bestimmte Emotionen mitteilen. Es mag überraschen, dass sie durch eine nur fünf Sekunden andauernde Berührung Wut, Angst, Ekel, Liebe, Dankbarkeit, Sympathie, Glück und Traurigkeit mit einer Genauigkeit von bis zu 78 Prozent übermitteln konnten.[161] Es sollte erwähnt sein, dass es sich bei dem Kontakt um eine leichte Berührung handelte – niemand wurde beispielsweise vor Wut oder Ekel geschlagen oder geboxt. Dies zeigt, wie fein unser Tastsinn ist, wenn wir uns darauf einlassen.

In einer anderen Studie erstrahlten die somatosensorischen Regionen des Hirns auf dem fMRI-Scan wie ein Weihnachtsbaum, sobald die Versuchspersonen berührt wurden. Dabei zeigte sich, dass das Hirn bei heterosexuellen Männern leicht unterschiedlich reagiert, je nachdem, ob sie glauben, von einem Mann beziehungsweise einer Frau am Bein berührt zu werden. Daraus kann man schließen, dass der soziale Kontext mitbestimmt, wie man biologisch auf Berührung reagiert.[162] Wie wichtig es ist, ein Bewusstsein für sich selbst und die eigene Umwelt zu entwickeln und den Mitmenschen aufmerksam zuzuhören, haben wir bereits besprochen, und jetzt müssen wir offenbar noch das Bewusstsein für Körperkontakt auf die Liste der Achtsamkeitsmöglichkeiten setzen. Angesichts der Tatsache, dass 55 Prozent unserer Kommunikation über Körpersprache läuft, überrascht es keineswegs, dass Körperkontakt bei der Vermittlung tieferer Gefühle eine große Rolle spielt. Was schweigend gesagt werden kann, hat viel mehr Kraft als das, was in sperrigen Worten stecken mag. Kultivieren Sie also diese Fähigkeit, um Ihre Kommunikation zu optimieren.

Ausrichtung ganz praktisch

Möglicherweise ist dies die albernste und merkwürdigste Übung dieses Buchs, aber sie stellt unmittelbar Kontakt im Freundeskreis her, hilft Grenzen zu überwinden und kombiniert Berührungs- und Lachtherapie. Sie heißt sinnigerweise »Brotmaschine« und geht so:

1. Man braucht eine Gruppe von mindestens drei Personen.
2. Eine Person stellt sich in die Mitte und ein Timer wird auf zwei Minuten (oder eine beliebige Dauer) gestellt.
3. Die Person in der Mitte schließt nun die Augen und wird von der Gruppe an Armen, Schultern, Beinen, Rücken und so weiter geknetet, als wäre sie ein Stück Teig.
4. Sobald der Timer abläuft (also das Brot fertig ist), darf eine andere Person in die Mitte, bis alle die Chance hatten, die Berührung der Gruppe zu genießen.

Bindung aufbauen

»Berührung kommt vor dem Sehen, vor dem Sprechen.
Sie ist die erste Sprache und die letzte und sie verrät immer die Wahrheit.«
Margaret Atwood

Atwoods aufschlussreicher Satz über Berührung als erste und letzte Sprache ist buchstäblich zu verstehen – der Tastsinn ist der erste Sinn, der sich in der Gebärmutter entwickelt, und bei der Geburt ist er wahrscheinlich der am weitesten entwickelte. Er ist seit Beginn des Daseins der primäre Kommunikationskanal mit der Welt und möglicherweise der letzte Sinn, den Sie beim endgültigen Verlassen des Körpers wahrnehmen. Wenn wir uns die Rolle des Körperkontakts in Beziehungen bewusst machen und auf dessen Feinheiten achten, hat dies tiefgreifende Auswirkungen auf das körperliche und geistige Wohlbefinden. Um diese Quelle der Vitalität zu erschließen, müssen wir verhindern, dass wir vom persönlichen Kontakt mit anderen abgeschnitten werden, wie es in unserer digitalen Gesellschaft immer häufiger vorkommt. Dank der paradoxen Bevorzugung von Online-Interaktion gegenüber persönlichem Kontakt verbringt man schnell ganze Tage ohne Umarmungen, Händchenhalten, Küsse und Ähnliches – die Art von Gesten, die uns miteinander verbinden und uns ein Gefühl der Vollständigkeit geben.

Wenn es gelingt, mehr zarte Berührungen im Alltag unterzubringen, kann sich dies zutiefst positiv auswirken, dafür gibt es einige überraschende Belege. Können Sie sich vorstellen, dass mehr Körperkontakt innerhalb von Sportmannschaften tatsächlich mit mehr Siegen einhergeht?

Zu diesem Schluss kamen nämlich die Soziologen Michael Kraus (Yale) und Dacher Keltner (Berkeley), die umfassende Untersuchungen an NBA-Teams durchgeführt haben und eine starke Korrelation zwischen der Gewinnwahrscheinlichkeit und der Anzahl an High fives, kumpelhaftem Rempeln und, jawohl, sogar Hintern-Klapsen während des Spiels feststellten. »Körperkontakt korreliert mit detaillierten statistischen Leistungswerten auf Einzelspieler- und Mannschaftsebene, und die Beziehung zwischen Berührung und Leistung blieb auch dann bestehen, wenn man bei der Auswertung des Spiels den Spielerstatus, die Erwartungen vor der Saison und vorherige Spielleistungen berücksichtigte«, folgern Kraus und Keltner.[163] Denkbar ist auch, dass die Zugehörigkeit zu einer Mannschaft die in der Studie festgestellten positiven Auswirkungen des Körperkontakts noch verstärkt.

Wer in Gruppensituationen in der Lage ist, Berührung angemessen und sinnvoll zu nutzen, kann den eigenen Körperzustand besser auf die anderen Anwesenden abstimmen und eine günstige emotionale Atmosphäre schaffen. Als Steve Kerr den Posten des Cheftrainers bei den Golden State Warriors übernahm, sollte er die künftige Spielweise des Teams in einem Wort zusammenfassen. Er wählte das Wort »Freude«. Es wird nicht überraschen, dass die Warriors nicht nur mit freudiger Ausgelassenheit spielen, sondern in der Körperkontakt-Rangliste der NBA ganz oben stehen, denn die Mannschaft setzt das Motto des Trainers im allgemeinen Umgang und bei der Anerkennung von Spielerfolgen um. Das Ergebnis? Bisher drei NBA-Meisterschaften.

Ausrichtung ganz praktisch

Auch wenn Sie nicht um den NBA-Titel ringen, können Sie den Warriors nacheifern, indem Sie Körperkontakt mit Bedacht so einsetzen, dass in Gruppensituationen eine positive physische und emotionale Kultur entsteht. Würzen Sie Glückwünsche mit Berührung und zeigen Sie Anerkennung gegenüber Mitarbeitern, Freunden und Familienmitgliedern durch Umarmung, Händedruck oder High five. Was im Profibasketball mehr Punkte einbringt, wirkt sich wahrscheinlich auch positiv auf Ihre Familie und Ihr berufliches Umfeld aus. Denken Sie ab jetzt an die Superkraft der einfühlenden Berührung, wenn Sie ein Geschäft verhandeln, sich um jemanden in Not kümmern oder eine engere Beziehung zu einem neuen Freund herstellen möchten. Berücksichtigen Sie die Qualität und Häufigkeit, mit der ein anderer Mensch Körperkontakt mit Ihnen aufnimmt. Ein schlichtes Berühren des Armes oder der Schulter im Gespräch ist ein wichtiger Hinweis darauf, dass Kontakt und Vertrauen aufgebaut werden.

Trauma berühren

»Jeder Schmerz, den man sich antut, ist immer eine Form von Nichtakzeptanz, eine Form von unbewusstem Widerstand gegen das, was ist.«
Eckhart Tolle

Wer ein Trauma erlebt hat, kann hyperempfindlich für bestimmte körperliche Empfindungen werden, auch für Berührungen. Das kann daran liegen, dass die im Gehirn angelegte »Schmerzlandkarte« vergrößert wurde, etwa bei Soldaten, die von einem Sprengkörper verletzt wurden, oder bei Zivilisten, die einen Autounfall überlebt haben. Wenn jemand Opfer sexuellen Missbrauchs geworden ist, hat das direkt mit Berührung zu tun. Auch wenn es noch nicht ausreichend erforscht ist, deuten erste Studien darauf hin, dass Massagetherapie dazu beitragen kann, die Schmerzempfindlichkeit zu verringern und Schmerzen außerhalb des traumatischen Kontextes wieder zu normalisieren, indem in sicherer Umgebung angemessene und beruhigende Berührungen wieder zugelassen werden. Laut einem im *American Journal of Public Health* erschienenen Aufsatz ist Massage sogar für diejenigen hilfreich, die den Schrecken der Anschläge vom 11. September ausgesetzt waren.[164]

Massage kann auch mit anderen Behandlungen wie Dehnübungen und Atemarbeit kombiniert werden, um Traumapatienten in die Lage zu versetzen, auch zu Hause etwas gegen ihre Symptome zu tun. »Traumatisierte Menschen sind in ihrem Körper nicht mehr zu Hause«, meint Pamela Fitch, die Autorin von *Talking Body, Listening Hands*, im Gespräch mit dem Journal der American Massage Therapy Association: »Massagetherapeuten können ihren Klienten sichere und wirksame Methoden zur Selbstberuhigung und zum Stressmanagement beibringen.«[165]

Körperkontakt scheint sich auch positiv auf die Herz-Kreislauf-Gesundheit auszuwirken. Einem Journal mit dem fabelhaften Namen *Psychoneuroendocrinology* entnehme ich, dass körperliche Zuneigung die Ruheherzfrequenz senkt. Zudem zeigen neuere Untersuchungen an Patienten in der offenen Herzchirurgie im St. Joseph's Hospital in St. Paul, Minnesota, dass diejenigen, die vor und nach dem Eingriff mit der Healing-Touch-Therapie behandelt werden, schneller entlassen werden können.[166] Diese Erkenntnisse sollten Sie sich – um hier ein flaues Wortspiel anzubringen – zu Herzen nehmen.

Ich habe mehr als ein Jahrzehnt lang im Bereich der manuellen Therapie gearbeitet, Tausende von Behandlungsstunden geleistet und bei zahllosen Patienten miterlebt, wie sie emotionalen Ballast loswurden, den sie jahrelang herumgeschleppt hatten. Ich kann Ihnen aus erster Hand versichern, dass manuelle Therapie ein wirkmächtiges Hilfsmittel im Heilungsprozess sein kann. Meiner Ansicht nach wirken Gesprächstherapie und manuelle Therapie in Kombination stärker als jeweils einzeln. Falls Sie, ein Freund oder ein Familienmitglied nicht mehr weiterwissen, empfehle ich daher, Therapeuten beider Richtungen aufzusuchen, die Erfahrung im Umgang mit Traumata haben.

Ausrichtung ganz praktisch

Wenn Sie einen vertrauenswürdigen Körpertherapeuten finden und sich jeden Monat eine Sitzung gönnen, können Sie wieder in Teile Ihres Körpers zurückfinden, aus denen Sie sich möglicherweise zurückgezogen haben, ohne es zu merken. Falls Massagetherapie nicht Ihr Ding ist, sollten Sie irgendeinen Tanzstil ausprobieren, um vernachlässigte und versperrte Winkel von Körper und Geist durchzurütteln und von Spinnweben zu befreien. Therapeutische Pluspunkte erhalten Sie, wenn Sie anschließend alle Gedanken oder Gefühle protokollieren, die während der Massage oder des Tanzerlebnisses hochgekommen sind.

Hausaufgabe für mehr Ausrichtung

Nehmen Sie eine trockene Bürste zur Hand und bürsten Sie sich von oben bis unten, bevor Sie unter die Dusche gehen. Falls Ihnen das trockene Bürsten nicht behagt, sollten Sie sich etwas Klopftherapie (Kapitel 1, Seite 33) verordnen und sanft jeden Teil Ihres Körpers abklopfen, den Sie mit den Händen erreichen können, um mehr Bewusstsein für Ihre Ganzheit zu schaffen (sachte bei den empfindlichen Stellen). Lenken Sie Ihre Aufmerksamkeit beim Bürsten oder Klopfen bewusst zu der Stelle, die Sie gerade berühren (stellen Sie sich bildlich vor, dass Sie in ebendiese Stelle hineinatmen, das verstärkt die Wirkung zusätzlich).

KAPITEL 18

Achtsamkeit – die innere Haltung

»Es ist der Geist, der sich den Körper baut.«
Friedrich Schiller

Wir haben bisher ausführlich die verschiedenen Auswirkungen des Körpers auf den Geist untersucht, aber in Wirklichkeit handelt es sich bei diesen um unteilbare Prozesse. Mit gleicher Berechtigung kann man die Hierarchie umkehren und sagen, dass der Geist den Körper formt. Manche Menschen erfahren mehr Einflüsse von unten nach oben (vom Körper auf den Geist), andere dagegen mehr von oben nach unten (vom Geist auf den Körper); das muss jeder für sich selbst bestimmen. Wenn Sie sich nicht sicher sind, was für Sie am besten funktioniert, sollten Sie beide Richtungen erkunden.

Definition »Geist«

Bevor wir ins Detail gehen, sollten wir den Begriff »Geist« (englisch: *mind*) definieren. Ich mag Dr. Daniel Siegels Definition aus dem Buch *Mind*: Er bezeichnet den Geist als »zutage tretenden, sich selbst organisierenden, verkörperten und relationalen Prozess, der den Energie- und Informationsfluss regelt.« Noch einmal: Der Geist ist ein *verkörperter* und *relationaler* Prozess – ein kontinuierlicher, beidseitiger Austausch, der selbst jetzt stattfindet, während Sie dies lesen.

Laozi sagt bekanntlich: »Wer traurig ist, lebt in der Vergangenheit. Wer Angst hat, lebt in der Zukunft. Wer inneren Frieden hat, lebt in der Gegenwart.« Diesem weisen Ausspruch fehlt nur der Hinweis auf die Konsequenzen für die Haltung, die das Denken in die Zukunft oder in die Vergangenheit hat. Der Psychologe Lynden Miles von der Universität Aberdeen und andere Forscher haben nachgewiesen, dass sich mentale Zeitreisen (Chromästhesie) tatsächlich in den sensomotorischen Systemen widerspiegeln, die die Bewegung regulieren. Sie fanden heraus, dass Gedanken an die Vergangenheit oder die Zukunft buchstäblich bewegend sind: Beim in die Vergangenheit gerichteten Denken wiegten sich die Studienteilnehmer nach hinten, während sie sich beim Nachdenken über zukünftige Ereignisse nach vorn neigten. »Die Verkörperung von Zeit und Raum offenbart einen sichtbaren Verhaltensmarker für einen ansonsten unsichtbaren Denkvorgang«, erklären Miles und Kollegen.[167]

Das könnte bedeuten, dass das unansehnliche Vorstrecken des Kopfes (auch »SMS-Hals« genannt) bei vielen modernen Menschen mehr Probleme schafft als nur Verspannungen im Nacken. Wenn man achtsamer wird, kann dies eine Reihe von positiven Wirkungen haben, die von der Schmerzsenkung über die Linderung chronischer Verspannungen bis hin zur Verbesserung der Körperhaltung reichen. Einfach ausgedrückt, wer die Kontrolle über seinen Geist erlangt, kann ein körperlich fähigerer und belastbarerer Mensch werden.

Die Psychologie der Ausrichtung

»Glück ist nicht eine Frage der Intensität, sondern eine von Ausgeglichenheit, Ordnung, Rhythmus und Harmonie.«
Thomas Merton

Über den Zusammenhang von Stimmung und Körperhaltung haben wir bereits gesprochen. Ich möchte kurz auf dieses Thema zurückkommen, da es auch den Hauptgegenstand dieses Kapitels berührt: Achtsamkeit. Wer körperlich von Kopf bis Fuß ausgerichtet ist, kann sich eleganter und kraftvoller bewegen. Man wohnt dem mühelosen Körper inne, was in der taoistischen Philosophie mit Wu wei umschrieben wird. Wörtlich übersetzt bedeutet das »Nicht-Tun« und soll sich wie müheloses Handeln anfühlen.

Aber es steckt noch mehr dahinter. Die Ausrichtung unseres Körpers hat auch tiefgreifende Auswirkungen auf unseren seelischen Zustand. Mit dem Wort »Haltung« verbinden wir schließlich auch unsere emotionale Einstellung gegenüber einer Situation, aber das ist ein relativ moderner Sprachgebrauch. Der Begriff bezog sich ursprünglich auf die Körperhaltung. So definierte Charles Darwin Haltung (*attitude*) als eine Ansammlung von Bewegungen, etwa in einer bestimmten Stellung (*posture*), die ausdrückt, wie sich ein Mensch zu einer bestimmten Zeit fühlt. Heute dagegen ist es viel verbreiteter, dass mit »Haltung« etwas Nicht-Körperliches gemeint ist, etwa unsere Einstellung gegenüber einem Ereignis.

Dies ist nicht nur eine Frage der Terminologie, sondern auch der Psychobiologie. Schon in Kapitel 1 habe ich die Arbeit von Richard Peper erwähnt, Psychologieprofessor an der San Francisco State University. Eine seiner Studien hat ergeben, dass man nur zwei Minuten hüpfen muss, anstatt gebückt zu gehen, um Energie- und Hormonspiegel merklich zu verändern. »Gefühle und Gedanken beeinflussen Körperhaltung und Bewegung; umgekehrt beeinflussen Körperhaltung und Bewegung die Gefühle und Gedanken«, erklärte Peper in einem Interview mit Fast Company.[168]

Deshalb ist es wichtig, dass wir auf die Stellung unserer Glieder und die Ordnung unserer Gedanken die gleiche Sorgfalt und Gewissenhaftigkeit verwenden. Wenn wir eine Seite vernachlässigen, hat dies erhebliche Auswirkungen auf die andere. Wenn beide ausgerichtet und dynamisch sind, fühlen und handeln wir positiver. Einfach ausgedrückt, wenn wir unser physisches Potenzial freisetzen wollen, müssen wir zuerst unsere Meinung ändern.

Jeder Moment birgt eine Chance

»Unser Körper weiß, wohin er gehört;
es ist der Geist, der im Leben kein Zuhause findet.«
John O'Donoghue

Es ist so leicht, im Hamsterrad stecken zu bleiben und daran festzuhalten, was man gesagt und getan hat, und darüber zu grübeln, was als Nächstes zu tun ist. Dadurch geraten wir in die Falle, dass wir den Wert der Gegenwart missachten, weil wir zwischen Vergangenheit und Zukunft hin- und hergerissen sind. Alles Übrige stopfen wir mit dem Checken von sozialen Medien, Chats, Wetterberichten, Sportergebnissen und Nachrichten zu. Die Millionenfrage lautet, ob wir diese ständigen Updates brauchen, weil sie uns wirklich wichtig sind, oder ob wir verlernt haben, allein und dennoch uns selbst gegenüber anwesend zu sein.

Seien wir ehrlich, für Unbedarfte mag es unangenehm und sogar beängstigend sein, ohne jede Ablenkung ganz und gar bei sich zu sein (Moment mal, ich kriege gerade eine Nachricht). In seinem Buch *Zen und die Kunst, ein Motorrad zu warten* beschreibt Robert M. Pirsig nicht nur, wie es ist, sich ganz der Reparatur eines alten Motorrads zu widmen. Er plädiert auch dafür, dass wir bei allem, was wir tun, vollkommen gegenwärtig sein sollten, einschließlich der Art und Weise, wie wir uns bewegen und denken. »Die Vergangenheit erinnert sich nicht an die Vergangenheit. Die Zukunft erzeugt nicht die Zukunft«, schreibt Pirsig. »Die Schnittkante des augenblicklichen Hier und Jetzt ist immer die Gesamtheit all dessen, was es gibt, nichts weniger.«[169] Das Innewohnen des eigenen Geists kann man sich wie ein Workout vorstellen – Denkmuster sind ein Produkt der Mühe, mit der man sie geformt hat. Jeder Moment, in dem man die Aufmerksamkeit wieder auf das Hier und Jetzt lenkt und dadurch das Präsentsein übt, kann als eine Wiederholung gelten. Mit der Zeit und vielen Wiederholungen wird der »Präsenzmuskel« stark genug werden, um jeder Ablenkung zu widerstehen.

Man ist, was man denkt

»An sich ist nichts weder gut noch böse;
das Denken macht es erst dazu.«
William Shakespeare, Hamlet

Forscher der Florida State University haben Probanden in einem kurzen Text dazu aufgefordert, auf jedes Element des Geschirrspülens zu achten, etwa auf Wassertemperatur oder Spülmittelduft. Nach dem Spülen maßen sie eine 27-prozentige Abnahme der Nervosität und 25 Prozent mehr Inspiriertheit. Sie können dieses Experiment sofort nachmachen: Achten Sie auf den Druck, den Ihr Körpers auf alle Kontaktflächen (Stuhl, Boden, Couch, Kissen und so weiter) ausübt. Achten Sie auf die Lufttemperatur auf Ihrer Haut, die Umgebungsgeräusche, Gerüche in der Luft, die Qualität des Lichteinfalls und die Gedanken, die Ihnen durch den Kopf gehen. Immer wenn Sie sich gestresst fühlen, können Sie Ihre Aufmerksamkeit wieder auf diese Dinge lenken, und Sie werden sich gleich mental und körperlich ruhiger fühlen.

Ich habe gehört, es sei physisch unmöglich, nervös und gleichzeitig vollkommen präsent zu sein. Leider lernt man in der Schule selten, wie man das Bewusstsein mit Leichtigkeit erfüllt, um weniger Nervosität und mehr Inspiration zu verspüren, und das hat deutliche Konsequenzen. So hat sich die Zahl der unter 20-Jährigen, die ärztlich verschriebene Antipsychotika erhalten, laut einer Analyse von *Mathematica* zwischen 1999 und 2008 verdreifacht.[170] Unser Denken ist mächtig und kann, wenn es heutzutage unbeaufsichtigt bleibt, außer Kontrolle geraten.

Sie können sich die Seele wie einen Garten vorstellen, die eine spektakuläre Ernte tragen kann, solange man ihr ausreichend Aufmerksamkeit schenkt, indem man regelmäßig Unkraut jätet (Meditation, Bewegungs- und Atemübungen), sodass die Nutzpflanzen (Gesundheit/Glück/Klarheit) nicht überwuchert werden. Der Haken am Seelengarten ist, dass er jeden Samen wachsen lässt, den man sät, und dass man ständig Samen aussät, die möglicherweise erst in der nächsten Saison aufkeimen. Wir glauben, mit unseren negativen Gedanken und mangelnder Geistesgegenwart durchzukommen, weil die Folgen davon nicht immer gleich spürbar sind. Dass wir in der Gegenwart das ernten, was wir im letzten Jahr an Gedanken eingepflanzt haben, verstehen wir nicht.

Ausrichtung ganz praktisch

Nehmen Sie sich ein Projekt vor, legen Sie eine Zeit dafür fest und fangen Sie an. Vermeiden Sie Ablenkungen und konzentrieren Sie sich mit Körper und Geist stattdessen voll und ganz auf die anstehende Aufgabe – egal, ob es sich dabei wie bei Robert Pirsig um die Restaurierung eines alten Motorrads handelt oder nur um die überfällige Haushaltsarbeit. Und freuen Sie sich über die Tatsache, dass Sie überhaupt Hände haben, um Geschirr zu spülen; machen Sie sich bewusst, wie gut es Ihnen geht, und schon macht sich der Zauber des Augenblicks bemerkbar. Realistisch gesehen werden wir alle früher, als uns lieb ist, zu Wurmfraß. Betrachten wir also von jetzt an jeden Augenblick als zusätzlichen Segen, als Sahnehäubchen. Also bitte genießen!

Offene Schleifen schließen

Vielleicht kennen Sie den Satz, dass die Natur das Vakuum verabscheut. Nun, sie mag auch halbe Sachen, angerissene Themen und unbeantwortete Fragen nicht – alles sogenannte *offene Schleifen*. Dennoch kippt die Aufmerksamkeitswirtschaft, zu der wir jetzt alle gehören, jeden Tag kübelweise offene Schleifen über uns aus und bombardiert unser Gehirn mit mehr neuen Informationen, als wir je verarbeiten können. Aufmerksamkeit ist für Werbetreibende aller Art ein Rohstoff von unschätzbarem Wert, und ebendiesen Rohstoff graben die endlosen Benachrichtigungen an, die sämtliche digitalen Kanäle fluten.

Jede Ablenkungsgranate, die von Marketingfachleuten und Werbetreibenden über den mentalen Schutzwall geschleudert wird, explodiert und entflammt ein Feuer, und ebenso schwer treffen die beruflichen Granaten, was dazu führt, dass die meisten Büroangestellten die Hälfte ihrer Zeit damit verbringen, Informationen zu erhalten, anstatt sie zu nutzen.[171] Wenn wir Dutzende, Hunderte oder Tausende dieser Brandherde lodern lassen, ist es kein Wunder, dass wir uns am Abend mental ausgebrannt fühlen.

Achtsamkeit kann das Wasser sein, das diese Feuer löscht und all die lästigen offenen Schleifen schließt. Löschhilfe bietet auch der schlichte Entschluss, absichtlich nichts zu tun. Wir geben uns immer wieder dem Irrglauben hin, dass wir mehr tun müssen, obwohl wir wissen, dass Sportler, die diesem fragwürdigen Vorsatz folgen, am Ende verletzt und ausgebrannt sind. So wie man nicht an sieben Tagen in der Woche das gleiche harte Training schaffen würde, kann man auch dem Geist Ruhepausen gönnen, damit er die Informationen verdaut, mit denen er gesättigt ist.

Das innere Tier entfesseln

Finden Sie es auch merkwürdig, dass Menschen die einzigen Wesen auf dem Planeten sind, die meditieren? Mit Lifehacks, Tricks und Trends versuchen wir unser Menschsein zu »optimieren«, dabei brauchen wir womöglich statt menschengemachter Komplexität eher die relative Einfachheit der Natur. Ein Grund, warum Tiere nicht meditieren, ist – neben ihrer niedrigen intellektuellen Entwicklungsstufe – die Tatsache, dass ihre Lebensweise Entspannung begünstigt. Gewiss, zum Zwecke der Selbsterhaltung können sie sich in einen Kampf-oder-Flucht-Zustand versetzen, um einem Räuber zu entkommen oder Beute zu erjagen, aber anschließend regeln sie sich sofort in den Ruhe-Verdauungs-Modus herunter (wie nicht zuletzt das Löwenmännchen, das bis zu 20 Stunden am Tag schläft).

Das Hauptproblem, das moderne Menschen in Bezug auf Stress haben, ist der offensichtliche Mangel an Selbstreinigungsmitteln, um die Stressfaktoren des Alltags loszuwerden. Der Stanford-Professor und weltbekannte Neurowissenschaftler Dr. Robert Sapolsky beschreibt in seinem Buch *Warum Zebras keine Migräne kriegen* die akkumulativen Tendenzen von Stress in der westlichen Kultur. Er weist auf den deutlichen Unterschied hin, der zwischen Wildtieren und Menschen im Hinblick auf akuten beziehungsweise chronischen Stress besteht. Ein Zebra, das haarscharf den Fängen eines Löwen entgangen ist, gelangt von der vollständigen Stressreaktion mit ihrem saftigen Cocktail aus Stresshormonen wie Adrenalin und Cortisol in nur wenigen Augenblicken zur völligen Entspannung.[172] Zebras haben gelernt, ihr Nervensystem nicht nur zu beschleunigen wie einen Tesla, sondern auch rasch abzubremsen. Wir Menschen neigen jedoch dazu, nur Ersteres zu tun und Letzteres zu vernachlässigen. Infolgedessen bleiben wir dauerhaft unter Strom und verlieren nie ganz die Spannung.

Dieser durch Stress ausgelöste hormonelle Geysir ist kurzfristig äußerst praktisch, um die Kraft und Energie aufzubringen, die man braucht, um auf einen Reiz zu reagieren. Die

Herzfrequenz wird schneller, der Blutdruck steigt, sodass mehr Blut in die Muskeln gelangt, die kleinen Atemwege in der Lunge weiten sich, um so viel Sauerstoff wie möglich aufzunehmen, und Sinne wie Sehen und Hören werden geschärft. Es ist, als wenn man ein Rennauto auf die Strecke bringt, um es auszufahren und zu testen, was es kann – eine völlig gesunde und natürliche Erfahrung für den Motor (gelegentlich). Problematisch wird es, wenn das Gaspedal am Bodenblech bleibt und man gleichzeitig bei (fast) vollem Tempo auf die Bremsen tritt.

In chronischen Stresszuständen halten wir zu viel Spannung im Nacken, in den Schultern und im oberen Rücken, was häufig zu Kopfschmerzen oder Migräne führt. Wir sind auch gespannt wie eine Sprungfeder und bereit, bei der geringsten Provokation physisch oder verbal anzugreifen. Unsere Sicht verengt sich, weil diese Stressreaktion evolutionär dazu da war, unsere Vorfahren bei einem nahenden Raubtier entweder flucht- oder kampfbereit zu machen. Wir sind dann handlungsbereit und auf dem Sprung, aber meistens gibt es kein Ventil dafür, weil wir in einer Besprechung oder im Verkehr feststecken – also werden wir noch nervöser und verspannter.

Das Wichtigste, was Menschen von Tieren lernen können, ist vielleicht die hohe Kunst, das Gaspedal loszulassen. Wilde Tiere wechseln aufgrund ihrer natürlichen Aufmerksamkeit für ihre Bewegung und ihr Überleben in der Natur mühelos zwischen Sympathikus (Gas) und Parasympathikus (Bremse). Wir dagegen besitzen die Superkraft, unseren homöostatischen (ausgeglichenen) Zustand zu zergrübeln. Menschen neigen eher dazu, dazusitzen und darüber nachzudenken, was einmal war oder einst wohl sein wird. Aber Bewegung spült den Stress aus dem Körper und Achtsamkeit gibt ihm keinen Raum, um zurückzukehren. Wir haben nur eine begrenzte mentale Bandbreite; wenn man die Aufmerksamkeit darauf richtet, ganz bewusst Wasser einzuschenken oder ganz bewusst das Auto zu waschen, gibt man den stressigen Gedankensamen keine Nahrung.

Ausrichtung ganz praktisch

In der nächsten schlimmen Stressphase können Sie sich ja einmal 20 Minuten lang in eine Sauna setzen und dann ins kalte Becken tauchen. Haben Sie keine Sauna in der Nähe? Dann reicht es aus, mit abwechselnd heißem und kaltem Wasser zu duschen. Dies verschafft dem Körper einen gründlichen

Reset im autonomen Nervensystem und entsorgt auch den Gedankenmüll, der den Kopf verstopft.

Seelische Selbstfürsorge

»Du solltest nicht nach Liebe suchen,
sondern nach all den inneren Schutzwällen,
die du gegen sie errichtet hast.«
Rumi

Ich habe viel Zeit und Energie damit verbracht, schmerzende Muskeln auf Schaumstoffrollen zu kneten, sie mit Massagepistolen weichzuklopfen und auf seltsam geformten Dehnutensilien herumzurollen. Aber die chronischen Verspannungen, an denen ich mich abmühte, lösten sich mehr von innen her, bei einem Vipassana-Retreat, wo ich kaum mehr tat als stillsitzen. Aus dem Sanskrit übersetzt bedeutet *Vipassana* »Anerkennen, was ist«. Zum Retreat gehörten viel Meditation im Sitzen und konzentrierte Atemarbeit, bei der wir ermutigt wurden, unseren Körper zu »scannen«. Wir sollten verspannte Stellen entdecken und ihnen reichlich Zeit geben, um sich zu lösen. Dabei erkannte ich, dass viele der chronischen Schmerzen, die ich im Laufe der Jahre hatte, nicht mehr auftreten würden, wenn ich meinem Nervensystem jeden Tag etwas Zeit zum Beruhigen gäbe. Wenn man dies mit einer effizienten Bewegungsmechanik und den anderen im Buch beschriebenen Prinzipien kombiniert, ist der Körper auf dem Weg, sich wieder jung und unbeschwert zu fühlen.

Ich bin kein Einzelfall. Forschungen haben ergeben, dass Meditation einen starken Einfluss auf die Schmerzsenkung und die Lösung struktureller Funktionsstörungen haben kann. In seinem Buch *Gewahr sein* zitiert Dr. Daniel J. Siegel eine Studie, bei der von 10 000 Teilnehmern diejenigen ihre chronischen Schmerzen linderten, die Achtsamkeitsmeditation nach seiner Methode *Wheel of Awareness* praktizierten. Die Forscherinnen Elizabeth Blackburn und Elissa Epel haben nachgewiesen, dass Mentaltraining die Immunabwehr stärkt, die Zellreparatur verbessert und Entzündungen reduziert. Dr. Siegel stellt fest, dass tägliche stille Selbstreflexion deshalb so gut hilft, weil sie den Schmerz wieder in den richtigen emotionalen Kontext stellt, anstatt ihn zu dramatisieren. Den Nutzen von Meditation sieht er darin, »Nervosität und Angstzustände zu reduzieren und sie durch ein Gefühl der Klarheit und Ruhe zu ersetzen.«[173]

Ausrichtung ganz praktisch

Achten Sie auf die Beziehung zwischen Ihrem mentalen Zustand und der im Körper vorhandenen physischen Spannung. Fragen Sie sich bei Stress: Werden meine Muskeln fester, nähern sich meine Schultern den Ohren, zieht sich mein Schließmuskel zusammen? Sind diese Empfindungen mental oder körperlich? Wo ist die Grenze zwischen einem mentalen/emotionalen Vorgang und einem körperlichen, oder ist das alles eine einzige Erfahrung? Hausaufgabe: Denken Sie darüber nach …

Achtsam atmen

»Gefühle kommen und gehen wie Wolken an einem stürmischen Himmel. Bewusstes Atmen ist mein Anker.« So drückt es der buddhistische Mönch Thich Nhat Hanh aus. Er meint damit, dass er, egal welche Gefühle ihm der Treibsand des Lebens beschert, immer wieder zur inneren Mitte findet, indem er auf sein Atemmuster achtet. Bei vielen sportlichen Aktivitäten muss man sich an einem bestimmten Ort befinden, um etwas Bestimmtes zu tun (zum Beispiel auf dem Tennisplatz, um Tennis zu spielen), oder bestimmte Gegenstände mitbringen (zum Beispiel einen Basketball oder Fußball). Aber das Schöne an Atemarbeit ist, dass sie immer zur Verfügung steht, dass man sie überall ausführen kann und nichts anderes dazu benötigt als sich selbst und ein wenig Konzentration.

Egal, ob Ihnen gerade der Verstand, das Herz oder beides ins Flattern gerät, bewusstes Atmen bietet die Möglichkeit, körperlich und kognitiv wieder Boden unter den Füßen zu bekommen. Eine von Stanford-Biochemikern geleitete und in *Science* veröffentlichte Studie hat gezeigt, dass bestimmte Nerven in direktem Kontakt mit der Hirnregion stehen, die die Erregung reguliert. Es gibt also auf neurologischer Ebene eine direkte Beziehung zwischen Atemtiefe und -frequenz und Ruhe- oder Angstzuständen.[174]

»Wenn wir die Atmung verlangsamen können, wie es bei tiefem oder bewusst langsamem Atmen geschieht […], dann alarmieren diese Neuronen nicht das Erregungszentrum und lösen keine Hyperaktivität im Gehirn aus. Also kann man die Atmung beruhigen und damit auch den Geist«, so Mark Krasnow, Co-Autor der Studie, in einem Interview mit *Time*.[175]

Ausrichtung ganz praktisch

Mit dieser Atemübung kombinieren Sie Tastsinn, Atmung und Achtsamkeit. Fühlen Sie mit Zeige- und Mittelfinger der rechten Hand Ihren eigenen Puls am linken Handgelenk. (Die Schlagader finden Sie direkt unterhalb des Daumenballens an der Innenseite des Handgelenks). Spüren Sie den Puls in den Fingerspitzen und achten Sie darauf, wie er sich beim Einatmen leicht beschleunigt und beim Ausatmen verlangsamt. Beobachten Sie in den nächsten zwei bis drei Minuten einfach nur diese Beziehung zwischen Atemrhythmus und Pulsschlag und machen Sie sich bewusst, wie Sie sich dabei fühlen. Wenn sich der Puls zwischen dem Einatmen und Ausatmen stärker verändert, ist das ein Hinweis darauf, dass sich Ihr Körper in einem ausgeglichenen Zustand befindet.

Techniken und Ressourcen

Sie wissen immer noch nicht, was Sie von dem ganzen Meditationskram halten sollen und wollen es nur mal ein bisschen ausprobieren? Schön, das können Sie! Hier ein paar leicht zugängliche Meditations-Apps, die ich nützlich finde:

- Headspace (auch auf Deutsch)
- Waking Up: geführte Meditation mit Sam Harris (nur auf Englisch)

Lieber keine App? Kein Problem, dann probieren wir die analoge Innenschau. In Kapitel 13 stehen Informationen zum Körperscan, wie er in der Vipassana-Meditation beim Aufwachen durchgeführt wird. Was folgt, sind mehr Informationen zur eigentlichen Meditation im Sitzen.

Vipassana-Meditation

»Die Höhle, deren Betreten man scheut,
birgt den gesuchten Schatz.«
Joseph Campbell

Vipassana-Meditierende sitzen normalerweise jeden Tag zwei Stunden lang. Aber das verlange ich Ihnen glücklicherweise nicht ab. Wir schauen uns nur die Grundprinzipien dieser Meditationstechnik ab und dann ist es Ihnen überlassen, wie lange Sie üben. Beginnen wir damit, vor dem Schlafengehen und/oder nach dem Aufwachen einen Timer auf eine zehnminütige Sitzung einzustellen.

Während dieser Zeit nehmen Sie eine bequeme Sitzposition ein (Kapitel 4, Seite 76) und achten nur darauf, wie sich die Luft durch Ihre Nasenlöcher bewegt. Konzentrieren Sie sich auf die zarten Empfindungen, die die kühle Luft in den Atemwegen beim Einströmen und die warme Luft beim Ausströmen hervorrufen. Wenn Ihnen dies nach einiger Zeit leichtfällt, können Sie auf subtile Empfindungen im gesamten Körper achten, angefangen mit einem langsamen Scan vom Scheitel bis hinunter zu den Zehen. Sobald Ihnen dies leichtfällt, können Sie im Inneren des Körpers nach Empfindungen Ausschau halten. Falls die Gedanken wandern (das werden sie – immer wieder; ist nicht schlimm), lenken Sie Ihre Aufmerksamkeit wieder sanft auf den Atem, ohne Ärger oder Enttäuschung über Ihre wieder mal wanderlustigen Gedanken.

Es gäbe noch viel zu dieser Meditationsweise zu sagen, aber ich belasse es vorerst dabei. Denken Sie daran, dass Sie diese Meditationsprinzipien im Alltag anwenden können, auch bei Bewegungsübungen oder beim Fitnesstraining. Nehmen Sie sich zwischendurch ruhig ein bisschen Zeit, um die Empfindungen im Körper und den Atem in den Nasenlöchern bewusst wahrzunehmen (Kapitel 5, Seite 82). Wahrscheinlich werden Sie überrascht sein, wie beruhigend das wirkt.

Wer diesen Meditationsstil tiefgehender erkunden möchte, erfährt auf dhamma.org mehr darüber und bucht vielleicht sogar ein zehntägiges Einführungsseminar. Für mich war die Erfahrung von unschätzbarem Wert, die ich nur jedem empfehlen kann, der die Winkel des unterbewussten Betriebssystems (sprich: des Geistes) erkunden möchte.

Hausaufgabe für mehr Ausrichtung

Legen Sie jeden Tag eine Zeit fest, in der Sie einige Minuten lang eine der Übungen aus diesem Kapitel ausführen. Denken Sie daran, dass wahre Achtsamkeit mehr ist als Weihrauch und Meditationskissen. Beziehen Sie ab jetzt Achtsamkeit in Ihre Bewegungen, in Ihr Leben ein. Achten Sie auf die Beschaffenheit des Bodens unter Ihren Füßen, auf die Luft auf Ihrer Haut und auf die Frequenz Ihrer Schritte. Wo Sie schon dabei sind, können Sie auch gleich die Augenfarbe jedes Menschen, mit dem Sie im Laufe des Tages zu tun haben, aktiv zur Kenntnis nehmen. Sie werden auf einige schöne Augen stoßen; genießen Sie den Anblick.

Schlussbemerkung

»Entweder man macht einen Schritt vorwärts ins Wachstum oder einen Schritt rückwärts in die Sicherheit.«
Abraham Maslow

Wir haben es geschafft! Mit diesem Buch möchte ich leicht zugängliche Praktiken vorstellen, mit denen Sie optimale Bewegung nahtlos in alle Aspekte des täglichen Lebens integrieren. So tun Sie etwas für Ihr Aussehen und Ihr Wohlbefinden, ohne dafür auf monotones Training angewiesen zu sein – in Ihrem ganzen Leben bieten sich überall Möglichkeiten, flexibler, stärker und selbstbewusster zu werden. Alles, von der äußeren Umgebung bis zu den inneren Gedanken und Empfindungen, beeinflusst die Art und Weise, wie Sie sich in der Welt bewegen. Die beschriebenen Prinzipien sind wie Werkzeuge, mit denen Sie in jeder beliebigen Situation Ihr gesamtes Selbst durchdringen können.

Wie es jetzt weitergeht? Ich wünsche mir, dass Sie im kommenden Monat (und hoffentlich für den Rest Ihres Lebens) die in den vorangegangenen Kapiteln beschriebenen Prinzipien aktiv in Ihr tägliches Leben einbringen, bis sie zu tief verwurzelten Gewohnheiten werden und Ihr gesamter Alltag voller Wachstumschancen ist.

Der Schlüssel zur Selbstausrichtung

Die Sinne gebrauchen

Die Sinne sind ein entscheidender Aspekt der körperliche Fitness. Nutzen Sie die Techniken, die Sie in Teil 4 ab Seite 231 gelernt haben, um durch Seh-, Hör-, Tastsinn und Achtsamkeit die Kontrolle über Ihren geistigen und körperlichen Zustand zu erlangen.

Die eigene Umgebung gestalten

Die Umgebung prägt Ihr Bewusstsein und Ihren Körper. Nehmen Sie sich für diesen Monat fest vor, Ihr Zuhause, Ihr Büro, Ihre Reisegewohnheiten und Ihre Kleidung zu überprüfen, und überlegen Sie, ob diese Dinge der Idealvorstellung Ihres zukünftigen Ichs entsprechen. Falls Ihre Umgebung Ihren Körper in eine suboptimale Position bringt, sollten Sie dringend für bessere Ausrichtung sorgen!

Fünf Bewegungsprinzipien für den Alltag

Jede der in Teil 2 erwähnten fünf Alltagsbewegungen kann Ihnen kurzfristig mehr Kraft und Leichtigkeit im Lebensalltag verschaffen und langfristig körperliche Autonomie ermöglichen, die bis ans Ende Ihrer Tage reicht. Wie ich in Kapitel 4 schon sagte, muss niemand, der sich an die fünf Prinzipien hält, im Alter den Schreckmoment des »Ich bin hingefallen und komme nicht mehr hoch!« durchmachen! In diesem Monat sollten Sie Folgendes beachten:

- Verbringen Sie jeden Tag insgesamt mindestens 30 Minuten auf dem Boden (mit dem Tag #floorculture können Sie Ihre Erfahrungen mit der Align Community teilen).
- Verbringen Sie jeden Tag insgesamt 90 Sekunden bis drei Minuten an den Armen hängend.
- Beugen Sie sich bei häuslichen und beruflichen Tätigkeiten so oft wie möglich aus der Hüfte heraus.
- Atmen Sie tagsüber und nachts fast nur durch die Nase.
- Nutzen Sie jede Ausrede, um spazieren zu gehen (parken Sie weiter von Ihrem Ziel entfernt, verbringen Sie Arbeitspausen draußen, halten Sie Besprechungen im Gehen ab, telefonieren Sie an der frischen Luft und so weiter) und spazieren Sie bewusst, sodass es eine Meditation im Gehen wird.

Abschließende Gedanken

Vielleicht ist das wichtigste Element einer gesunden Bewegungsweise, dass man sich bewusst macht, warum man sich überhaupt bewegt – und doch wird dies allzu oft übersehen. Die weisen Schöpfer der reichen japanischen Sprache haben sich dafür einen passenden Begriff ausgedacht: *ikigai*. Eine Übersetzung wäre: »Sinn des Daseins«. Wenn man kein gutes Ikigai hat, erscheinen Farben weniger farbig, Aromen weniger aromatisch, Beziehungen weniger bedeutsam und Haltung weniger aufrecht. Erfüllen Sie Ihr Leben mit Sinn, indem Sie anderen mehr dienen, ohne Gegenleistung zu erwarten. Sie werden eine Haltungsänderung erleben, die keine Faszienrolle je bewirken könnte.

Denken Sie daran: Es gibt keine Pause in der persönlichen Entwicklung und Sie müssen nicht darauf warten, dass sich ein Yogakurs oder ein Fitnessstudio um Ihre Fitness kümmert. Sie befinden sich ständig im Umbau, jederzeit und überall. Dieses Buch können Sie als Wegbeschreibung verwenden, die Sie zurück in einen ausgeglichenen Zustand führt. Der ultimative Schritt hin zu wahrer Ausrichtung, wahrem Alignment, besteht dann darin, die Regeln wegzulassen und in die eigene, naturgegebene Seinsweise einzutreten. Ihre ideale Haltung im Sitzen, Stehen, Liegen, Gehen und Atmen finden Sie nur, wenn Sie nicht mehr auf das »perfekte« Ergebnis achten, sondern endlich darauf, was Ihr Körper immer schon gewusst hat.

Das letzte Wort überlasse ich Dr. Andrew Taylor Still, dem Begründer der Osteopathie: »Harmonie kann nur dort sein, wo keine Blockaden bestehen.« Geben Sie sich jeden Tag die Chance, alles das aufzugeben, was Ihre Fähigkeit einschränkt, Liebe zu geben und zu empfangen. Unsere Zeit in diesem Körper ist viel zu kurz, um sie mit verschlossenem Herzen zu vergeuden. Wenn Ihre Prioritäten stimmen, werden Sie sich gut durchs Leben *bewegen*.

Es war mir eine Freude und Ehre, Ihnen meine gesammelten Ideen mitzuteilen. Danke, dass Sie die Reise mitgemacht haben.

Dank

Ermöglicht wurde dieses Buch durch großartige Unterstützung von allen Seiten. Dazu gehören die unzähligen Stunden, die Phil White mit Recherche, Überarbeiten, Schreiben und Aufmuntern verbrachte. Ich bin auch meinen Agentinnen Jaidree Braddix und Celeste Fine zu Dank verpflichtet, da sie von Anfang an an dieses Projekt geglaubt haben. Meine Lektorin Leah Miller hat die Aussage jedes einzelnen Absatzes klarer herausgearbeitet und Kelly Starrett war so freundlich, das Geleitwort mit seiner Weisheit zu versehen. Ein großes Dankeschön geht an Michael Breus, Patrick McKeown, Wednesday Martin, Ryan Glatt, Jill Miller, Brian Mackenzie und einige andere, die den Inhalt großzügig durchgesehen und hilfreiche Rückmeldungen gegeben haben. Schließlich möchte ich dieses Buch meinen Eltern widmen, die mir beibrachten, dass das Leben ein Geschenk ist.

Über den Autor

Aaron Alexander ist Manualtherapeut, Movement Coach und Begründer der *Align Method™*, eines ganzheitlichen Ansatzes, der funktionelle Bewegung mit der Selbstbehandlung von Schmerzen vereint. Damit hat er bereits Tausenden Menschen geholfen, darunter Profisportlern und Hollywoodstars. Für seinen Align Podcast hat er über 300 Ärzte, Wissenschaftler und Coaches interviewt.

Quellenverzeichnis

Finden Sie Ihr digitales Workbook auf thealignmethod.com. Dort sehen Sie, wie ich die Empfehlungen in diesem Buch in meinen eigenen Alltag implementiere und Sie diese so verändern können, dass Sie Ihre eigenen Ziele erreichen.

KAPITEL 1

1 Brunol, Pablo et al.: »Body Posture Effects on Self-Evaluation: A Self-Validation Approach.« *European Journal of Social Psychology* (August 2009), online abrufbar unter onlinelibrary.wiley.com/doi/abs/10.1002/ejsp.607

2 Owens Viani, Lisa: »Good Posture Is Important for Physical and Mental Health.« *SF State News* (Dezember 2017), online abrufbar unter news.sfsu.edu/news-story/good-posture-important-physical-and-mental-health

3 Van der Kolk, Bessel: »The Body Keeps the Score.« New York: Penguin (2015): S. 112

4 Levine, Peter: »Waking the Tiger.« Berkeley, CA: North Atlantic Books (1997): S. 95

5 National Coffee Association: »The Economic Impact of the Coffee Industry«, online abrufbar unter www.ncausa.org/Industry-Resources/Economic-Impact

6 Carney, Dana R., Cuddy, Amy, Nap, A. J.: »Power Posing: Brief Nonverbal Displays Affect Neuroendocrine Levels and Risk Tolerance.« *Psychological Science* (September 2010), online abrufbar unter www.people.hbs.edu/acuddy/in%20press,%20carney,%20cuddy,%20&%20yap,%20psych%20science.pdf

7 Cuddy, Amy: »Your Body Language May Shape Who You Are.« *TED Talks*, online abrufbar unter www.ted.com/talks/amy_cuddy_your_body_language_shapes_who_you_are?language=en

8 Simmons, Joseph P., Simonsohn, Uri: »Power Posing: P-curving the Evidence.« *Psychological Science* (2017), 28 (5): S. 687–693, online abrufbar unter journals.sagepub.com/doi/abs/10.1177/0956797616658563?journalCode=pssa

9 Cuddy, Amy J.C., Schultz, S. Jack, Fosse, Nathan E.: »P-Curving a More Comprehensive Body of Research on Postural Feedback Reveals Clear Evidential Value for Power-Posing Effects: Reply to Simmons and Simonsohn.« (2017). *Psychological Science*, 1029 (4): S. 656–666, online abrufbar unter journals.sagepub.com/eprint/CzbNAn7Ch6ZZirK9yMGH/full

10 Thompson, Jeff: »Is Nonverbal Communication a Numbers Game?« *Psychology Today* (September 2011), online abrufbar unter www.psychologytoday.com/us/blog/beyond-words/201109/is-nonverbal-communication-numbers-game

11 Mehrabian, Albert: »Nonverbal Communication.« Piscataway, NJ (1972): S. 108

12 Hustmyre, Chuck, Dixit, Jay: »Marked for Mayhem.« *Psychology Today* (Januar 2009), online abrufbar unter www.psychologytoday.com/us/articles/200901/marked-mayhem

13 Ekman, Paul: »Are There Universal Facial Expressions?«, online abrufbar unter www.paulekman.com/resources/universal-facial-expressions

14 Hennenlotter, Andreas et al.: »The Link Between Facial Feedback and Neural Activity within Central Circuits of Emotion – New Insights from Botulinum Toxin-Induced Denervation of Frown Muscles.« *Cerebral Cortex* 19: 3 (2009): S. 537–542, online abrufbar unter doi.org/10.1093/cercor/bhn104

15 Ebd.

16 Larsen, R. J.: »Facilitating the Furrowed Brow: An Unobtrusive Test of the Facial Feedback Hypothesis Applied to Unpleasant Affect.« *Cognition and Emotion* 6 (5) (September 1992): S. 321–333, online abrufbar unter www.ncbi.nlm.nih.gov/pubmed/29022461

KAPITEL 2

17 Byrne, Richard W.: »The What as Well as the Why of Animal Fun.« *Current Biology* (Januar 2015), online abrufbar unter www.cell.com/current-biology/comments/S0960-9822(14)01123-3

18 »Less-Structured Time in Children's Daily Lives Predicts Self-Directed Executive Functioning.« *Frontiers in Psychology* (Juni 2014), online abrufbar unter www.frontiersin.org/articles/10.3389/fpsyg.2014.00593/full

19 Panksepp, Jaak et al.: »A Novel NMDA Receptor Glycine-site Partial Agonist, GLYX-13, Has Therapeutic Potential for the Treatment of Autism.« *Neuroscience & Biobehavioral Reviews* (2011), online abrufbar unter doi.org/10.1016/j.neubiorev.2011.06.006

20 Brown, Stuart: »Play: How it Shapes the Brain, Opens the Imagination, and Invigorates the Soul.« New York: Avery (2009): S. 41

21 Bronikowska, M. et al.: »You Think You Are Too Old to Play? Playing Games and Aging.« *Human Movement*, online abrufbar unter www.degruyter.com/downloadpdf/j/humo.2011.12.issue-1/v10038-010-0 030-2/v10038-010-0030-2.pdf

22 Hohlbein, Patricia J.: »The Power of Play in Developing Emotional Intelligence Impacting Leadership Success: A Study of the Leadership Team in a Midwest Private, Liberal Arts University.« Pepperdine University (Juni 2015), online abrufbar unter search.proquest.com/openview/792ae392ff6d43e60b0914c3ad539f2f/1?pq-origsite=gscholar&cbl=18750&diss=y. Hibbs, Janet B., Anthony Rostain: »Why 90 Percent of Generation Z Says They're Stressed Out.« *Psychology Today* (Dezember 2018), online abrufbar unter www.psychologytoday.com/us/blog/the-stressed-years-their-lives/201812/why-90-percent-generation-z-says-theyre-stressed-out

23 Magnusson, Cale D., Barnett, Lynn A.: »The Playful Advantage: How Playfulness Enhances Coping with Stress.« *Leisure Sciences* (März 2013), online abrufbar unter www.tandfonline.com/doi/abs/10.1080/01490400.2013.761905?journalCode=ulsc20

24 Ebd.

25 Porges, Stephen: »Play as a Neural Exercise: Insights into Polyvagal Theory.« The Power of Play for Mind-Brain Health, *Mindgains.org*, online abrufbar unter mindgains.org/bonus/GAINS-The-Power-of-Play-for-Mind-Brain-Health.pdf

KAPITEL 3

26 Schleip R. et al.: »Active Fascial Contractility: Fascia May Be Able to Contract in a Smooth Muscle-Like Manner and Thereby Influence Musculoskeletal Dynamics.« *Medical Hypothesis* (2005), online abrufbar unter www.ncbi.nlm.nih.gov/pubmed/15922099

27 Langevin, H.M. et al.: »Mechanical Signaling Through Connective Tissue: A Mechanism for the Therapeutic Effect of Acupuncture.« *FASEB Journal* (Oktober 2001), online abrufbar unter www.ncbi.nlm.nih.gov/pubmed/11641255

28 Still, Andrew: »Philosophy of Osteopathy« (veröffentlicht bei lulu.com, 2018): S. 18

29 Khalsa, Sahib S. et al.: »Interoception and Mental Health: A Roadmap.« *Biological Psychiatry. Cognitive Neuroscience and Neuroimaging* (Juni 2018), online abrufbar unter www.ncbi.nlm.nih.gov/pmc/articles/PMC6054486/

30 Clark, Brian C. et al.: »The Power of the Mind: The Cortex as a Critical Determinant of Muscle Strength/Weakness.« *Journal of Neurophysiology* (Dezember 2014), online abrufbar unter www.physiology.org/doi/full/10.1152/jn.00386.2014

31 Miller, Kai J. et al.: »Cortical Activity During Motor Execution, Motor Imagery, and Imagery-Based Online Feedback.« *PNAS* (März 2010), online abrufbar unter www.pnas.org/content/107/9/4430. Ranganathan, Vinoth K. et al.: »From Mental Power to Muscle Power – Gaining Strength by Using the Mind.« *Neuropsychologia* (2004), online abrufbar unter www.sciencedirect.com/science/article/pii/S0028393203003257

KAPITEL 4

32 Barbosa, Leonardo, de Brito, Barreto et al.: »Ability to Sit and Rise from the Floor as a Predictor of All-Cause Mortality.« *Preventive Cardiology* (2012), online abrufbar unter geriatrictoolkit.missouri.edu/srff/deBrito-Floor-Rise-Mortality-2012.pdf

33 »Falls Prevention Facts.« *National Council on Aging*, online abrufbar unter www.ncoa.org/news/resources-for-reporters/get-the-facts/falls-prevention-facts/

34 Beach, Phillip: »Muscles and Meridians.« London: Churchill Livingstone (2010): S. 134

35 Xi, Wang et al.: »Material Approaches to Active Tissue Dynamics.« *Nature* (Dezember 2018), online abrufbar unter www.nature.com/articles/s41578-018-0066-z

36 Woolf, A.D., Pfleger, B.: »Burden of Major Musculoskeletal Conditions.« *Bulletin of the World Health Organization* (2003), online abrufbar unter www.ncbi.nlm.nih.gov/pubmed/14710506.

37 Lutherbibel (2017), online abrufbar unter www.bibleserver.com/LUT/Lukas6

38 »The Cost of Arthritis in US Adults.« *CDC*, online abrufbar unter www.cdc.gov/arthritis/data_statistics/cost.htm

39 Shea, Christopher: »Mindful Exercise«, *New York Times*, Dezember 2007, www.nytimes.com/2007/12/09/magazine/09mindfulexercise.html

KAPITEL 5

40 Levine, James A.: »The ›NEAT Defect‹ in Human Obesity: The Role of Nonexercise Activity Thermogenesis.« *Endocrinology Update* (2007), online abrufbar unter www.mayoclinic.org/documents/mc5810-0307-pdf/doc-20079082

41 Colten, H. R., Altevogt, B. M.: »Sleep Disorders and Sleep Deprivation: An Unmet Public Health Problem.« *Institute of Medicine (US) Committee on Sleep Medicine and Research* (2006), online abrufbar unter www.ncbi.nlm.nih.gov/pubmed/20669438

42 Seppälä, Emma M., Nitschke, Jack B., Tudorascu, Dana L. et al.: »Breathing-Based Meditation Decreases Posttraumatic Stress Disorder Symptoms in U.S. Military Veterans: A Randomized Controlled Longitudinal Study.« *Journal of Traumatic Stress* (2014), online abrufbar unter onlinelibrary.wiley.com/doi/full/10.1002/jts.21936

43 Lin, I. M. et al.: »Breathing at a Rate of 5.5 Breaths per Minute with Equal Inhalation-to-Exhalation Ratio Increases Heart Rate Variability.« *International Journal of Psychophysiology* (März 2014), online abrufbar unter www.ncbi.nlm.nih.gov/pubmed/24380741

44 Kahn, Sandra, Erlich, Robert R.: »Jaws: The Story of a Hidden Epidemic.« Palo Alto, CA: Stanford University Press (2018): S. 6

45 Hutchinson, Alex: »Endure.« New York: William Morrow (2017): S. 121–122

KAPITEL 6

46 Key, J.: »The Core: Understanding it, And Retraining Its Dysfunction.« *Journal of Bodywork & Movement Therapies* (2013), online abrufbar unter dx.doi.org/10.1016/j.jbmt.2013.03.012

47 Ueshiba, Morihei:»The Art of Peace.« Boulder, CO: Shambala (2007): S. 35

48 Gokhale, Esther: »8 Steps to a Pain-Free Back: Natural Posture.« Pendo Press (2008): S. 21. »Deutsche Ausgabe: Nie wieder Rückenschmerzen. Dauerhafte Besserung in 8 Schritten.«, München: riva Verlag, 2013

49 Hansraj, K. K.: »Assessment of Stresses in the Cervical Spine Caused by Posture and Position of the Head.« *Surgical Technology International*, online abrufbar unter www.ncbi.nlm.nih.gov/pubmed/25393825

50 Kingdon, Jonathan: »Lowly Origin: Where, When, and Why Our Ancestors First Stood Up.« Princeton, NJ: Princeton University Press (2003): S. 19

51 Starrett, Dr. Kelly, Cordoza, Glen: »Becoming a Supple Leopard.« 2. Auflage. Las Vegas: Victory Belt (2015): S. 15. Deutsche Ausgabe: »Werde ein geschmeidiger Leopard«, 3. Auflage, München: riva Verlag (2015)

KAPITEL 7

52 McGill, Stuart: »Hip Anatomy.« *OTP Books*, online abrufbar unter www.otpbooks.com/stuart-mcgill-hip-anatomy/

53 Gray, Richard: »The Real Reasons Why We Walk on Two Legs, and Not Four.« *BBC* (Dezember 2016), online abrufbar unter www.bbc.com/earth/story/20161209-the-real-reasons-why-we-walk-on-two-legs-and-not-four

54 Parry, Wynne: »Exaptation: How Evolution Uses What's Available.« *Live Science* (September 2013), online abrufbar unter www.livescience.com/39688-exaptation.html. Richmond, Brian G. et al.: »Origin of Human Bipedalism: The Knuckle Walking Hypothesis Revisited.« *Yearbook of Physical Anthropology* (2001), online abrufbar unter users.clas.ufl.edu/krigbaum/proseminar/richmond_etal_2001_ypa.pdf

55 Jurmain, Robert et al.: »Essentials of Physical Anthropology«, 7. Auflage. Boston: Cengage Learning (2008): S. 109

56 Kirsch, John: »Shoulder Pain?« Morgan, NC: Bookstand Publishing (2013): S. 6–7

57 Killgrove, Kristina: »Brawny Bones Reveal Medieval Hungarian Warriors Were Accomplished Archers.« *Forbes* (September 2015), online abrufbar unter www.forbes.com/sites/kristinakillgrove/2015/09/30/brawny-bones-reveal-10th-century-hungarian-warriors-were-accomplished-archers/#10f1c4a35f71

58 Gribbin, John, Cherfas, Jeremy: »The First Chimpanzee.« 2. Auflage. New York: Penguin Science, (2001): S. 10

59 McClean, Irwin, W. H.: »Genetic Disorders of Palm Skin and Nail.« *Journal of Anatomy* (2003), online abrufbar unter www.ncbi.nlm.nih.gov/pmc/articles/PMC1571049/

60 LeWine, Howard: »Grip Strength May Provide Clues to Heart Health.« *Harvard Health Publishing* (Mai 2015), online abrufbar unter www.health.harvard.edu/blog/g rip-strength-may-provide-clues-to-heart-health-201505198022

61 Fain, E., Weatherford, C.: »Comparative Study of Millennials' (Age 20–34 Years) Grip and Lateral Pinch with the Norms.« *Journal of Hand Therapy*, online abrufbar unter www.ncbi.nlm.nih.gov/pubmed/26869476

62 Yusuf, Salim, Teo, Koon: »PURE – Prospective Urban and Rural Epidemiological Study.« CoHeart, online abrufbar unter www.coheart.ca/projects/pure

63 »Chronic Low Back Pain on the Rise: UNC Study Finds ›Alarming Increase‹ in Prevalence.« 2009, *UNC School of Medicine*, online abrufbar unter www.med.unc.edu/www/newsarchive/2009/februar/chronic-low-back-pain-on-the-r ise-unc-study-finds-alarming-increase-in-prevalence

KAPITEL 8

64 Cook, Gray: »Hitting Save on a Movement Document.« *Functional Movement* (24. September 2015), online abrufbar unter www.functionalmovement.com/articles/FMS%20Video%20Series/640/hitting_save_on_a_movement_document65

65 Buettner, Dan: »The Blue Zones: 9 Lessons for Living Longer from the People Who've Lived the Longest«, 2. Auflage. New York: National Geographic (2012): S. 63

66 Simon, Stacy: »Study: Even a Little Daily Walking May Help You Live Longer.« *American Cancer Society* (19. Oktober 2017) online abrufbar unter www.cancer.org/latest-news/study-even-a-little-walking-may-help-you-live-longer.html

67 Stanford, Craig: »Upright.« Boston: Houghton Mifflin (2003), S. 19

68 Ebd., S. 166–170

69 Shadwick, Robert E.: »Elastic Energy Storage in Tendons: Mechanical Differences Related to Function and Age.« *Journal of Applied Physiology* (1995), online abrufbar unter pdfs.semanticscholar.org/9cb2/fe7d04a2fafe5c550f5845c37eb43fe89e8f.pdf (page 1033)

70 Levy, Steven: »One More Thing: Inside Apple's Insanely Great (Or Just Insane) New Mothership.« *Wired* (16. Mai 2017), online abrufbar unter www.wired.com/2017/05/apple-park-new-silicon-valley-campus

71 Frith, E. Sng, E., Loprinzi. P. D.: »Temporal Effects of Acute Walking Exercise on Learning and Memory Function.« *American Journal of Health Promotion* (September 2018), online abrufbar unter www.ncbi.nlm.nih.gov/pubmed/29284283

72 Erickson, Kirk I. et al.: »Exercise Training Increases Size of Hippocampus and Improves Memory.« *Proceedings of the National Academy of Sciences* 108 (7): S. 3017–3022, online abrufbar unter www.pnas.org/content/early/2011/01/25/1015950108

73 Yappa, Michael A.: »Hippocampus.« *Encyclopedia Britannica*, online abrufbar unter www.britannica.com/science/hippocampus

74 Oppezzo, Marily, Schwartz, Daniel L.: »Give Your Ideas Some Legs: The Positive Effect of Walking on Creative Thinking.« *Journal of Experimental Psychology: Learning, Memory, and Cognition* (2014), online abrufbar unter www.apa.org/pubs/journals/releases/xlm-a0036577.pdf

75 Godman, Heidi: »Regular Exercise Changes the Brain to Improve Memory, Thinking Skills.« *Harvard Health* (9. April 2014), online abrufbar unter www.health.harvard.edu/blog/regular-exercise-changes-brain-improve-memory-thinking-skills-201404097110

76 Hillman, C. H.: »The Effect of Acute Treadmill Walking on Cognitive Control and Academic Achievement in Preadolescent Children.« *Neuroscience* (März 2010), online abrufbar unter www.ncbi.nlm.nih.gov/pmc/articles/PMC2667807/

77 Weiss, Eben: »The Art of Wayfinding.« *Outside* (4. April 2018), online abrufbar unter www.outsideonline.com/2294891/art-wayfinding

78 Edwards, Lin: »Study Suggests Reliance on GPS May Reduce Hippocampus Function as We Age.« *Medical Xpress* (November 2010), online abrufbar unter medicalxpress.com/news/2010-11-reliance-gps-hippocampus-function-age.html

79 Dobbs, David: »Are GPS Apps Messing with Our Brains?« *Mother Jones* (November 2016), online abrufbar unter www.motherjones.com/media/2016/11/gps-brain-function-memory-navigation-maps-apps

80 Bowman, Katy: »13 Ways to Make Your Walk More Nutritious.« *Nutritious Movement*, online abrufbar unter www.nutritiousmovement.com/13-ways-to-make-your-walk-more-nutritious/

81 Beach, Phillip: »Muscles and Meridians.« London: Churchill Livingstone (2010): S. 145

82 Beddhu, S. et al.: »Light-Intensity Physical Activities and Mortality in the United States General Population and CKD Subpopulation.« *Clinical Journal of the American Society of Nephrology* (Juli 2015), online abrufbar unter www.ncbi.nlm.nih.gov/pubmed/25931456

83 »Physical Activity, Any Type or Amount, Cuts Health Risk from Sitting.« *Science Daily* (Januar 2019), online abrufbar unter www.sciencedaily.com/releases/2019/01/190114170601.htm

KAPITEL 9

84 Flensmark, J.: »Is There an Association Between the Use of Heeled Footwear and Schizophrenia?« *Medical Hypothesis* (2001), online abrufbar unter www.ncbi.nlm.nih.gov/pubmed/15325026

KAPITEL 10

85 Abbot, Alison: »City Living Marks the Brain.« *Nature* (Juni 2011), online abrufbar unter www.nature.com/news/2011/110622/full/474429a.html.

86 »How Does the Brain's Spatial Map Change When We Change the Shape of the Room?« *University College London* (März 2018), online abrufbar unter www.ucl.ac.uk/swc/sainsbury-wt-news-pub/how-d oes-the-brains-spatial-map-change-when-we-change-the-shape-of-the-room

87 Gander, Kashmira: »How Architecture Uses Space, Light, and Material to Affect Your Mood.« *The Independent* (April 2016), online abrufbar unter www.independent.co.uk/l ife-style/design/how-architecture-uses-space-light-and-material-to-affect-your-mood-american-institute-architects-a6985986.html

88 Brooks, Amber, Lack, Leon: »A Brief Afternoon Nap Following Nocturnal Sleep Restriction: Which Nap Duration is Most Recuperative?« *Sleep* (Juni 2006), online abrufbar unter academic.oup.com/sleep?pid=26564. Nguyen, Linh: »Science Says This Is Exactly How to Nap to Be at Your Best.« *Forbes* (Juni 2016), online abrufbar unter www.forbes.com/sites/quora/2016/06/24/science-says-this-is-exactly-how-to-nap-to-be-at-your-best/#602ff 7e677de

89 Mednick, Sara: »Take a Nap! Change Your Life.« New York: Workman (2006): S. 139

KAPITEL 11

90 »American Time Use Survey.« US Department of Labor, online abrufbar unter www.bls.gov/tus/charts.htm

91 Davis, Matthew A.: »Where the United States Spends Its Spine Dollars: Expenditures on Different Ambulatory Services for the Management of Back and Neck Conditions.« *Spine* (September 2013), online abrufbar unter www.ncbi.nlm.nih.gov/pmc/articles/PMC3423501/

92 Ulrich, Robert: »View through a Window May Influence Recovery from Surgery.« *Science* (1984), online abrufbar unter science.sciencemag.org/content/224/4647/420

93 Slepian, M. L., Ambady, N.: »Fluid movement and creativity.« *Journal of Experimental Psychology: General*, November 2012. Abgerufen von www.ncbi.nlm.nih.gov/pubmed/22352395

94 Bryant, Keith: »Rounded Corners and Why They Are Here to Stay.« *Design Modo*, online abrufbar unter designmodo.com/rounded-corners/

95 Wallace, Jennifer: »Why It's Good for Grown-Ups to Go Play.« Washington Post (20. Mai 2017), online abrufbar unter www.washingtonpost.com/national/health-science/why-its-good-for-grown-ups-to-go-play/2017/05/19/99810292-fd1f-11e6-8ebe-6e0dbe4f2bca_story.html?noredirect=on&utm_term=.3f4807948e65

96 Cogoli, A.: »Changes Observed in Lymphocyte Behavior During Gravitational Unloading.« *ASGSB Bulletin* (Juli 1991), online abrufbar unter www.ncbi.nlm.nih.gov/pubmed/11537173

KAPITEL 12

97 »Americans Spend an Average of 17,600 Minutes Driving Each Year.« *AAA* (September 2016), online abrufbar unter newsroom.aaa.com/2016/09/americans-spend-average-17600-minutes-driving-year/

98 Hoehner, C. et al.: »Commuting Distance, Cardiorespiratory Fitness, and Metabolic Risk.« *American Journal of Preventative Medicine* (Juni 2012), online abrufbar unter www.ajpmonline.org/article/S0749–3797(12)00167-5/abstract

99 »Commuting and Personal Well-being, 2014.« *Office for National Statistics* (Februar 2014), online abrufbar unter www.researchgate.net/publication/271191327_Commuting_and_Personal_Well-being_2014

100 Babault, N. et al.: »Activation of Human Quadriceps Femoris During Isometric, Concentric, and Eccentric Contractions.« *Journal of Applied Physiology* (Dezember 2001), online abrufbar unter www.ncbi.nlm.nih.gov/pubmed/11717228

101 »An Ancient Medical Treasure at Your Fingertips.« online abrufbar unter wayback.archive-it.org/org-350/20180911192432/ www.nlm.nih.gov/news/turn_page_egyptian.html

102 »Data and Statistics on Venous Thromboembolism.« *CDC*, online abrufbar unter www.cdc.gov/ncbddd/dvt/data.html

KAPITEL 13

103 »A Brief History of Salt.« *Time* (März 1982), online abrufbar unter content.time.com/time/magazine/article/0,9171,925341,00.html

104 Laffer, Cheryl L.: »Is Sodium Restriction Important to Hypertension?« *Medscape* (Januar 2019), online abrufbar unter www.medscape.com/viewarticle/480719_2

105 Sherman, H. C., Gettler, A. O.: »The Balance of Acid Forming and Base Forming Elements in Foods, and Its Relation to Ammonia Metabolism.« *Journal of Biological Chemistr* (1912), online abrufbar unter www.jbc.org/content/11/4/323.full.pdf

106 Cafone, Joseph: »Disruption to the Circadian Rhythm Can Cause Weight Gain, Study Says.« *ABC News* (April 2018), online abrufbar unter abcnews.go.com/Health/d isruption-circadian-rhythm-weight-gain-study/story?id=54202080

107 Emmons, Robert, McCullough, Michael: »Counting Blessings Versus Burdens: An Experimental Investigation of Gratitude and Subjective Well-Being in Daily Life.« *Journal of Personality and Social Psychology* (2003), online abrufbar unter greatergood.berkeley.edu/images/application_uploads/Emmons-CountingBlessings.pdf

108 McCraty, Rollin: »The Appreciative Heart: The Psychophysiology of Appreciation« (Januar 2002), online abrufbar unter www.researchgate.net/publication/232478613_The_Appreciative_Heart_The_Psychophysiology_of_Appreciation

109 C. L. Flinchbaugh, et al.: »Student well-being interventions: The effects of stress management techniques and gratitude journaling in the management education classroom.« *Journal of Management Education* (2012), online abrufbar unter journals.sagepub.com/doi/abs/10.1177/1052562911430062

110 Krpan, K. M. et al.: »An everyday activity as a treatment for depression: the benefits of expressive writing for people diagnosed with major depressive disorder.« *Journal of Affective Disorders* 150 (3) (2013): S. 1148–1151, online abrufbar unter www.ncbi.nlm.nih.gov/pubmed/23790815

111 Emmons, Robert, McCullough, Michael: »Counting Blessings Versus Burdens: An Experimental Investigation of Gratitude and Subjective Well-Being in Daily Life.« *Journal of Personality and Social Psychology* (2003), online abrufbar unter greatergood.berkeley.edu/images/application_uploads/Emmons-CountingBlessings.pdf

112 Shevchuk, N. A.: »Adapted Cold Shower as a Potential Treatment for Depression.«*Medical Hypothesis* (2008), online abrufbar unter www.ncbi.nlm.nih.gov/pubmed/17993252

113 Moret, Chantal, Briley, Mike: »The Importance of Norepinephrine in Depression.« *Neuropsychiatric Disease* and Treatment (2011), online abrufbar unter www.ncbi.nlm.nih.gov/pmc/articles/PMC3131098/

KAPITEL 14

114 O'Connor, Anahad: »The Claim: Lying on Your Left Side Eases Heartburn.« *New York Times* (Oktober 2010), online abrufbar unter www.nytimes.com/2010/10/26/health/26really.html

115 Domonell, Kristen: »What Sleeping Position Is Best for You?« *CNN* (März 2017), online abrufbar unter www.cnn.com/2016/03/18/health/sleep-positions-good-bad/index.html

116 Lee, H. et al.: »The Effect of Body Posture on Brain Glymphatic Transport.« Journal of Neuroscience (August 2015), online abrufbar unter www.jneurosci.org/content/35/31/11034.short

117 Davidson, J. R. et al.: »Growth Hormone and Cortisol Secretion in Relation to Sleep and Wakefulness.« *Journal of Psychiatry and Neuroscience* (Juli 1991), online abrufbar unter www.ncbi.nlm.nih.gov/pmc/articles/PMC1188300/

118 Alexander, Saffron: »Why You Shouldn't Eat Late at Night, According to Science.« *The Telegraph* (Juni 2017), online abrufbar unter www.telegraph.co.uk/health-fitness/body/shouldnt-eat-late-night-according-science/

119 Crispim Aparecida, Cibele et al.: »Relationship between Food Intake and Sleep Pattern in Healthy Individuals.« *Journal of Clinical Sleep Medicine*, 2011, online abrufbar unter jcsm.aasm.org/viewabstract.aspx?pid=28375

120 Longo, Valter D., Panda, Satchidananda: »Fasting, circadian rhythms, and time restricted feeding in healthy lifespan.« *Cell Metabolism* (2017), online abrufbar unter www.ncbi.nlm.nih.gov/pubmed/27304506

121 Quaswari, S. O. et al.: »The effect of intermittent fasting during Ramadan on sleep, sleepiness, cognitive function, and circadian rhythm.« *Sleep & Breath* (2017), online abrufbar unter www.ncbi.nlm.nih.gov/pubmed/28190167

122 Cronin, Thomas: »Seeing Without Eyes.« *Scientific American* (August 2017), online abrufbar unter www.scientificamerican.com/article/seeing-without-eyes1/

123 Obayashi, Kenji et al.: »Bedroom Light Exposure at Night and the Incidence of Depressive Symptoms: A Longitudinal Study of the HEIJO-KYO Cohort.« *American Journal of Epidemiology* (Juli 2017), online abrufbar unter academic.oup.com/aje/article-abstract/187/3/427/4056592?redirectedFrom=fulltext

124 »Sleeping with artificial light at night associated with weight gain in women.« *National Institutes of Health* (Juni 2019), online abrufbar unter www.nih.gov/news-events/news-releases/sleeping-artificial-light-night-associated-weight-gain-women

KAPITEL 15

125 Medeiro, João: »Our Obsession with Phones Could Be Changing the Shape of Our Eyes.« *Wired*, online abrufbar unter www.wired.co.uk/article/eye-sight

126 Chokshi, Niraj: »Out of the Office: More People Are Working Remotely, Survey Finds.« *New York Times* (Februar 15, 2017

127 Mercola, Joseph: »How LED Lighting May Compromise Your Health« (Oktober 2013), online abrufbar unter articles.mercola.com/sites/articles/archive/2016/10/23/near-infrared-led-lighting.aspx

128 Huberman, Andrew: Instagram Posts zwischen 8. und 14. Februar 2019, online abrufbar unter www.instagram.com/hubermanlab/

129 Van der Berg, Magdalena M. H. E. et al.: »Modulation of Attentional Inhibition by Norepinephrine and Cortisol after Psychological Stress.« *International Journal of Environmental Research and Public Health*, Dezember 2015

130 Gopinath, Bamini et al.: »Influence of Physical Activity and Screen Time on the Retinal Microvasculature in Young Children.« *Arteriosclerosis, Thrombosis, and Vascular Biology* (Mai 2011), online abrufbar unter www.ahajournals.org/doi/full/10.1161/atvbaha.110.219451

131 Childs, Morgan: »A Week of Darkness, for Your Health.« *The Atlantic* (Juli 2018), online abrufbar unter www.theatlantic.com/health/archive/2018/07/darkness-therapy-czech-republic/564365/

132 Kjellgren, Anette, Westman, Jessica: »Beneficial Effects of Treatment with Sensory Isolation in Flotation-Tank as a Preventive Health-Care Intervention – A Randomized Controlled Pilot Trial.« *BMC Complementary and Alternative Medicine* (Oktober 2014), online abrufbar unter www.ncbi.nlm.nih.gov/pmc/articles/PMC4219027/

133 »Smartphone Use: Distracted Pedestrians Walk Slower and Are Less Steady on Their Feet.« *Science Daily* (Juli 2018), online abrufbar unter www.sciencedaily.com/releases/2018/07/180731125546.htm

134 Higuchi, Takahiro: »Visuomotor Control of Human Adaptive Locomotion: Understanding the Anticipatory Nature.« *Frontiers in Psychology* (2013), online abrufbar unter www.ncbi.nlm.nih.gov/pmc/articles/PMC3655271/

135 Johnson, Amanda: »Florence Williams Wants You to Get More Nature in Your Life.« *Standard-Examiner* (Oktober 2018), online abrufbar unter www.standard.net/enter tainment/arts/f lorence-williams-wants-you-to-get-more-nature-in-your/article_b85b416a-a8fd-5bae-992e-9242cd5028ba.html

136 Louv, Richard: »Vitamin N.« Chapel Hill, NC: Algonquin Books (2016): S. 27

KAPITEL 16

137 Connor, Steve: »Human Brain Has Dedicated Set of Nerve Cells That Respond Only to Sound of Music, Study Finds.« *The Independent*, online abrufbar unter www.independent.co.uk/news/science/human-brain-has-dedicated-set-of-nerve-cells-that-respond-only-to-sound-of-music-study-finds-a6780246.html

138 Kessler, R. C. et al.: »Posttraumatic stress disorder in the National Comorbidity Survey.« *Archives of General Psychiatry* (1995), online abrufbar unter www.ncbi.nlm.nih.gov/pubmed/7492257

139 Landis-Shack, Nora, Heinz, Adrienne J., Bonn-Miller, Marcel O.: »Music Therapy for Posttraumatic Stress in Adults: A Theoretical Review.« *Psychomusicology* (Dezember 2017), online abrufbar unter www.ncbi.nlm.nih.gov/pmc/articles/PMC5744879/

140 Thoma, Myriam V. et al.: »The Effect of Music on the Human Stress Response.« *PLoS One* (2013), online abrufbar unter www.ncbi.nlm.nih.gov/pmc/articles/PMC3734071/

141 Blood, A. J., Satorre, R. J.: »Intensely Pleasurable Responses to Music Correlate with Activity in Brain Regions Implicated in Reward and Emotion.« *Proceedings of the National Academy of Sciences* (September 2001), online abrufbar unter www.ncbi.nlm.nih.gov/pubmed/11573015/

142 Sorensen, Maria: »The Neurology of Music for Post-Traumatic-Stress Disorder Treatment: A Theoretical Approach for Social Work Implications.« St. Catherine University of St. Thomas (Februar 2015), online abrufbar unter sophia.stkate.edu/cgi/viewcontent.cgi?article=1526&context=msw_papers

143 Dana, Deb A.: »The Polyvagal Theory in Therapy.« New York: W.W. Norton (2018): S. 113

144 Keeler, J. R.: »The Neurochemistry and Social Flow of Singing: Bonding and Oxytocin.« *Frontiers of Human Neuroscience* (September 2015), online abrufbar unter www.ncbi.nlm.nih.gov/pmc/articles/PMC4585277/

145 Kaylani, Bangalore G. et al.: »Neurohemodynamic Correlates of ›OM‹ Chanting: A Pilot Functional Magnetic Resonance Imaging Study.« *International Journal of Yoga* (2011), online abrufbar unter www.ijoy.org.in/article.asp?issn=0973-6131;year=2011;volume=4;issue=1;spage=3;epage=6;aulast=Kalyani

146 Kuppusamy, Maheshkumar et al.: »Effects of Bhramari Pranayama on Health – A Systematic Review.« *Journal of Traditional and Complementary Medicine* (2017), online abrufbar unter www.ncbi.nlm.nih.gov/pmc/articles/PMC5755957

147 Jerath, R., Edry, J. W., Barnes, V. A., Jerath, V.: »Physiology of Long Pranayamic Breathing: Neural Respiratory Elements May Provide a Mechanism That Explains How Slow Deep Breathing Shifts the Autonomic Nervous System.« *Medical Hypotheses* (2006)

148 Ma, Xiao et al.: »The Effect of Diaphragmatic Breathing on Attention, Negative Affect and Stress in Healthy Adults.« *Frontiers in Psychology* (2017), online abrufbar unter www.ncbi.nlm.nih.gov/pmc/articles/PMC5455070/

149 Bergland, Christopher: »Why Do the Songs from Your Past Evoke Such Vivid Memories?« *Psychology Today* (Dezember 2013), online abrufbar unter www.psychologytoday.com/us/blog/the-athletes-way/201312/why-do-the-songs-your-past-evoke-such-vivid-memories

150 Müller, Viktor, Lindenberger, Ulman: »Cardiac and Respiratory Patterns Synchronize between Persons during Choir Singing.« *PLoS One* (September 2011), online abrufbar unter journals.plos.org/plosone/article?id=10.1371/journal.pone.0024893

151 Shakespeare, Tom, Whieldon, Alice: »Sing Your Heart Out: Community Singing as Part of Mental Health Recovery.« *Medical Humanities* (Dezember 2017), online abrufbar unter mh.bmj.com/content/44/3/153

152 Serlin, Ilene A.: »Dancing Away Dementia.« *Psychology Today* (November 2013), online abrufbar unter www.psychologytoday.com/us/blog/make-your-life-blessing/201311/dancing-away-dementia

153 Powers, Richard: »Use It or Lose It: Dancing Makes You Smarter, Longer.« *Stanford Dance*, online abrufbar unter socialdance.stanford.edu/syllabi/smarter.htm

154 Steinberg, H.: »Exercise Enhances Creativity Independently of Mood.« *British Journal of Sports Medicine* (1997), online abrufbar unter bjsm.bmj.com/content/bjsports/31/3/240.full.pdf

155 Sutta Nipata, online abrufbar unter www.palikanon.com/khuddaka/sn/sn_i03_75.htm

156 Nhat Hanh, Thich: »Silence.« New York: HarperOne (2015): S. 7

157 Hadhazy, Adam: »Why Does the Sound of Water Help You Sleep?« *Live Science* (Januar 2016), online abrufbar unter www.livescience.com/53403-why-sound-of-water-helps-you-sleep.html

KAPITEL 17

158 Field, T. et al.: »Preterm Infant Massage Therapy Research: A Review.« *Infant Behavioral Development* (April 2011), online abrufbar unter www.ncbi.nlm.nih.gov/pmc/articles/PMC2844909/

159 Montagu, A.: »Touching: The Human Significance of the Skin«, 3. Auflage. New York: Harper & Row Publishers (1986)

160 Goleman, Daniel: »The Experience of Touch: Research Points to a Critical Role.« *New York Times* (Februar 1998), online abrufbar unter www.nytimes.com/1988/02/02/science/the-experience-of-touch-research-points-to-a-critical-role.html

161 Hertenstein, Matthew J. et al.: »The Communication of Emotion via Touch.« *Emotion* (August 2009), online abrufbar unter www.ncbi.nlm.nih.gov/pubmed/19653781

162 Gazzola, Valeria: »Primary Somatosensory Cortex Discriminates Affective Significance in Social Touch.« *Proceedings of the National Academy of Sciences* (Juni 2012), online abrufbar unter www.ncbi.nlm.nih.gov/pmc/articles/PMC3382530/

163 Kraus, Michael, Keltner, Dacher: »Tactile Communication, Cooperation, and Performance: An Ethological Study of the NBA.« *Emotion* (Oktober 2010), online abrufbar unter www.researchgate.net/publication/47642304_Tactile_Communication_Cooperation_and_Performance_An_Ethological_Study_of_the_NBA

164 Sommers, E. et al.: »Providers of Complementary and Alternative Health Services in Boston Respond to September 11.« *American Journal of Public Health* (2002), online abrufbar unter www.ncbi.nlm.nih.gov/pmc/articles/PMC1447287/

165 McCafferty, Ian: »In Safe Hands: Massage & PTSD« (Mai 2016, *Massage Therapy Journal*, online abrufbar unter www.amtamassage.org/articles/3/MTJ/detail/3484/in-safe-hands-massage-ptsd

166 Ditzen, B. et al.: »Effects of Different Kinds of Couple Interaction on Cortisol and Heart Rate Responses to Stress in Women.« *Psychoneuroendocrinology* (2007)

KAPITEL 18

167 »Moving through Time: Thinking of the Past or Future Causes Us to Sway Backward or Forward.« *Science Daily* (Januar 2010), online abrufbar unter www.science daily.com/releases/2010/01/100121135859.htm

168 Giang, Vivian: »The Surprising and Powerful Links Between Posture and Mood.« *Fast Company* (Januar 2015), online abrufbar unter www.fastcompany.com/3041688/the-surprising-and-powerful-links-between-posture-and-mood

169 Pirsig, Robert M.: »Zen and the Art of Motorcycle Maintenance.« New York: HarperTorch (2006): S. 303

170 Lagnado, Lucette: »U.S. Probes Use of Antipsychotic Drugs on Children.« *Wall Street Journal* (August 2013), online abrufbar unter www.wsj.com/articles/us-probes-use-of-antipsychotic-drugs-on-children-1376275176

171 »New Survey Reveals Extent, Impact of Information Overload on Workers; From Boston to Beijing, Professionals Feel Overwhelmed, Demoralized.« *LexisNexis* (Oktober 2010), online abrufbar unter www.lexisnexis.com/en-us/about-us/media/press-release.page ?id=128751276114739

172 Sapolsky, Robert: »Why Zebras Don't Get Ulcers«, 3. Auflage. New York: Holt Paperbacks (2004): S. 16–17

173 Siegel, Daniel J.: »Aware«. New York: Tarcher Perigree (2018): S. 337–338

174 Yackle, Kevin et al.: »Breathing Control Center Neurons That Promote Arousal in Mice.« *Science* (März 2017), online abrufbar unter science.sciencemag.org/content/355/6332/1411

175 Park, Alice: »This Is the Fastest Way to Calm Down.« *Time* (März 2017), online abrufbar unter time.com/4718723/deep-breathing-meditation-calm-anxiety/

Register

90/90-Sitz 77

A

Achtsamkeit 247
- Dankbarkeit 183, 186
- Körperkontakt 242
- Selbstfürsorge 255
- Selbstwertschätzung 183
- Wertschätzung 186

Align Band 55
Alltagsbewegungen 64
- Unbequemlichkeit 162

Alter 15
- Blaue Zone 73
- Gedächtnisabbau 129
- hohes 73
- Knochendichte 165
- spielen 42

Anpassungsfähigkeit 37
Arbeit, körperliche 34
Arbeitsplatz/Büro
- gestalten 157
- spielen 163
- Tageslicht 211
- Trampolinspringen 164

Architektur
- Arbeitsplatz/Büro gestalten 157
- Zuhause gestalten 149, 192

Arthrose 71
Atem-Gangschaltung nach Wilson 87
Atemtechnik
- Energieschub 93
- Power-Atmung 93

Atemübung
- 4×4 21, 89
- abendliche 195
- Power-Atmung 93
- Start in den Tag 181

Atemzugvolumen 85
ätherische Öle 177
Atmung
- achtsame 256
- Bauchatmung 84
- Bewegung 91
- Energieschub 93
- hängen/hangeln 120
- ineffiziente 91
- Kieferfehlstellung 89
- Mundatmung 85
- Nasenatmung 83, 86
- Om singen 232
- Schlaf 88
- Zwerchfell 91

Aufmerksamkeit
- Meditation 258

Aufmerksamkeitslenkung 252
Augen 208
- Arbeitsplatz 160
- Bildschirmarbeit 214, 218
- Kurzsichtigkeit 209
- natürliches Licht 209
- Panoramablick 219
- Stress 212
- Tunnelblick 213
- Übungen 218, 221

Ausfallschritt 173
Autofahrt 167
- Pause 172
- Übungsfolge 180

B

Bandscheibe 97
Barfußlaufen 134
basische Nahrung 184
Bauchatmung 84
Behaarung 112
Berührung 239
Beweglichkeit
- Bodensitzen 65

Bewegung 40, 187
- Alltagsbewegungen 64, 75
- Atmung 91
- auf Reisen 167
- exzentrisch 169
- Flugreise 176
- Gehen 122
- isometrisch 169
- konzentrisch 169
- Lebensweise, alltägliche 74
- Lernen 46
- Makrobewegungen 74
- Mangel 49
- mentale Entwicklung 41
- mentales Training 59
- Mikrobewegungen 74
- Mikro-Bewegungen 136
- Tanzen 234

Bewegungsfreude 23
Bewegungsumfang 70
Bindegewebe 48, 51
Bodensitzen 65, 70
- arbeiten 165
- Ruhepositionen 76
- Schneidersitz 76
- spirituelle Aspekte 71
- Zuhause gestalten 151

Body Alignment
- Achtsamkeit 247
- Definition 15
- Haltung, innere 248
- Hilfsmittel, Geräte 53
- Körperhaltung 34

Bodybuilding 14
Body Oxygen Level Test 88

D

Dankbarkeit 183, 186
Darmmassage 31
Davis'sches Gesetz 50
Dehnung 30
- aktive 58
- Ausfallschritt 125
- fixierte 56
- passive 57
- Quadrizeps 126
- regelmäßige 72
- Schultergürtel 203
- Wirbelsäule 127, 203

Dehnungsreflex 56
Dekompression
- Bandscheiben 119
- Hand 161
- Kniegelenk 81
- Nacken 156
- Schultergürtel 114, 120, 155
- Wirbelkörper 119
- Wirbelsäule 112, 119

Denkgewohnheiten 186
Duchenne-Lächeln 26
Dunkeltherapie 215
Duschen, kalt 189

E

Ernährung
- Betthupferl 197
- Fasten 198

Erstarrung 37
exzentrisch 169

F

Fasten 198
Faszien 48, 51
Faszienrolle 55
Fehlhaltung 51
Fettleibigkeit 75
Fettverbrennung 73
Fitnessband 55
Fitnesstraining 74
Flow-Zustand 130
Flugreise 174
Fünf Alltagsbewegungen 35
Füße 104
- Anatomie 142
- Barfußlaufen 134
- Bewegungsfreiheit 144
- Fußgelenk mobilisieren 125
- Gleichgewichtssinn 133
- mobilisieren 137
- Rückenschmerzen 144
- Schuhe 140
- sensorische Nerven 135

G

Ganzheit 24
Gebäude
- Arbeitsplatz/Büro gestalten 157
- Zuhause gestalten 149, 192

Gedanken 186
Gehen 122
- Barfußlaufen 134
- Gehirnleistung 129
- Unebenheiten 133

Gelenkzentrierung 100
Geräte, Hilfsmittel 53
Geräusche 224
- heilende Klänge 226
- Meer 237
- Singen 228
- Summen 230

Gesichtsausdruck 26
Gesichtsfeedback 26
Gesichtsmuskulatur, Moblisierung 45
Gleichgewicht
- Ausrichtung 216
- körperliches 100

Gleichgewichtssinn 133
Grätschsitz 79
Griffkraft 118

H

Haltung
- Achtsamkeit 248
- Bildschirmarbeit 218
- Fehlhaltung 51
- innere 248

Hand, Dekompression 161
hängen/hangeln
- Kleiderkauf 146
- Schultergürtel 113
- Übungen 115
- Wirbelsäule 112

Hautkontakt 239
Hautschwielen 117
Hilfsmittel, Geräte 53
Hocke 104
- Kleidung, beengende 140
- tiefe 67
- Übungen 106

Hohlkreuz 23, 98, 107
Hormone 22
Hüftbeugung 96
Hüftdysplasie 109
Hüftgelenk
- Beweglichkeit 108
- femoro-acetabuläres Impingement (FAI) 109
- keltisches/schottisches 108

Hüftgelenksmechanik 95

I

Integration 25
Interozeption 52
isometrisch 169

K
Kältereiz 188
Kampf-oder-Flucht-Reaktion 44
Kampf-oder-Flucht-Zustand 32
Kettlebell 54
Klang 224
- heilender 226
- Meer 237
- Musiktherapie 226
- Singen 228
- Summen 230
Kleidung
- Anforderungen 147
- Bewegungsfreiheit 146
- Biofaser 146
- einengende 141
- Schuhe 140
Klettergerüst 23
Klimmzugstange 54
- Hängeübung 121
Kniebeuge 110, 173
knien 77
Knochen
- Dichte 165
- Formbarkeit 114
- Füße 142
Kohlendioxidtoleranz 88
Kommunikation
- 7/38/55-Verhältnis 24
- Körpersprache 24, 26, 27, 242
- nonverbale 24, 242
- physische 27
Kompressionsstrümpfe 175
Konditionierung, klassische 200
konzentrisch 169
Körperbewusstsein 20, 52
Körperform 52
Körperhaltung 18, 28
- ausgerichtete 34
- biegsame 33
- nervöse 31
- protzige 32
- trübselige 29
- Typen 29
Körperkontakt 239, 243
Körpersprache 24, 26, 27, 242
Krafttraining
- behutsames 34
- Hilfsmittel, Geräte 54
- isometrisches 169
Kreuzheben 102
Kugelhantel 54
Kurzsichtigkeit 209

L
Lächeln 23
- Duchenne-Lächeln 26
- mechanisches 28
Lastübertragung 100
Lernen 46
Licht
- Arbeitsplatz 160
- blaues 198
- Blueblocker-Brille 176
- Dunkelheit 202
- Dunkeltherapie 215
- künstliches 210
- Lichtentzug 215
- natürliches 209
- Schlaf 202
- Sonnenlicht 185, 199
- Tageslicht 211
Lymphflüssigkeit 71

M
Massage 245
Massageball 54
Mechanotransduktion 70
Meditation 255
- Vipassana-Meditation 181, 258
Meeresrauschen 237
mentale Entwicklung 41
mentales Training 59, 255
Mikrobewegungen 74, 136
Mobilisierung 56
- Dehnung, aktive 58
- Dehnung, fixierte 56
- Dehnung, passive 57
- Kontraktion – Lösen 56
Multitasking 131
Mundatmung 85
Musik 224
- Gedächtnisleistung 233
- Singen 228
- Summen 230
- Tanzen 234
Musiktherapie 226
Muskeltonus 19
Muskulatur
- anspannen 56
- Dehnung 56
- Dehnungsreflex 56
- Kontraktion 56
- loslassen 56
- Mobilisierung 56

N
Nacken, Dekompression 156
Nahrungsergänzungsmittel 13
Nasenatmung 83, 86
Natur erleben 130, 133
Nervensystem 219
- autonomes 212, 213, 219
- Gesichtsmuskelübung 45
- Klänge 228
- Polyvagaltheorie 44
- Reize setzen 49
- spielen 37, 44
- Spurenelemente 183
- Stressbewältigung 20, 31
- sympathisches 212, 214, 219
Neurogenese 42
neurolinguistisches Programmieren (NLP) 200
Neuroplastizität 37
Neurozeption 52

O

Ohrstöpsel 177
Osteopathie 51

P

Polyvagaltheorie 44
postural Feedback 22
Power-Atmung 93
Power-Pose 23
Propriozeption 53, 165

R

Räumlichkeiten
- Arbeitsplatz/Büro gestalten 157
- Zuhause gestalten 149, 192
Reisen 167
- Align Band 179
- Autofahrt 167
- Flugreise 174
Rückenschmerzen 144
Ruhepausen 252
Ruheposition 67, 76
- 90/90-Sitz 77
- Grätschsitz 79
- Hocke 105
- knien 77
- Schneidersitz 76
- Seitenlage 80
- Sphinx 79
- Zehensitz 78
- Zuhause gestalten 151
Rumpfstabilisierung 106

S

Salz 183
Schlaf 83, 191
- Bett 192
- Dunkelheit 202
- Licht 198
- Mittagsschlaf 154
- Nasenatmung 87
- Nickerchen 153
- Ritual 200
- Schlafhygiene 195
- Schlafposition 192
- Seitenlage 193
- Zuhause gestalten 153
Schmerzempfinden 245
Schmerzen
- Hängeübung 114
- Rücken 98, 144
- Schulter 113
- Traumatherapie 245
Schneidersitz 76
Schuhe 140
- Absatzhöhe 144
- Anforderungen 142, 147
- Bewegungsfreiheit 144
Schultergürtel
- Anatomie 114
- Dehnen 203
- Dekompression 120, 155
- hängen/hangeln 113
- Krafttraining 116
Schwerkraft 165
Seitenlage 80
Selbstfürsorge 64, 255
- Zuhause gestalten 151
Selbstvertrauen aufbauen 30
Selbstwertschätzung 183
Singen 228
- gemeinsames 233
- Om 232
Sitting-Rising-Test 66
sitzende Lebensweise 136
Smartphone
- Flugmodus 175
- Scroll-Bewegung 161
Sonnenlicht 185
Spazierengehen 122
- Gehirnleistung 129
- Unebenheiten 133
Sphinx 79
spielen 37
- Alter 42
- Arbeitsplatz 163
- im Alltag 47
- Tierreich 40
Spurenelemente 183
Starrheit 37
Steharbeitsplatz 71, 158
Stehen 101
Stehpult 166
Still, Andrew Taylor 51
Stille 225, 235
Stimme 230
Stress 20
- Abbau 83, 212
- Atemübung 84
- ausleiten 21
- chronischer 254
- Stressresistenz 37
- Technologiesucht 43
Stuhlgang 155
Stuhlsitzen 96, 136
- Arbeitsplatz/Büro gestalten 159

T

Tagebuch schreiben 187, 201
Tanzen 234
Tastsinn 239, 243
Technologiesucht 43
Thermogenese 74
Thrombose 176
Tierreich 253
Toilette 155
Training
- Alltagsbewegungen 64, 75
- ausruhen 67
- isometrisches 169
- mentales 59, 255
- Mikrobewegungen 74
Trampolinspringen 164
Tunnelblick 213

U

Übergewicht 75

V
Vipassana-Meditation 181, 258
Visualisierung 59

W
Wellness 13
Wertschätzung 186
Wirbelsäule
- Anatomie 98
- Dehnung 127, 203
- Dekompression 112
- hängen/hangeln 112
- Rückenschmerzen 144
- Sitzposition 159
- Wirbeldekompression 119
Wirbelsäulenkrümmung 107
Wirbelsäulenmechanik 95
Wohnung gestalten 150
- Schlafstatt 192
Wolff'sches Gesetz 114

Y
Yoga
- Bhramari Pranayama 231
- Om singen 232
- Schneidersitz/Sukhasana 76
Yogablock 53

Z
Zehensitz 78
Zitrone 184
Zuhause gestalten 150
- Schlafstatt 192
Zwerchfell 91